中医名家名师讲稿丛书

第三辑

王灿晖温病学讲稿

王灿晖 编著

刘涛（南京中医药大学） 整理

人民卫生出版社

图书在版编目（CIP）数据

王灿晖温病学讲稿/王灿晖编著．—北京：
人民卫生出版社，2010.5
ISBN 978-7-117-12742-4

Ⅰ．①王…　Ⅱ．①王…　Ⅲ．①温病学说－研究
Ⅳ．①R254.2

中国版本图书馆 CIP 数据核字（2010）第 046198 号

| 人卫智网 | www.ipmph.com | 医学教育、学术、考试、健康，购书智慧智能综合服务平台 |
| 人卫官网 | www.pmph.com | 人卫官方资讯发布平台 |

中医名家名师讲稿丛书 · 第三辑
王灿晖温病学讲稿

编　　著：王灿晖
出版发行：人民卫生出版社（中继线 010-59780011）
地　　址：北京市朝阳区潘家园南里 19 号
邮　　编：100021
E - mail：pmph @ pmph. com
购书热线：010-59787592　010-59787584　010-65264830
印　　刷：北京汇林印务有限公司
经　　销：新华书店
开　　本：710×1000　1/16　印张：18.5　插页：4
字　　数：355 千字
版　　次：2010 年 5 月第 1 版　2024 年 12 月第 1 版第 3 次印刷
标准书号：ISBN 978-7-117-12742-4
定　　价：39.00 元
打击盗版举报电话：010-59787491　E-mail：WQ @ pmph. com
质量问题联系电话：010-59787234　E-mail：zhiliang @ pmph. com

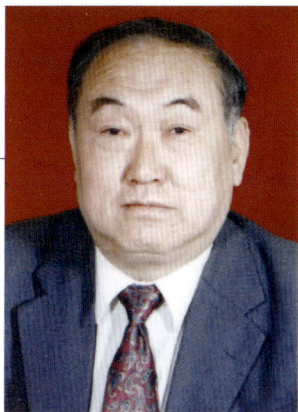

王灿晖简介

王灿晖,男,江苏如东人,1937 年 8 月出生。

王灿晖出生于中医世家,幼承家学,随伯父研习医药,后师从南通名医欧阳福保先生,修业四载,悬壶济世。后考入江苏省中医学校(更名为南京中医学院)系统学习中医药学理论。1958 年毕业后于南京中医学院从事温病学的教学、科研和内科临床工作。

王灿晖教授为全国著名中医学家,中医温病及内科学专家,人事部、卫生部、中医药管理局确定的全国 500 名老中医药专家师承学习指导教师。南京中医药大学教授、博士研究生导师,曾任国家中医药管理局及江苏省政府重点学科温病学学科和中医临床基础学科带头人,国务院学位委员会中医学科评议组成员,国家中医药管理局研究生工作专家指导委员会成员,中华中医药学会感染病分会主任委员,江苏省中医药管理局专家咨询委员会委员,南京中医药大学专家咨询委员会及校学术委员会副主任委员。第八届、第九届全国政协委员。享受政府特殊津贴。

王灿晖教授长期从事中医温病学的教学、科研和中医内科临床工作,在温病学的理论和实践方面具有深厚的造诣,是现代温病学科的创始人之一,对温病学的学科性质、地位和发展方向赋予了新的认识,使之更加适应现代温病学的发展需要。他从传统和现代、理论和实践的结合上阐明了温病的概念,界定了温病的内涵和外延,分析了温病的病因实质,提出了温病辨证论治的基本规律和具体思路方法,丰富和发展了温病学理论,为现代温病学科的创立、建设和发展作出了重要的贡献。在临床实践中,王教授强调基础理论应与临床运用紧密结合,使基础理论能够有效地指导临床实践,在实践中体现其真正的价值,并且在实践中得到充实和发展,而临床实践只有在理论的指导下,才能准确地辨病识证,灵活运用治法方药,从而提高临床疗效。与此同时,王教授还主张温病学理论与内伤杂病理论应紧密结合,他认为许多内伤杂病在其病变的某些阶段均可表现出温病的属性,因此在临床上可运用温病的理论分析病机,进而采用温病的治法进行治疗。此外,王教授还重视中西医理论和方法相结合,提倡继承前人经验与创制新法相结合。

王灿晖教授在长期的临床实践中积累了丰富的临床经验,特别是对外感热病和内科心肺、胃肠、肝胆、内分泌等系统疑难病症的诊治颇多独到之处。在临床实践中,思路活泼,视野开阔,重视运用正确的思维方法进行分析研究,注重从个别案例中发现一般规律、总结诊疗经验,探索治疗思路;用药清新灵活,讲究实效,每以一、二味特异药物的变化,治疗难治之疾。重视人体的整体功能状态对局部病变的影响,善于运用综合治疗措施,调理整体功能的状态;同时也注重局部病变对全身功能状态的影响,在诊疗多系统、多脏器的复杂病变中,强调要抓住病变的关键,祛除主要的病理因素,从而促使全身功能状态的恢复。

王教授主持了多项国家级、部省级科研课题的研究工作,曾获江苏省科技进步三等奖和江苏省教育教学成果一等奖。编撰出版了《温病学》、《温病学之研究》、《辨证学》、《温病学理论与实践》、《实用中医内科学》等学术论著 30 余部,发表学术论文 50 余篇,其中王教授主编的研究生教材《温病学之研究》集中反映了当代温病学各领域研究的新进展、新成果、新方法,于 2000 年被国务院学位委员会确定为全国唯一的中医学类硕士研究生推荐教材。

多年来王教授非常重视中医教育工作,承担了本科、硕士、博士等不同层次的教学工作,博士研究生 20 余名,硕士研究生 50 余名。曾被江苏省教育厅评为"优秀研究生导师"。同时还兼任浙江中医药大学、江西中医学院、天津中医学院等高等中医院校客座教授,多次远赴香港、日本、美国等国家和地区讲学,传播中医药理论,为世界各地的人们解除病痛。

3

出版者的话

自 20 世纪 50 年代始,我国高等中医药院校相继成立,与之相适应的高等中医教育事业蓬勃发展,中医发展史也掀开了崭新的一页,一批造诣精湛、颇孚众望的中医药学专家满怀振兴中医事业的豪情登上讲坛,承担起传道、授业、解惑的历史重任。他们钻研学术,治学严谨;提携后学,不遗余力,围绕中医药各学科的建设和发展,充分展示自己的专业所长,又能结合学生的认识水平和理解能力,深入研究中医教学规律和教学手段,在数十年的教学生涯中,逐渐形成了自己独特的风格,同时,在不断的教学相长的过程中,他们学养日深,影响日广,声誉日隆,成为中医各学科的学术带头人,中医教育能有今日之盛,他们居功甚伟,而能够得到各位著名专家的教诲,也成为莘莘学子的渴望,他们当年讲课的课堂笔记,也被后学者视为圭臬,受用无穷。

随着中医事业日新月异地发展,中医教育上升到新台阶。当今的中医院校中,又涌现出一大批优秀教师。他们继承了老一辈中医学家的丰富经验,又具有现代的中医知识,成为当今中医教学的领军人物。他们的讲稿有着时代的气息和鲜明的特点,沉淀了他们多年的学术思想和研究成果。

由于地域等原因的限制,能够亲耳聆听名家、名师授课的学生毕竟是少数。为了惠及更多的中医人,我们策划了"中医名家名师讲稿丛书",分辑陆续出版,旨在使后人学有所宗。

第一辑(共 13 种):

《任应秋中医各家学说讲稿》 　　《任应秋内经研习拓导讲稿》

《刘渡舟伤寒论讲稿》 　　《李今庸金匮要略讲稿》

《凌耀星内经讲稿》 　　《印会河中医学基础讲稿》

《程士德中医学基础讲稿》 　　《王绵之方剂学讲稿》

《王洪图内经讲稿》 　　《李德新中医基础理论讲稿》

《刘景源温病学讲稿》 　　《郝万山伤寒论讲稿》

《连建伟金匮要略方论讲稿》

第二辑(共 8 种):

《孟澍江温病学讲稿》 　　《颜正华中药学讲稿》

《周仲瑛内科学讲稿》 　　《李鼎针灸文献讲稿》

《张家礼金匮要略讲稿》　　　　《费兆馥中医诊断学讲稿》

《邓中甲方剂学讲稿》　　　　　《张之文温病学讲稿》

第三辑(共 12 种):

《张伯讷中医学基础讲稿》　　　《李培生伤寒论讲稿》

《陈亦人伤寒论讲稿》　　　　　《罗元恺妇科学讲稿》

《李飞方剂学讲稿》　　　　　　《孟景春内经讲稿》

《王灿晖温病学讲稿》　　　　　《杨长森针灸学讲稿》

《刘燕池中医基础理论讲稿》　　《张廷模临床中药学讲稿》

《王庆其内经讲稿》　　　　　　《王永炎中医脑病学讲稿》

丛书突出以下特点:一是权威性。入选名家均是中医各学科的创始人或重要的奠基者,在中医界享有盛誉;同时又具有多年丰富的教学经验,讲稿也是其数十载教学生涯的积淀。入选名师均是全国中医药院校知名的优秀教师,具有丰富的教学经验,是本学科的学术带头人,有较高知名度。二是完整性。课程自始至终,均由专家们一人讲授。三是思想性。讲稿围绕教材又高于教材,专家的学术理论一以贯之,在一定程度上可视为充分反映其独特思想的专著。四是实践性。各位专家都有丰富的临床经验,理论与实践的完美结合能给读者以学以致用的动力。五是可读性。讲稿是讲课实录的再提高,最大限度地体现了专家们的授课思路和语言风格,使读者有一种亲切感。同时对于课程的重点和难点阐述深透,对读者加深理解颇有裨益。

在组稿过程中,我们得到了来自各方面的大力支持,许多专家虽年事已高,但均能躬身参与,稿凡数易;相关高校领导也极为重视,提供了必要的条件。在此,对老专家们的亲临指导、对整理者所付出的艰辛努力以及各校领导的大力支持,深表钦佩,并致以诚挚的谢意。

人民卫生出版社

2008 年 12 月

前　言

温病学主要是以清代温病学家所创建的温病学说为基础,结合现代临床经验和科研成果而构成的学科体系。是我国历代医家诊治外感热病的经验积累和理论总结,具有很高的理论研究价值和实践指导意义,在中医学中占有重要的地位,是中医防治外感疾病如多种急性感染性热病的重要理论和方法。王灿晖教授长期从事中医温病学的教学工作,在温病学的理论和实践方面具有深厚的造诣,对温病学的学科性质、地位和发展方向赋予了新的认识,使之更加适应现代温病学的发展需要,他从传统和现代、理论和实践的结合上阐明了温病的概念,界定了温病的内涵和外延,分析了温病的病因实质,提出了温病辨证论治的基本规律和具体思路方法,丰富和发展了温病学理论,为现代温病学科的创立、建设和发展作出了重要的贡献,是现代温病学科的创始人之一。

本书忠实记录了王灿晖教授温病学课堂教学的授课内容,充分反映王灿晖教授的理念和教学方法,强化温病学基础理论和基本知识的讲解,重点介绍温病的概念、病因病机、辨证、常用诊法、治法和预防等;突出温病学理论的临床应用,分别介绍风温、春温、暑温、湿温、伏暑、秋燥、大头瘟、烂喉痧等四时温病的病因病机、诊断要点和辨证论治,重视理论对实践的指导作用,强调与临床紧密结合;注重经典原著对现代温病学理论和实践的指导意义,选编了温病学代表性原著《温热论》、《湿热病篇》和《温病条辨》的部分内容,进行了归类编排,分条阐述,旨在加强对温病学理论和实践的理解和深化。全书既保持传统温病学理论体系,又反映温病学的现代学术发展状况;既具有全面系统的温病学理论分析,又密切结合临床实际,突显温病学理论的临床运用价值。从而使学生全面掌握外感疾病的辨治理论和方法,培养学生理法方药综合运用的能力。

目 录

3

4

第一章
绪　论

　　温病学是中医学理论中的重要分支,在外感疾病的辨治中具有重要的意义。本章主要介绍温病学的基本概念和发展概况。

一、温病学的概念

　　此部分主要介绍温病学这门课程的一些基本问题,如温病学是何种性质的一门学科? 它研究哪些内容? 在医学领域有何重要地位? 这是我们在学习温病学之前必须明确的几个问题。

(一)温病学的研究对象和任务

　　什么是温病学? 温病学是研究四时温病发生发展规律和诊治方法的一门理论和实践紧密相结合的学科。它既具有临床课的性质,又有基础课的功能。

　　温病学主要是以清代温病学家所创建的温病学说为基础,结合现代临床经验和科研成果而构成的学科体系。内容主要包括温病的病因和发病学说、辨证理论、特色诊断方法以及治则治法、预防措施、风温、春温、暑温、湿温等常见温病的辨证论治。这些内容既有基本理论的阐发,也有临床诊疗手段的研讨。掌握了这些内容,便可在正确认识温病病证本质的基础上,运用温病的诊治方法,有效地治疗温病。

　　　　　　　　　　　　　　　 发生发展规律-病因、病理
　　　对象-温病
　　　　　　　　　　　　　　　 诊疗手段-诊断、辨证、治疗、预防
　　任务-揭示温病的本质,研究有效的防治方法,保障人类的生命健康

(二)温病学的地位和意义

　　温病学在中医学中占有重要的地位,它在保障人类的生命健康方面具有重要的意义。温病学是中医防治多种急性感染性疾病的有效手段。温病包括了多种急性感染性疾病。这类疾病不仅一年四季都可发生,男女老幼均能得病,是临床的常见病、多发病,而且大多发病急骤,发展迅速,变化较多,病情多重,甚至有少数严重病例可导致死亡或留下某些后遗症,如瘫痪、说话不清等。还有不少病种具有较强的传染性,如 SARS、甲型 H1N1 流感等,发病后,如不及时采取有效的预防措施,可在人群中传播蔓延,甚至造成大流行,严重危害人类的生命健康。

随着医学的发展、社会的进步,人类卫生保健水平的提高,传染病的防治工作取得了显著成绩,不少传染病已被消灭,或发病率大大降低,但人类与传染病的斗争是长期的、艰巨的,仍不断受到新发传染病和耐药传染病的威胁,危害着广大人民的生命健康,影响生产和建设。因此及时而有效地预防和治疗这类疾病,仍然是当前医学界的一项重要任务。

温病学是我国历代劳动人民和医学家与温热病作斗争的经验积累和理论总结,因此具有很高的实用价值。长期以来,一直有效地指导着临床实践,为防治多种温病范围的急性感染性疾病作出了重要贡献。近年来广大医务工作者运用温病学的理论和方法治疗这类疾病,同样取得了显著成绩,并在实践中有了新的发展和突破,从而进一步从理论上和诊治方法上丰富了温病学的内容,受到了国内外医学界的肯定和重视。

温病的辨证理论和治则治法,不仅是临床上用于防治多种急性感染性疾病的有效武器,而且对临床其他各科如内科杂病、外科、妇科、儿科等有关病证的诊治,也有着指导意义和实用价值。

二、温病学的发展概况

温病学是随着整个中医学的发展而逐步发展成一门独立学科的。它的发展形成经过了一个漫长的历史阶段,根据它的发展过程,大体可划分为四个阶段:战国时期至唐代是温病学的萌芽阶段;宋、金、元时期是温病学的成长阶段;明、清时期是温病学的形成阶段;新中国成立后温病学也有了新的进展。现将历史上四个阶段温病学的成长情况介绍如下:

(一)战国时期至唐代——温病学的萌芽阶段

在这一阶段,人们对温病只有初步认识,是温病学术发展刚起步的萌芽阶段。其表现主要为:

1. 提出了温病的病名

《素问·六元正纪大论》所说"温病乃起"、"民乃厉,温病乃作"是温病名称的最早记载。

2. 对温病的病因有了初步认识

在唐代以前虽然没有专门论述温病的著作,但在一些医学文献中已经有了有关温病因证脉治的一些记载。如病因方面,编著于战国时期的《黄帝内经》就首先提出了"冬伤于寒,春必病温"(《素问·生气通天论》)的伏邪病因学说,认为温病的发生原因是由于冬令感受寒邪,伏藏体内,至来年春天寒邪化热而发为温病。此后又有人提出了厉气或疠气的病因学说。如晋代葛洪编著的《肘后备急方》，有"岁中有厉气，兼夹鬼毒相注，名曰温病"的记载，认为温病的致病原因主要是感受"厉气"，这是后世温疫疠气病因学说的理论根据。隋代巢元方编著的《诸病源候论》提出温病是因"人感乖戾之气而生病"。所谓乖戾之气与疠气精神实质一致，名称虽异但含义相同，均是指自然界存在的一种致病厉害、传染性强而不同于一般气候异常致病的特殊致病因素。

3. 分析了温病的临床表现

对于温病的临床表现《黄帝内经》已有较为详细的记载，如《素问·评热论》说："有病温者，汗出辄复热，而脉躁疾不为汗衰，狂言不能食。"《灵枢·论疾诊尺》说："尺肤热盛，脉盛躁者病温也，其脉盛而滑者病且出也。"《伤寒论》对温病初起阶段的症状表现也有描述，如"太阳病发热而渴不恶寒者为温病。"上述文献所描述的温病症状和脉象，均体现了温病热邪亢盛、易于损耗津液的证候特点。

4. 创立了温病的治则治法

在温病的治疗方面，《素问·至真要大论》提出的"热者寒之"、"温者清之"的治疗原则，是后世温病清热治法确定的理论根据。汉代张仲景编著的《伤寒论》一书虽然对太阳温病没有列出具体的治法方药，但书中所讲的清热、攻下、养阴等治法和方剂亦可用于温的治疗，这就为后世温病治则治法的发展打下了坚实的基础，所以近代医家大多认为《伤寒论》是温病学发展的基础，温病的治法是从《伤寒论》基础上发展起来的。晋代医家葛洪不仅在《肘后备急方》中提出了"厉气"病因学说，而且在书中还记载了专门用于温毒发斑的方剂——"黑膏方"，此方直到现在仍为临床所应用。唐代医家孙思邈编著的《备急千金要方》和王焘编著的《外台秘要》，均记载了许多治疗温病的方剂，如葳蕤汤治疗温病，大青汤治疗温病热盛阴伤，犀角地黄汤治疗温病蓄血及出血等。

5. 论述了温病的预后和预防

《素问·玉版论要》说："病温虚甚死"，作为温病不良预后的判断依据，说明人体正气的盛衰对温病的预后有着重要的影响，正气充足者病情较轻，而正气不足者病情则重。在温病的预防方面，《素问·刺法论》首先提出了预防疾病的关键在于"正气存内"和"避其毒气"。就是说，预防疾病的发生，既要增强人体内的正气以抵御外邪的侵入，也要避免外来"毒气"的侵袭。唐代方书《备急千金要方》和《外台秘要》，除收载了不少治疗温病方剂外，也收载了一些预防温病的方剂，如用太乙流金散烧烟熏蒸以驱除温气。《备急千金要方》还把预防温病方剂列在"伤寒"一章的开头，而且还明确指出"天地有斯瘴疠，还以天地所生之物防备之"。说明防止存在于自然界的病邪侵入人体而发生温病，可以采用自然界生长的药物来进行预防。

6. 分析了温病与伤寒的关系

《黄帝内经》虽然对温病的因证脉治都有了初步的认识,但在理论上却没有把温病作为一类独立的疾病与伤寒分开论述,而是把它归属在伤寒范围。如《素问·热论》说:"今夫热病者皆伤寒之类也。"《难经·五十八难》说:"伤寒有五:有中风,有伤寒,有湿温,有热病,有温病。"两篇经典文献都是把伤寒看作为一切外感热病的总称,而温病只是伤寒范围的一个类型。在辨证施治方面,温病更没有形成独立的理论体系,而是混杂在伤寒范围,采用如《伤寒论》的"六经"辨治体系来辨治温病。所以在这一时期,温病是归属于伤寒范围内的,也就是说伤寒是一切外感热病的总称,而温病只是伤寒范围的一种类型。

通过上面文献记载的内容介绍和分析,可以看出,自战国时代的《黄帝内经》《难经》开始,直至唐代,对温病的因证脉治已有初步认识,但内容比较简单。由于在概念上温病从属于伤寒范围,辨证施治没有形成自身的独立体系,因此理论也比较朴素,所以我们把这一时期称为温病学发展的萌芽阶段。

(二)宋、金、元时代——温病学的成长阶段

宋金元时期是中医学理论迅速发展的阶段,这一时期对温病的认识和诊治在理论和具体方法上都有了重大发展。突出表现在辨证施治方面逐步从《伤寒论》体系中摆脱出来而有所突破。

1. 突破了《伤寒论》在外感疾病辨治方面的局限

自从汉代张仲景著《伤寒论》确立了"六经"证治体系后,在很长一段时间内,医家都把它作为诊治一切外感热病的依据。因为当时把温病归属于伤寒范围,辨证施治自然要按《伤寒论》的办法进行。时至宋代,随着人们对温病认识的逐步深入,临床经验的不断积累,温病治疗开始突破了"法不离伤寒,方必遵仲景"的局面。在实践中医家们逐步体会到,完全依照《伤寒论》的理论和方法诊治温病,已不能适应临床实际的需要,而必须有所发展和变革。但这种发展和变革是逐步进行的。首先是宋代医家朱肱提出使用经方必须根据实际情况灵活变化。他在《伤寒类证活人书》中说:"桂枝汤自西北二方居人,四时行之无不应验,自江淮间唯冬及初春可行,自春末及夏至以前,桂枝证可加黄芩半两,夏至后有桂枝证可加知母一两、石膏二两,或加升麻半两,若病人素虚寒者,正用古方,不在加减也。"从这段叙述中可以看出,作为伤寒学家的朱肱在实践中也已体会到,运用《伤寒论》辛温发散的经方治疗外感疾病不能一成不变,而必须根据发病地区,发病季节和病人平素体质的差异而灵活变化。如在气候较为温暖的地区和季节使用桂枝汤时应适当加入一些寒凉清热药物。这种主张对突破当时医学界使用经方一成不变、墨守成规的局面起到了一定的推动作用。

2. 强调外感热病的治疗应以寒凉为主,初期当表里双解

金元时代随着医学界学术争鸣的兴起,温病学理论有了新的发展,在温病的理法方药方面有了重大突破。其中贡献最大的医家是金元四大医家之一的刘河间,他在外感热病的治疗方面提出了新的理论,创立了新的方法和方药。他根据自己的实践体会,认为伤寒六经证候传变皆是热证,风寒暑湿燥五气致病皆要化热化火。如他说:"六经传受,自浅至深,皆是热证,非有阴寒之病","六气皆从火化",强调外感热病的证候性质皆是热证,因而在治疗上主张用药应以寒凉为主,注重清热解毒和通里泄热方剂的运用,擅用承气汤和黄连解毒汤苦寒攻下、泻火清热,故被后世称为"寒凉派"医家。为了纠正临床上热病初起一概使用麻黄汤、桂枝汤等辛温方剂的弊病,他创制了双解散、防风通圣散等解表清里的表里双解方剂,以适应临床实际的需要。刘河间这种对外感病主热主火、治疗以寒凉为主的学术思想,有力地促进了温病学的发展,为后世建立以寒凉清热方药为中心的温病治疗学体系打下了坚实基础,是温病学发展史上的一个重大转折。所以后世有"伤寒宗仲景,热病主河间"的说法。

3. 对温病的病因和发病有了新认识

《黄帝内经》和《伤寒论》时期,大多认为温病是发生于春季的一类特殊的外感疾病,其发生是由于冬季感受了寒邪没有立即发病而是伏藏于体内至春季才发病的。宋代医家郭雍通过临床观察对温病的成因提出了新的认识,他认为春季发生的温病不仅有冬受寒邪伏而化热至春发为温病者,也有因感受春季时令温邪而即时发病者。他在《伤寒补亡论》中说:"冬伤于寒,至春发者,谓之温病;冬不伤寒,而春自感风寒温气而病者,亦谓之温。"这就突破了以前认为温病皆因"冬伤于寒"的观点,为后世温病新感伏邪发病学说的形成发展奠定了基础。

4. 分析了温病与伤寒的差异,主张将温病从伤寒中分离出来

元代末年医家王安道通过长期的理论研究和临床实践,对温病的病理本质和辨治关键有了深入的认识,突出表现在对温病与伤寒的关系方面有了较为明确的认识,强调了温病与伤寒在病因病机和治疗原则上的区别,他在《医经溯洄集》中明确提出"温病不得混称伤寒",认为温病的发病原因与伤寒完全不同,伤寒是因感受寒邪而发病,温病则由于里热外发而导致,即使有表证也是因里热外郁肌表所致,所以在治疗上温病初起应以清里热为主,稍兼解表,也有里热清而表证即自然解除的。所以清代著名温病学家吴鞠通称他"始能脱却伤寒,辨证温病"。虽然这一时期医家们认识到温病与伤寒在病因、病机和辨治方面的不同,提出了温病应从伤寒中脱离出来的观点,但是由于温病没有形成自身的辨证论治体系,在临床辨治温病中仍然要依靠伤寒的"六经"辨治理论,所以在此阶段温

病仍然是归属于伤寒的范畴之内的。

此后元代医家罗天益则对温热病的辨治大法作了原则性的提示,他在其所编著的《卫生宝鉴》中,按照邪热在上、中、下三焦的不同部位和在气分、血分的不同层次分别进行处方用药。内容虽然比较简括,但对临床有着规律性的指导意义,而且对清代形成以卫气营血和三焦为主要内容的温病辨证施治体系有着一定的影响。

通过上面介绍,可以看出:宋、金、元时代温病学无论在理论上还是在治疗方法和方药方面都比唐代以前有了重大发展。主要表现在:温病开始从概念上和成因、证候特点、治疗原则等方面,与伤寒明确区分,对温病的病因也有了新的认识,对温热病的辨治还提出了新的制方用药依据。所有这些均为以后温病学形成自身的独立体系打下了基础,所以说宋、金、元时代是温病学的成长阶段。

(三)明清时代——温病学的形成阶段

温病学发展到明清时代,涌现出了一大批在温病学方面具有突出成就的医家。他们编著温病专书,提出新的学术理论,创立新的诊治方法,制订新的治疗方剂,特别是提出了卫气营血和三焦辨证论治理论,从而使温病在因证脉治和理法方药方面构成了一套完整的理论体系,形成了独立的温病学科。

1. 创立"卫气营血"和"三焦"辨治理论,形成温病学学科体系

这一时期温病学术上的成就概括起来主要有:在概念上确立了温病新的内涵,指出温病是由于外感温热病邪引起的一类急性外感热病,它有多种类型,一年四季均可发生,而不仅是因冬受寒邪春季发病的一种类型。在病因方面提出了六淫之邪化热成温以及"疠气"的病因学说。在辨证方面创立了以卫气营血、三焦为核心内容的辨证体系,从而为温病学的形成奠定了理论基础。在诊断方面,从临床实践中总结出了辨舌验齿和辨斑疹白㾦等温病独特的诊断方法,在治疗方面针对温病的病因病机特点创立了以清热、泻火、化湿、养阴等为主要内容的一整套温病的治疗方法和方剂。为了对明清时代温病学成就的丰富内容有一个全面而深入的了解,现将这一时期涌现出的一批具有代表性的温病学家及其学术成果和贡献分别介绍如下:

(1)吴又可和《温疫论》:明末医家吴又可根据自己临床观察和体会,在总结实践经验的基础上,编著了我国医学史上第一部温疫病专著——《温疫论》。在书中吴又可创造性地提出了一整套温热性质疫病(即温疫)不同于伤寒的独特见解。在病因方面,认为温病的病因,并不是感受外界的风寒暑湿燥火六淫之邪,而是感受自然界别有的一种特殊致病物质,这种致病物质叫做疠气。疠气,从字义上讲就是致病暴厉传染强烈的邪气。从现代认识分析,疠气病因的提出从理论上突破了以往"百病皆生于六气","外感不外六淫"的传统认识,在当时科学尚不发达的条件下,已认识到温疫病的致病原因并不是气候变化的因素,而是自然界的一种特殊物质,这在当时是很有创见的,与现代医学认为急性传染病是由于生物病原体(如细菌、病毒)引起的观点非常接近。在感受病邪途径和受邪部位方面,吴又可提出了"邪由口鼻而入","邪伏膜原"的见解。从而突破了传统认为外邪侵袭人体皆从皮毛而先犯肌腠的观点。在治疗方面,主张以祛邪为首要任务,并强调祛邪要及时有力直捣病所。他所创制的达原饮、三消散等方,便具有强烈疏利透达膜原湿热秽浊疫邪的作用,为温病邪伏膜原的治疗开辟了新的途径。在传染流行方面,吴又可根据自己的实践观察,认识到温病中有些病种具有强烈的传染性,一旦发病传播极快,"无问老少强弱,触之者即病",所以称为温疫。正如他所说"疫者以其延门阖户,又如徭役之役,众人均等之谓也"。

(2)叶天士和《温热论》:叶天士是清代众多温病学家中的杰出代表,在医界有"温热大师"之称。由他口授、学生顾景文记录整理而成的《温热论》,是为温病学奠定学科基础的重要著作,它为温病学建立完整的理论体系作出了重大贡献。在这本著作中叶天士首先阐述了温病的致病因素、感邪途径、邪犯部位、传变趋向和治疗大法。他指出温病系外感温邪(可夹风、夹湿),从口鼻而入,先侵犯上焦肺经,肺经之邪既可向下传至中焦阳明胃经,也可内陷心包,前者称为"顺传",后者称为"逆传"。在温病的辨治方面,创造性地提出了"卫气营血"理论,作为温病的辨治纲领,为温病学从伤寒的体系中脱离出来、形成独立的学科体系奠定了基础。在温病的诊法方面,详细论述了"辨舌验齿"、"辨斑疹白㾦"的诊断方法,从而形成了独特的温病诊治体系。此外,记载叶天士临床诊治病例的《临证指南医案》,还记载有大量治疗温病的医案,充分体现了其诊治温病的学术思想,为温病的辨证施治提供了范例。

(3)薛生白和《湿热病篇》:与叶天士同一时代的著名医家薛生白对温病中的湿热病证有较深入的研究。他的代表著作《湿热病篇》专门对湿热病证的病因病机、辨证治疗进行了比较全面系统的分析和讨论,从而进一步充实完善了温病学的内容。

(4)吴鞠通和《温病条辨》:继叶、薛之后的著名温病学家吴鞠通,在继承叶天士学术成就的基础上,结合自己的实践体会编著了一部系统论述四时温病辨证施治的专书《温病条辨》。在书中,他首先明确提出了四时温病的范围和种类,从而为温病病种的划分确立了理论依据。在辨证方面他在叶天士"卫气营血"辨证的基础上又创造性地提出了"三焦"辨证理论,并在运用中把两者有机地结合起来,从而形成了以"卫气营血"和"三焦"为核心的温病辨证施治体系。"三焦"

辨证提出后,吴鞠通便以它为依据论述了温病的发生和发展过程,这就是通常所说的"三焦"传变。在治疗上他也以"三焦"为依据提出了一整套三焦分证的治疗方法和方剂。这样温病在辨证施治方面便建立起了系统而完整的理论体系,从而形成一门独立的学科。由于《温病条辨》理论与实践紧密结合,"理法方药"具备,所以后世学习温病学者都把它作为必读之书及临床治疗温病的重要依据。

(5) 王孟英和《温热经纬》:清代还有一位著名温病学家王孟英,他编著了一部名为《温热经纬》的专书,他在叙述书名的含义时说:本书是以《黄帝内经》、《伤寒论》、《金匮要略》等经典著作中有关热性病证的论述为"经",以后世叶天士、陈平伯、薛生白、余师愚等医家的温病论著内容为"纬",所以称为"温热经纬"。在编辑这些古今文献内容时,均分条附以一些医家的注释,并结合实践体会,提出自己的见解,从而进一步深化了对原有内容的理解。因此说本书既是一本收罗广泛内容全面的温病文献汇编,也是一本很有见解、特色鲜明的学术著作,在温病学形成过程中也具有重要的地位。

上述五位温病学家和其代表著作在温病学理论的发展和学科体系的建立方面发挥了举足轻重的作用。除此以外,明清时期还有很多在温病学方面很有造诣的医家,根据自己在温病某一方面的体会编著了多种温病著作。如明代医家汪石山在温病发病学说方面提出了"新感温病"学说。他认为温病的发生不单有传统所说的冬季感受寒邪伏藏体内,至来年春季化热而发的"伏气温病",也有因感受当令病邪而即时发病的"新感温病"。他说:"有不因冬月伤寒而病温者,此特春温之气,可名曰春温,如冬之伤寒,秋之伤湿,夏之中暑相同,此新感之温病也。"后世温病学家根据这一见解将温病分为"新感"和"伏气"两类,较为准确地反映了温病的发病规律。清代杨栗山的《伤寒温疫条辨》、陈平伯的《外感温病篇》、余师愚的《疫疹一得》、柳宝诒的《温热逢源》、雷少逸的《时病论》、俞根初的《通俗伤寒论》以及戴天章的《广温热论》等,都从不同方面丰富充实了温病学的内容。喻嘉言虽无温病专门著作,但在他的医学著作《医门法律》中提出了一些有关温病辨治的独特见解,如提出温疫病的治疗应根据"三焦"部位分别应用逐秽解毒方法,秋季燥邪致病应根据燥热伤肺的病机特点,使用清肺润燥方法治疗,并创制了一张治疗燥热伤肺的名方——清燥救肺汤,直到现在仍为临床所常用。

上面所介绍的各位医家在温病学方面的成就,系统而全面地反映了在温病病因病机学说,辨证理论,特色诊断方法以及治法方药等方面的学术思想和特点,从而使温病学在"因证脉治"、"理法方药"等多个方面从《伤寒论》中独立出来,形成了自己独特的理论体系而成为一门独立学科。这一学科的建立标志着中医治疗急性外感热病在《伤寒论》的基础上又有了新的突破和发展,丰富了外感热病的诊治理论和手段,进一步提高了临床疗效。

2. 伤寒、温病学派的论争

在介绍了清代温病学的突出成就之后,还需要讲一下在温病学形成之后医学界出现的一场伤寒学派与温病学派的争论。这场争论的内容和焦点是什么呢? 现作一简要介绍和分析。

在温病学形成过程中,随着温病理论逐渐脱离《伤寒论》而形成自己的独立体系,在医学领域内围绕对温病学的评价以及它与《伤寒论》的关系展开了一场学术争论,这就是后人所讲的"寒温学派之争"。伤寒学派强调伤寒是所有外感热病的总称(后世称为"广义伤寒"),《伤寒论》所讲的伤寒,自然包括了温病在内,所以《伤寒论》的"六经"证治,同样可用于指导温病的辨治,温病不应再另创学说,新立学科。伤寒学派的代表医家陆九芝在他的医学著作《世补斋医学丛书》中就明确提出,六经提纲不是单独为感受风寒的伤寒而设立的,其他外感病也同样适用,《伤寒论》中的阳明病证治就是有关温病的内容;温病热从内燔,其中最重的也只有阳明经证和阳明腑证两个证候类型,治疗上经证用白虎汤,腑证用承气汤,并进而认为有了这两个治法就可以治疗所有的温病了。温病学派则认为温病与伤寒是外感病的两大类别,它们的病因病机完全不同,概念上不能混为一谈,治疗上应严格区分。《伤寒论》虽然是治疗外感疾病的专书,但其证治内容毕竟偏重于寒性病证,而对温热病证则比较简略。其中阳明病证治虽然可运用于温病,但远远不能适应所有温病和温病中所有证候治疗的需要。因此主张温病辨证施治必须"跳出伤寒圈子"创立新的理论和治法以补充《伤寒论》的不足。

对于两个学派的争论我们应该客观地对待,公正地进行分析。首先应该肯定,《伤寒论》在治疗外感病方面是有重大贡献的。它所确立的辨证施治原则是后世温病学发展的重要基础,《伤寒论》中许多以清热、通下、育阴、散瘀等为主要内容的治法方药确可运用于温病,并因其疗效确切,已被后世温病学家所汲取,成为温病治疗学的一个重要组成部分,直到现在仍具有很高的实用价值。但也应该看到,《伤寒论》毕竟是东汉末年的著作,由于当时的历史条件和对外感疾病认识的局限,其内容不可能十分完整和全面。随着社会的发展,医学经验的不断积累,医学家们为了适应医学实践的需要,必然要在《伤寒论》的基础上不断总结、不断发展和不断创新。温病学的产生正体现了中医学在治疗外感热病方面取得了突破性进展,是中医临床医学发展的一个重要标志,它与《伤寒论》相比较,无论在理论上或具体诊治方法上,都有了突破性的发展,大大补充了《伤寒

9

论》的不足,更加符合外感疾病的辨治规律,从而丰富和发展了中医外感疾病的理论和实践,提高了外感病的辨治水平。

通过上面分析,我们可以得出这样的结论:温病学与《伤寒论》在学术上是继承与发展的关系。《伤寒论》是温病学形成的重要基础,温病学是《伤寒论》的发展与补充。既不能认为继《伤寒论》之后又产生温病学是多此一举,也不能认为有了温病学就可替代《伤寒论》。随着社会的发展,中医在治疗外感热病方面,还需要不断充实和提高,创立新的理论和方法,以适应客观实际的需要。

(四)民国时期

指自辛亥革命到中华人民共和国成立前这段时期。由于当时政府不重视中医学甚至限制以至取缔中医,致使温病学与整个中医学一样没有得到应有的发展,加之这一时期西方医学逐渐传入中国,新的治疗技术也随之引进,特别是抗生素等药物的发明和应用,使急性感染性疾病的诊疗手段有了很大丰富,疗效也有很大提高。在这种形势下,温病学虽然受到了严峻的挑战和考验,但因为它有着西医学所不能替代的独特作用,加之疗效确切,方药价格较低,深受广大人民群众的信赖和欢迎,所以临床上仍广泛运用,并在实践中积累了一些新的经验,涌现出了一批在温病学领域有较大成就的医家。如河北医家张锡纯著有《医学衷中参西录》一书,主张中医学应与西医学相参合。在温病治疗方面也很有心得,书中记载了不少颇具特色的温病治疗方剂和临床诊治病案,对丰富温病治疗学内容,开拓温病治疗思路作出了一定的贡献。另有一位福建医家吴锡璜,在诊治温病方面大力主张中西汇通,他所著的《中西温热串解》、《八大传染病讲义》即充分体现了这一思想。书中在中西医"串解"温病病因病机、辨证治疗方面,虽难免有牵强附会之处,但却是中西医结合的早期倡导者之一。此外,江苏医家丁甘仁在运用清代温病理法方药治疗四时温热病方面颇有心得。总结他丰富临床经验的《孟河丁氏医案》里即记载有不少病机分析深刻、治法方药严谨的温病医案,称得上是理法方药环环紧扣的典范性病案。此外他还根据自己治疗烂喉痧的独到经验编著了《喉痧证治概要》一书,也从另一个方面丰富了温病学的内容。浙江医家何廉臣,亦以善于治疗外感热病而著称,他编著的《全国名医验案类编》收载了不少温病验案,为学习温病学提供了宝贵的临床资料。总之,这一时期中医治疗外感热病运用温病学的理论和方法已非常广泛,特别是江南诸省尤为盛行。由于临床疗效卓著,所以深受广大医家推崇。

(五)中华人民共和国成立后

新中国成立后,由于党和政府的关心和重视,温病学也随着整个中医学的发展而不断取得成就。主要表现在如下几方面:

一是温病学的理论和方法在临床上被广泛运用于诊治急性感染性疾病,并取得了显著疗效。1954年,石家庄地区乙型脑炎流行,当时在西医无特效方法的情况下,中医以温病学理论为指导,运用清热解毒养阴的方法进行治疗,取得了显著的疗效,在全国产生了很大反响,引起了西医界的重视,也扭转了人们认为中医不能治急性病的认识。此后温病的理法方药便广泛运用于治疗流行性脑膜炎、流行性出血热、病毒性感冒、麻疹、百日咳、急性细菌性痢疾、肠伤寒、钩端螺旋体病、肺炎、败血症、急性胆道感染、急性病毒性肝炎、急性泌尿系感染等多种急性感染性疾病。此外,妇科、外科中的急性感染病证也广泛使用温病的理法方药。随着临床的广泛运用,经验的不断积累和中西医结合的普遍开展,在实践中还总结出不少新的经验,提出了一些新的思路,创制了不少新的方药,从而丰富了温病学的内容,促进了温病学的发展。

二是在整理研究古代文献和总结临床经验的基础上,各地先后编著出版了一批具有较高理论水平和临床实用价值的温病专著和教科书,通过这些论著,对温病学中一些比较重要的学术问题,进行了深入探讨,从而使温病学中一些抽象的概念得到了进一步明确,理论阐述更为规范系统,认识更加深刻,不同见解也得到了统一。所有这些虽属理论上的分析探讨,但对促进温病学的发展和提高有着重要的意义。

三是运用现代实验手段对温病学中的重大理论问题和主要诊治方法进行深入研究。如"卫气营血"证候本质的研究,舌苔形成机理的研究,主要治法方药(如清热解毒、攻下泻实、活血化瘀、滋养阴液等)的药理研究等,所有这些研究都取得了较好的成绩,丰富发展了温病学的内容,为温病学的进一步深入研究开创了新的途径。

从上面介绍可以看出,新中国成立之后温病学从文献整理、理论阐发到临床运用、实验研究都取得了显著成绩,展示了光辉的前景。

三、《温病学》内容结构和学习方法

《温病学》教材的内容是在综合前人理论、经验的基础上结合现代认识而确立的。其体例结构根据教学要求分为上、中、下三篇。上篇主要介绍温病学的基本理论,基本知识和基本技能,内容包括温病学学科性质及其发展概况、温病的概念、病因和发病、辨证、常用诊法、治则治法及预防等。中篇主要介绍多种四时温病的病因病机、诊断要点和辨证施治。具体病种有风温、春温、暑温、湿温、伏暑、秋燥、大头瘟、烂喉痧、疫疹、疟疾、霍乱等。下篇为名著选讲,主要对清代温病学的代表性著作,如叶天士《温热论》、薛生白《湿热病篇》以及吴鞠通《温病条

11

辨》中的重点内容进行归类注解,阐明含义,使学者在学习好上、中篇的基础上通过对原著精华的学习,进一步深化对温病学理论的理解。

学习温病学要根据本学科的特点和学习要求,掌握好如下几个环节:一是对温病学的基本理论如病因发病、辨证、治疗等要深入理解、牢固掌握,并能融会贯通。二是对四时温病的因证脉治在掌握了它们各自特点的基础上要用分析对比的方法,了解它们之间的异同之处。三是对于教材上、中、下三篇内容要注意前后联系,上下贯通。总之学习本课程关键在于能否深入理解温病学的基本理论,具体掌握温病辨证施治的方法,并能运用到实践中去。这就要求我们对学习内容要正确理解,重点部分必须牢记,具体的辨治方法要熟练掌握。

12

第二章
温病的概念

研究温病的病因病理和诊治方法,首先应明确什么是温病? 温病有哪些基本特点? 哪些疾病属于温病范畴? 温病是如何分类的? 下面就这些问题作一讲解。

什么是温病? 概括地说,温病是由温邪引起的以发热为主症,以热象偏重、易化燥伤阴为特征的急性外感热病。这一定义概括了温病的内涵和外延,明确了温病的病因、临床特征、主要病理和范围。由于一年四季发生的外感热病很多病种都具这些特征,所以温病实际上是指一类疾病,它包括了多种类型,而不是指某一个单独的疾病。温病的病因是感受外界的温邪,发热是温病的必有见症,但又不是独有见症。所以温病的发热还必须具备热象偏重、易化燥伤阴的病理特征,否则就不属于温病发热了。所谓热象偏重,不仅是指发热较高,而是包括了舌象、脉象、小便等方面具有“热”的显著征象,如舌质红赤,脉数,小便黄赤等;所谓易化燥伤阴,是指温病发展过程中易形成温邪化热化火,耗伤津液的病理变化,反映在临床上则表现为热盛伤津的“干燥”征象,如口渴舌干,齿燥唇焦,便结溺少等,这是温病区别于“伤寒”的重要特征。

综合上面内容,概括起来说就是:凡临床上遇到急性发热性疾病,如热的征象显著,并有热盛伤津表现的即可判断为温邪引起的温病。

一、温病的特点

温病的发生发展及临床表现具有共同特点,这些特点既是理论上确立温病概念的基本内涵,也是临床上鉴别温病与非温病的主要依据。兹介绍如下:

(一) 有特异的致病因素——温邪

温病为什么不同于风寒外感病,更不同于各种内伤杂病? 从病因上讲就是因为它的发生有不同于其他疾病的独特致病因素,这就是温邪。“温邪”,是从它的性质而言的,范围包括较广,凡是具有“温热”性质的病邪,均属于它的范围。除了四时六淫之邪从热而化的风热、暑热、湿热、燥热以及寒邪伏藏化热的温热病邪外,还包括“疠气”和“温毒”之邪。温邪的特异性质,主要体现在两方面:一是它从外感受而不同于内伤杂病的病因,二是性质属热而有别于伤寒、中风等风寒性质外感病的病因。温邪的性质是根据发病后的临床表现,通过“审证求因”

而确定的,它与西医学通过理化分析而明确病因方法完全不同。

(二) 大多具有传染性、流行性、季节性、地域性

1. 传染性

传染是指疾病的相互感染。实践证明,现代医学所讲的多种急性传染病均属于温病范围,因此大多数温病具有程度不等的传染性,它的致病因素可以通过各种途径在人群中传播。古人对于温病的传染性早有认识。《黄帝内经》中就有关于疫病传染特点的具体记载。如《素问·刺法论》说:"五疫之至,皆相染易,无问大小,病状相似。"明代医家吴又可根据自己的临床经验和体会编著了一本专门论述具有强烈传染性温病的专书《温疫论》。书中对温疫病的传染途径作了正确描述。他说:"邪之所着,有天受,有传染。"所谓"天受"是指通过空气传播,"传染"则是指通过与患者的直接接触而感染。讲到这里,有几点需要明确:一是温病的传染是指大多数病种而言,也有少数温病并不具有传染性,如夏季中暑;二是温病的传染程度强弱差异很大,有的具有强烈的传染性,有的则传染性较小。温病传染的途径主要有邪从口鼻而入和邪从皮毛而入,邪从口鼻而入是指病邪通过呼吸空气和饮食进入人体,邪从皮毛而入是指病邪通过多种途径的相互接触而进入人体。而病邪进入体内后能否致病则主要取决于病邪的性质、致病毒力的强弱和机体正气的情况。

2. 流行性

流行是指疾病在人群中连续传播的情况。由于大多数温病具有传染性,所以在一定条件下,可以在人群中连续传播,造成同一时期内同一疾病在一定范围内的扩散蔓延,这就是流行。

"流行"在古代文献中称为"时行"、"天行"。王叔和在《伤寒例》中说:"非其时而有其气,是以一岁之中长幼之病多相似者,此则时行之气也。"指出了流行的特点和成因。庞安常在《伤寒总病论》中说:"天行之病大则流毒天下,次则一方,次则一乡,次则偏着一家。"说明了传染病的流行程度强弱悬殊。这与现代流行病学所说,疾病传播有大流行、小流行和散在发生是一致的。温病为什么会发生流行? 流行为什么有大小的不同? 这主要与不同病种的病邪性质、致病强度以及病邪的传播条件(如自然因素的气候异常,社会因素的防疫措施、生活健康水平)有关。

3. 季节性

指温病的发生有明显的季节性特点。表现为有些温病的发病有特定的季节,如春温发生于春季,暑温发生于夏季,秋燥发生于秋季等;有些温病虽四时均可发生,但又以某一季节为多,如风温多见于冬、春,湿温多见于夏季。由于一年四季发生的温病类型不同,因之有"四时温病"之称。温病发生为什么会有季节性特点?这主要与四季的不同气候变化密切相关。不同季节由于气候特点及变化不同,因而在其特定气候条件下所形成的温邪也就各不相同,如春季气候温暖多风,易形成风热病邪,故多风热为病;夏季气候酷热,暑气炎蒸,易形成暑热病邪,故多暑热为病;长夏天气虽热,但湿气亦重,易形成湿热病邪,故多湿热为病等。另一方面,不同季节不同的气候变化,还可对人体发生影响造成人体对病邪反应性的差异。如冬春季节肺卫功能比较低下,故容易导致风热病邪侵犯肺卫,病变以上焦为主;夏秋季节热盛湿重,人体脾胃功能呆滞,易导致湿热病邪侵犯脾胃,病变以中焦为主。由此可见温病的季节性特点,主要是由于不同季节气候变化对病邪产生、传播和对人体功能影响的结果。

4. 地域性

温病的发生和流行还常表现出地域性特点。即某种温病在某一地域较为多见,而在其他地域则少见或不见。这主要是由于不同地域的地理环境不同,气候条件差别很大,从而影响了温病病邪的产生和传播。如东南沿海夏季炎热潮湿,易形成湿热病邪,所以湿热类温病易于发生。著名温病学家叶天士说:"吾吴湿邪害人最广。""吴"是指苏州地区,为水网地带,水多湿重,故湿邪致病比较广泛。陈平伯更明确指出:"东南地卑水湿,湿热之伤人独甚。"又如华南地区夏季气候炎热,雨水多,湿气重,故多暑热暑湿引起的暑温及暑温夹湿等类型温病。在炎热潮湿的地区还易孳生蚊蝇而传播疟、痢等病。另一方面,不同地域居住的人们在生活习惯、卫生条件等方面存在着差异,也会对温病致病之邪的感受、传播、流行产生影响。如有些地区人们在饮食习惯上喜吃生的、冷的荤素食品,一旦食品不洁,外邪就会乘机侵入,而导致脾胃系统的温病(多为湿热类温病)发生。又如卫生条件比较差的地区,易于孳生虱子、跳蚤等温热毒邪的传播媒介,从而为某些疫毒温病的发生、流行提供了条件。

(三)病程发展具有一定的规律性

尽管温病的病种很多,病因不同,病变的发展变化各具特点,但温病在病情的发展演变和病理损害方面有着共同的规律性,这是区别于内伤杂病的一个重要方面。温病发展过程的规律性主要表现在三个方面:一是温病的发生发展,总的趋势是:由表入里,由浅入深,由实致虚。温病类型虽然很多,但发病初起,大多从卫分表证开始,病位较浅,病情较轻。随着病程发展,病邪内传入里,病情随之加重,出现里热实证。此后,如病变继续发展,病情进一步加重,则可出现邪热更甚正气虚衰或邪虽不甚但正气衰败的严重局面。但须说明的是:上面所说的发展过程是就一般情况而言,临床上也有温病初起即病发于里出现里热见症而不从卫分开始的;也有的温病由于邪势不重或治疗及时,在短时间内病邪即渐消退,正气很快恢复而不出现严重的虚损见症。二是温病发展过程的病理变化主要表现为人体卫气营血与三焦所属脏腑的功能失调和实质损害。一般说,温病初起,大多邪在卫分,病变以上焦肺经为主;温邪由表入里,由卫分传入气分,病变则大多以中焦阳明胃肠为主;若上焦肺卫之邪内传入里后,不下传中焦阳明气分,而直接内陷心包的则为"逆传心包",属于营分病变范围。中焦阳明气分亢炽之邪如未形成腑实,则无形之热可内传入营进而深入血分,引起广泛动血,病变常涉及全身多个脏器。若温邪久留不解,无论是气分之热还是营血之热,都可损伤肾阴,导致阴精耗竭,或引起肝风内动,其病变为邪传下焦,多发生在温病后期阶段。从上面介绍可以看出,温病过程中,卫气营血和三焦所属脏腑的病理变化内容虽同中有异,不完全一致,但两者是互相渗透,密切相关的。三是温病的发生发展有着典型的病程经过。一般来说,温病的发展阶段可分为初期、极期和后期三个阶段,温病初期邪在卫分、气分,病变以肺、胃、肠为主,以机体的功能失常为主;极期多属温病的中期阶段,邪在气、营、血分,既有机体的功能失调也有机体的实质损害;后期阶段,病邪损伤肺胃阴液或深入下焦耗损肝肾阴精,病变多以实质损害为主。但病变过程中,功能失常与实质损害常同时存在,只是有时病变的侧重点有所不同。

（四）临床表现具有特殊性

温病之所以不同于其他疾病而成为一个独立类型,其根本原因就是因为它有特异的致病因素,这反映在临床上也就相应有独特的临床表现。这些表现既是区别于其他疾病的客观依据,也是各种温病的共同特征。概括起来说主要有如下几方面:

1. 起病急,传变快

一般来说,温病发生大多起病急骤,常常是一病即卧床不起,病变过程中传变较快,变化较多,病情严重者,可一日一变,甚或"一日三变"。这与一般内科杂病的起病情况和演变过程显然不同。

2. 发热为主症,热象偏重

发热是温病的主要见症,各种温病自始至终都有发热的表现。只是不同类型的温病和温病的不同阶段,发热的性质和具体表现有所不同。温病发热与风寒外感发热的区别,就在于它还具有热象偏重的特点。所谓热象偏重是指发热程度偏重,其伴随的一系列"热"的征象也比较显著。如发热大多较高,初病邪在卫表,即表现出发热重恶寒轻的特点,邪热入里后则更是高热炽盛,并伴有心烦,小便黄赤短少,苔黄舌红,脉数等热盛征象。

3. 易出现化燥伤阴征象

"化燥伤阴"是指温病过程中由于热邪损伤阴液而出现一系列干燥征象的病理特征,温为阳热之邪,易于灼伤阴液,尤其是热邪炽盛高热不退时,阴液损伤则更为显著。正如吴鞠通在《温病条辨》中所说:"温热阳邪也,阳盛伤人之阴也。"所以在温病过程中伴随着邪热亢炽,极易出现口渴舌干、唇焦齿燥、小便短少等由于阴液受伤而产生的干燥征象。在温病后期,这种化燥伤阴的变化尤为严重。一般说,邪在上焦、中焦卫分气分阶段,伤阴以肺胃之阴为主,程度尚轻,表现以口鼻唇咽的干燥征象为主;邪入营血或深入下焦,则阴伤程度大多深重,常表现为全身性的津枯液涸,阴精耗竭。但须指出,温病中由湿热病邪引起的病种如湿温病,其初起阶段化燥伤阴变化并不明显。这是因为湿为阴邪,其性黏腻,致病虽与热相合,但发病初期多湿邪偏重,故较少出现阴液耗伤的干燥征象。不过,一旦湿热化燥化火,其病机变化便和一般温病相同,化燥伤阴的病理特点表现亦很突出。

4. 易内陷生变出现险恶证候

由于温邪传变迅速,所以病程中常因邪热炽盛、正不敌邪,致使邪热深陷于里,产生严重病变而出现一系列重险证候。如皮肤斑疹密布,腔道出血,神志昏迷,手足抽搐等。其中斑疹、出血(衄血、咯血、呕血、便血、尿血等)是热陷血分迫血妄行所致;神昏是热邪内闭心包的结果,手足抽搐是热陷肝经热盛动风的表现。以上见症均是温病严重而危急的证候,如不及时有效地进行治疗,可进一步产生邪热内陷、正气溃败"内闭外脱"的严重后果而危及生命。温病过程中这种急速产生的重险变化亦是区别于一般内科杂病的重要特点之一。

上面所介绍的温病独特表现,是就温病的整体情况而言的,但具体到每一个病种这些特点所表现的程度又有很大差别,这就是各种温病的个性。掌握了温病的上述共同特点,就可与风寒外感和内科杂病划清界限,作出区别。

二、温病的范围和分类

本节主要介绍温病所包括的范围和病种的分类。

(一) 范围

温病是外感热病中性质属热的一大类别,它包括的范围非常广泛,外感热病中除了风寒性质以外的都属于它的范围。根据历代中医文献记载,温病范围是随着温病学的发展而逐步扩大的。在明清之前,温病所指范围较小,大多数医学文献都是根据《素问·热论》:"凡病伤寒而成温者,先夏至日者为病温,后夏至日者为病暑"的精神,把温病仅看做是发生于春季的一种性质属热的外感热病。明

17

清以后随着温病学的发展形成,温病的范围也就由仅指发生于春季的单一病种,扩大为包括一年四季多种外感热病在内的一大类别。如清代温病学代表著作《温病条辨》说:"温病者,有风温,有温热,有温疫,有温毒,有暑温,有湿温,有秋燥,有冬温,有温疟。"本教材所论述的温病范围,就是以吴鞠通所讲的病种为主要依据,适当结合其他医家的见解而确定的。包括的病种有:风温、春温、暑温、湿温、秋燥、伏暑、大头瘟、烂喉痧、疫疹、疟疾、霍乱等。至于其他还有一些急性传染病和感染性疾病,如湿热痢、麻疹、水痘、百日咳、白喉等,根据它们的性质和特点虽亦可属于温病范围,但由于学科分工的关系,它们已分别列入内科、儿科、喉科等相关学科中。

上面所介绍的这些病种的确立和命名,主要是以发病季节、发病季节的主气(主气的异常即为时令邪气)及临床特点为依据。以发病季节为依据的有发生于春季的春温,发生于冬季的冬温;以时令主气为依据的有发生于春季的风温(春季主气是风),发生于夏季的暑温(夏季主气为暑),发生于长夏季节的湿温(长夏季节主气是湿);还有个别病种如秋燥是根据发病季节(秋季)结合季节主气(秋季燥主气)而命名的;以临床特点为依据确立的病种有:大头瘟(以头面肿胀为特点)、烂喉痧(以咽喉腐烂、皮肤丹痧密布为特点)、疫疹(以皮肤斑疹密布并具有强烈传染性为特点)、疟疾(以寒热定时发作为特点)、霍乱(以突然上吐下泻为特点)等。此外,还要说一下发生于秋、冬季节伏暑病的确立和命名。这是以发病初起的临床特点(初起即表现出暑热或暑湿内伏的证候)为依据,联系发病季节的主气(秋主燥、冬主寒,无暑邪可以感受)进行分析,推导得知本病是因夏季感受暑邪伏藏体内而至秋冬发为具有暑邪特点的温病。"伏暑"一病的确立和命名即由此而来。

在介绍了温病范围所包括的病种后,还有必要联系现代医学的感染性疾病进行一下对比分析。应该明确,温病学对于病种的确立和命名与现代医学确立病种的依据,虽然有所不同,但具体的诊治对象则是一致的。如发生于春季的以肺为病变重心的急性外感热病,中医可诊断为风温,西医则可诊断为肺炎,在理论上说法虽然不同,但诊治对象则是相同的。根据实践观察,温病范围可包括现代医学范围的如下几类疾病:一是多种急性感染病。指符合温病特点的一些急性感染病(而不是所有感染病),如流行性脑脊髓膜炎、流行性乙型脑炎、肠伤寒、钩端螺旋体病、流行性出血热、登革热、传染性非典型肺炎、禽流感、甲型 H1N1 流感、败血症等。其他如破伤风、狂犬病等传染病,因不具有温病的特点,所以不列入温病范围。二是一些非感染性的急性发热性疾病,如中暑、夏季热、急性白血病等,因它们亦具有温病的特点,故亦可归入温病范围。从上可见,温病虽包括了多种急性感染病,但不包括所有感染病,同时温病还包括了某些非感染发热性疾病,因此,中医所讲的温病与西医所讲的感染性疾病两者不能等同看待。

(二) 温病的分类

温病的分类,就是将温病范围的众多病种,再划分为若干类别,以利于临床执简驭繁,指导辨证施治,同时亦有助于学习时掌握规律。温病的分类是以不同温病所具有的某些共同点为依据的。温病病种虽多,原因不同,但它们之间也可找出一些共同之处,这些共同之处,就成了它们划归为一类的基础。兹分别介绍如下:

1. 根据病因性质分类

各种温病致病原因和初起表现虽不相同,但通过"审证求因"分析,它们临床证候所反映出的病因性质,却不外温热(单热无湿)和湿热(有热有湿)两类。温热类的温病有风温、春温、暑温、秋燥、大头瘟、烂喉痧等。这类温病虽发病季节和感受的时令温邪不同,但本质上都是温热性质病邪为患,所以临床大多发病较急,发展较快,临床症状发热显著,易损伤津液,病情严重者可出现热邪内陷,引起昏迷、抽搐的危重局面。所以温热类疾病治疗应以清热保津为原则。湿热类温病主要包括:湿温、伏暑、霍乱等。这类温病,在病因上都是湿热相兼为患,有时表现为湿中蕴热,湿重热轻,有时表现为湿郁热蒸,两者俱盛。湿为阴邪,性质腻滞,致病虽与热相合,但初起大多湿邪偏重,所以起病一般较缓,发展较慢,初起发热和伤津征象均不显著,治疗重在化湿透热。这里有两点需要指出:一是温热类温病的病因虽纯热无湿,但有时在病变过程中却可兼夹湿邪为患,如风温病过程中的风热夹湿,暑温病过程中的暑热夹湿等。不过这种热邪兼湿的情况,是以温热为主,兼湿为次,与湿热类温病以湿为主或湿热俱重的情况有所不同。二是湿热类温病在发展过程中随着湿邪化燥,热邪化火,其病邪性质也就由湿热相兼转化为纯热无湿的火热之邪,临床表现和病机变化也就与温热类温病殊途同归,完全相同。通过上面介绍可以看出,掌握了温病温热、湿热这两"纲",也就抓住了温病的辨治要领,临床上就能正确地进行辨证施治和把握其发展转归。(表1)

表1 温热类和湿热类温病比较

	温热类温病	湿热类温病
病邪性质	纯热无湿(如风热、暑热、燥热)	湿热相兼(如湿热、暑湿等)
发病部位	多为肺卫,亦可发于阳明气分或心营	多为脾胃
起病、传变及病程特点	起病较急,传变较快,病程一般不长	起病较缓,传变较慢,病程较长

续表

	温热类温病	湿热类温病
证候特点	热象显著,易出现化燥伤阴征象	初起发热及伤阴表现均不明显,而阳气被遏征象较著
包括病种	风温、春温、暑温、秋燥、大头瘟、烂喉痧等	湿温、伏暑等

2. 根据发病初起的特点分类

前人根据温病发病初起的证候特点,将温病分为新感温病和伏邪温病两类。其含义是:新感温病是指感受时令病邪后即时而发的温病;伏邪温病是指感受外邪后未立即发病,邪伏体内经过一段时间后才发病的温病。前人的这种认识,实际上是根据温病发病初起的不同表现而推导出来的。临床上新感温病就是指初起病发于表以肺卫表热见症为主要表现的一类温病,如风温、秋燥等;伏邪温病则是指初起即病发于里以里热见症为主要表现的一类温病,如春温、伏暑等。至于夏季发生的暑温、长夏易发的湿温,初起虽见里证,但属于新感温病范围。因为这种里证是由于时令病邪——暑、湿的致病特点(暑好发于阳明,湿易困太阴)所决定的,与伏邪外发的里热证有所不同。也就是说其发病后的证候特点与病邪的致病特点是一致的,所以仍属新感温病。

区分温病的新感和伏邪,其意义主要在于识别温病的发病类型,提示病位浅深和病情的轻重,掌握传变趋向,从而有助于临床辨证施治和判断预后转归。

三、温病与伤寒、温疫、温毒

(一) 温病与伤寒

在阐明了温病概念的基础上,还须进一步明确温病与伤寒在概念上的关系,并进而讨论温病与伤寒病证在因证脉治方面的区别。兹分别介绍如下:

1. 温病与伤寒在概念上的联系和区别

温病与伤寒都是有关外感热病的疾病名称,它们在概念上既有区别又有联系。在不同时代的中医学文献中,对两者含义、所指范围及相互关系的认识是不完全相同的。为了正确认识它们之间的关系,兹分两个问题简析如下:

(1) 伤寒、温病均有广义、狭义之分:广义伤寒是一切外感热病的总称,包括的范围非常广泛,凡由外邪引起的外感热病都属于它的范围,其中既有风寒性质的,也有温热性质的。正如《素问·热论》所说:"今夫热病者,皆伤寒之类也。"《难经·五十八难》更具体地指出:"伤寒有五:有中风,有伤寒,有湿温,有热病,有温病。"其中中风、伤寒属于风寒性质,湿温、热病、温病则属于温热性质。由此可见,"伤寒有五"之伤寒是一切外感热病的总称,即为"广义伤寒",而其中之一的伤寒,则为感受寒邪引起的外感热病,属"狭义伤寒"。

温病的范围是随着温病学的发展而逐步扩大的。温病学形成前,温病包括在广义伤寒之内,只是指发生于春季的一种外感热病,因此可视为"狭义温病"。随着温病学的形成,温病范围大大扩大,已成为多种外感热病的总称,它包括了外感热病中除了风寒性质以外的所有病种,因此现代温病学所讲的温病是广义的温病。

(2)温病可隶属于广义伤寒而有别于狭义伤寒:温病无论是广义的还是狭义的都可隶属于广义伤寒范围,因为广义伤寒是一切外感热病的总称,而温病作为外感热病中性质属热的一类,自然包括在内。

温病与因感受寒邪引起的狭义伤寒,是外感热病中的两大类别,两者是并列关系。但随着温病范围的扩大,四时外感热病中的绝大多数病种包括在温病之内,因此它与狭义伤寒的这种并列关系也就不完全对称了。根据古代文献记载,在晋唐以前一般都把"寒"邪作为引起外感热病的主要病因,从而把一切外感热病都统称为伤寒。认为"寒"虽为冬令主气,但可引起四时外感热病。冬感寒邪即时而发的是为伤寒(狭义伤寒);冬感寒邪伏藏体内至春、夏化热而发的是为温病、暑病。明清以后,随着温病范围扩大,温病学形成独立体系,"广义伤寒"概念的运用也就越来越少了。更多的医家为了临床辨证施治的需要,便大声疾呼"温病不得混称伤寒",强调温病与伤寒(指狭义伤寒)要明确区分,概念上不能再混为一谈了。

2. 温病与狭义伤寒的证治区别

如前面所说,温病与感受寒邪引起的狭义伤寒虽同属外感热病,但因证脉治完全不同,临床必须严格鉴别。由于温病包括了一年四季发生的多种温热疾病,与发于冬季的伤寒这一单一的外感热病实难对称比较,因此这里只能将温病中证候与狭义伤寒比较近似的具有可比性的风温与其进行鉴别(表2)。

表2　风温与伤寒(狭义)的鉴别

	风　温	伤　寒
病因	风热病邪	风寒病邪
病机特点	初起邪犯肺卫,继则肺胃热盛,甚则热陷心营,易化燥伤阴	初起寒束于表,郁闭卫阳,继则寒邪化热内传入里,后期易伤阳气
初起证候	呈表热证,发热重,恶寒轻,口渴,咳嗽,无汗或少汗,苔薄白,舌边尖红,脉浮数	呈表寒证,恶寒重,发热轻,头痛身痛,无汗,苔薄白,脉浮紧
初起治法	辛凉解表	辛温解表

从表2可以看出,风温与伤寒从病因病机到证候、治疗都完全不同,但这种不同的关键是初起证候。首先病因性质的属寒属热,是根据证候的热象和寒象推断出来的,其次治疗的辛凉解表和辛温解表亦是根据证候的表热和表寒而确定的。再者,寒、温的区别主要是初起阶段的证候表现,一旦寒邪化热传里则与温病热邪也就殊途同归,性质相同治法一样了。

(二) 温病与温疫

温疫是温病学中具有特定含义的一个疾病名称。它与温病在概念上既密切相关而又有区别。由于古代文献对两者的关系说法不尽一致,为了避免认识上的混乱,所以有必要专门介绍。以下分三个问题进行讨论。

1. 温疫的含义

要明确温疫与温病在概念上的关系,首先要了解什么是温疫?而要了解什么是温疫,必须首先明确什么是"疫"?

(1)疫的含义:什么是疫?简单地说,疫是指疾病具有强烈传染性和流行性的情况而言。《说文》说:"疫,民皆病也"。"疫"作为一个疾病名称,则是指具有强烈传染性并能引起大流行的一类疾病。这类疾病在性质上亦有寒、热、湿、燥的不同,包括范围亦较广泛。

(2)温疫的含义:"温"是指疾病的性质,"疫"是指疾病的强烈传染和流行。联系起来说,温疫就是指温热性质的一类疫病。但要说明的是:古代文献中还有瘟疫名称的记载,它与温疫的含义有所不同。古代文献所说的瘟其含义实与疫相同,亦是指疾病的强烈传染和流行,而不是指疾病的温热性质。所以瘟疫一名实为一切疫病的总称,它既包括温疫,也包括寒疫、湿疫、燥疫等。

2. 温病与温疫在概念上的联系与区别

温病是一切温热性质外感热病的总称,它既包括了具有强烈传染性和流行性的一类温病,也包括了传染性、流行性小及少数不传染的温病。温疫则是指温病中具有强烈传染性和流行性的一类,自然属于温病范围。为了体现其传染和流行的特点,区别于一般温病,所以在名称上称为温疫,但从性质来说并没有实质性的区别。王孟英在《温热经纬·湿热病篇》中引喻嘉言的话说:"湿温一证,即藏疫疠在内,一人受之则为湿温,一方受之则为疫疠。"就是说具有传染性的同一湿温病,在散发的情况下,仍称为湿温,如发病后强烈传染广泛流行则称疫疠,亦即温疫。由此可见,温病与温疫概念的区别就在于其传染性和流行性的大小强弱。就是说温病中具有强烈传染性并引起大流行的称为温疫,不传染或传染性小呈散在发生的则仍称为温病。

3. 前人对温病与温疫关系的认识

前人对温病与温疫在概念上的关系认识不尽一致,归纳起来有如下两种:

(1)温病、温疫同病异名:持这种看法的医家认为温病、温疫名称虽然不同,但所指是同一疾病。也就是说同一温病既可称为温病也可称为温疫。如明代医家吴又可说:"夫温者热之始,热者温之终,温热首尾一体,故又为热病即温病也。又名疫者,以其延门阖户,如徭役之役,众人均等之谓也。"从这段论述可以看出吴又可的见解是:热病即温病,温病即温疫,温疫是温病的别名。这一认识是他根据当时观察到的温病都具有强烈的传染性和流行性的特点而得出的结论。但也有医家认为:温疫虽是温病的又一名称,所指疾病相同,但温疫名称的使用必须根据温疫发病后是否具有强烈的传染性和流行性而定。如前面喻嘉言论述中所说的湿温病,虽具传染性和流行性,但只有当它发病后表现出强烈的传染性和流行性的情况下,才能称为疫疬亦即温疫;如发病呈散在发生,没有引起强烈传染和流行,则不能称为温疫,仍称为湿温。

从以上医家的见解可以看出,温疫作为病名,并不是指某一种特定的温病,而是概指发病后表现出强烈传染性和流行性的多种温病。

(2)温病、温疫名称既异,病亦不同:持这种看法的医家认为:温病与温疫不仅是名称上的区别,而所指疾病亦不相同。如清代医家陆九芝说:"温为温病,热为热病……与瘟疫辨者无他,盖即辨其传染不传染耳!"由此可见陆九芝之意是:温病与温疫是两类疾病,区别在于是否传染,传染的为温疫,不传染的为温病。

以上不同见解是各人根据观察结果,从不同角度提出的。吴又可生当明朝末年,正逢温病流行,他在临床上所看到的温病都具有强烈的传染性和流行性,因此便把它称为温疫,并由此得出了温病即是温疫的结论。陆九芝所见到的外感热病,则是有传染的也有不传染的,为了加以区别便把传染的称为温疫,不传染的称为温病,并由此得出了温病不传染,只有温疫才传染的结论。

从现在的认识分析,前人的这些看法都是在一定的历史条件下形成的,因此都有一定的局限性和片面性。把温病一概视为烈性传染病在概念上与温疫混为一谈是不够妥当的,也是不符合临床实际的,同样,把传染与否(实际上还包括流行与否)作为区别温病与温疫的绝对依据亦是不恰当的。实践证明,温病中确有不少病种是可以传染和流行的,即使有些温病发生后没有引起明显的传染和流行,但也不等于它就绝对没有传染性;再者具有传染特点的温疫,其传染流行程度的强弱大小亦差异很大,并不是一发生都"民皆病也",再从性质上来说,它与温病也并无二致。所以把温疫与温病的概念完全对立起来亦是不妥的。其实温疫作为一个疾病概念,其作用主要是揭示温病中具有强烈传染性和流行性一类疾病的特点。对于具有这类特点的温病在名称上冠以"温疫",对于指导温病的防治是有意义的。由于这类温病不仅传染性极强并可引起大流行,而且来势迅猛,病情较为严重,较之一般温病危害尤甚,因此在明确特点的基础上确定其为温疫可区别于一般温病,以引起防治上的高度重视,及时采取有效的预防和治疗措施,以控制其蔓延发展;同时在治疗上用药要果断有力以及早控制病情加剧,减少后遗症,降低死亡率。

(三) 温病与温毒

温病与温毒在概念上的关系和温病与温疫一样,亦是既有联系又有区别。下面首先介绍温毒概念的含义。

1. 温毒的含义

在古代中医文献中,有关温毒的含义大致有两种:一是指具有独特表现的一类疾病,即温毒疾患;一是指温病中的一种致病因素,即温热毒邪。前者是疾病名称,后者则是指病因。本节主要讨论前者,后者将在病因章中讨论。

综合古今文献论述,温毒作为疾病名称主要是指因感受温热毒邪引起的一类具有独特表现的急性外感热病。它除了具有一般急性温热疾病的症状表现外,还具有局部红肿热痛甚则溃烂,或肌肤密布斑疹等特征。它包括了多种温热疾病,如大头瘟、烂喉痧、痄腮等。由此可见,温毒实是一类温热疾病的总称而不是指某个单一疾病。

2. 温病与温毒在概念上的关系

温病是温热性质外感热病的总称,温毒作为具有显著温热特点的一类疾病,自然属于它的范围,它是温病中具有肿毒或发斑表现的一类特殊病种。

第三章
温病的病因与发病

温病的病因和发病条件是构成温病发生的基本因素,温病的病因是指导致温病的主要原因;发病条件则是指决定病因能否侵袭人体以及最终能否致病的体内外各种因素。温病的病因与发病条件的相互作用导致了温病的发生。

一、温病的病因

温病的病因总的来说就是温邪。具体而言,是指外界致病之邪中具有温热性质的一类病邪。它除了包括"六淫"温邪中的风热、暑热、湿热、燥热以及"伏寒化温"的温热之邪,还包括温毒和疠气。

人们对温病病因的认识是按"审证求因"的方法进行的。也就是通过审视证候表现从而探求出致病原因,乃至病机本质,这就是"审证求因"的认识方法。作为导致温病发生的主要原因,温邪的种类、特点和形成条件虽各不相同,但都具有以下一些共同特性:

(1)从外侵袭人体:温邪存在于自然界之中,从口鼻或皮毛而侵入人体致病。

(2)温热性质显著:温邪皆具有温热性质,致病后出现发热及相关的热象。

(3)与时令季节相关:故又称为时令温邪,或简称时邪。

(4)致病迅速传变较快:温邪侵入人体大多来势较急,发病迅速,传变较快与一般内伤疾病不同。

(5)有特定的病变部位:如风热病邪首先侵犯手太阴肺,暑热病邪侵犯足阳明胃,湿热病邪多困足太阴脾等。

(一)常见温邪的致病特点

1. 风热病邪

风热病邪是指风邪从热而化或与热相结合的一种外感病邪,它既有风邪的特点,又有温热的性质,是导致风温的主要原因。风热病邪常产生于冬春季节。

风热病邪的致病特点如下:

(1)多从口鼻而入,首先犯肺:风性轻扬,具有升散、疏泄的特性,而人身肺位最高,故风热病邪入侵,手太阴肺首当其冲。正如叶天士《三时伏气外感篇》说:"肺位最高,邪必先伤。"邪袭上焦肺卫,出现发热,微恶风寒,头痛,少汗,咳嗽,口微渴,苔薄白,舌边尖红,脉浮数等肺卫表证。

（2）易损伤肺胃阴液：风与热俱属阳邪，两阳相合，风热相搏，最易耗损阴津。所以金人刘完素在《宣明方论·燥门》中说："风能胜湿，热能耗液。"后世叶天士称其"两阳相劫"伤阴。风热病邪化燥，损伤肺胃阴液，症见干咳不已，或痰少而黏，口渴，舌红少苔等。

（3）传变较快，易逆传内陷：风邪善行数变，温邪传变最速，故风热病邪入侵人体，其传变较快，如侵袭肺卫后在一定条件下可迅速逆传心包，出现险恶之证。正如陆子贤《六因条辨·风温辨论》说："倘治失宜，传变最速，较诸温热，则尤险也。"但若正气未至大虚，抗邪有力，病邪不逆传内陷，则消退亦快。

2. 暑热病邪

暑热病邪是夏季火热之气化生，发生于夏季的一种致病温邪。由暑热病邪引起的温病称为暑温。

暑热病邪具有以下致病特点：

（1）伤人急速，径犯阳明：暑热之邪，伤人急速，所以叶天士说："热地如炉，伤人最速。"暑热病邪侵袭人体，与一般温病初起病发于表的规律有所不同，初起时邪即入于阳明气分而很少有卫分过程。所以初起就出现暑热内炽的证候，如壮热，大汗出，头晕，面赤，心烦，口渴，脉洪大等。叶天士称之为："夏暑发自阳明。"

（2）暑性酷烈，耗气伤津：暑热病邪既易伤津，又易耗气，所以在病变过程中极易出现津气两伤的变化，症见身热，汗出，口渴，齿燥，神倦，脉虚等。津气耗伤过甚，可致津气两脱。《素问·举痛论》说："炅则气泄……炅则腠理开，荣卫通，汗大泄，故气泄。"指出了暑逼津泄，气随津耗，或气随津脱的暑热致病特点。

（3）易直中心包，闭窍动风：暑热属火，与心气相通，正如《素问·六节藏象论》所称，心为"阳中之太阳，通于夏气"。故暑热病邪可直中心包，闭塞机窍，引动肝风，症见身热，神迷，抽搐等。故王士雄说："暑是火邪，心为火脏，邪易入之。"

（4）易于兼夹湿邪，郁阻气分：夏季炎热，天暑下迫，地湿蒸腾，暑热既盛，湿气较重，暑湿相搏，土润溽暑，易于郁阻气分，故叶天士说："长夏湿令，暑必兼湿。暑伤气分，湿亦伤气。"暑热夹湿称为暑湿病邪。暑湿病邪虽然是暑热夹湿，但仍以暑热为主。暑湿病邪可引起暑温夹湿证，若伏藏至秋冬发病可引起伏暑。

3. 湿热病邪

湿热病邪是指具有湿和热两重性质的外感病邪。湿热病邪四时均有而以长夏季节为多。由湿热病邪引起的温病是湿温。

湿热病邪的致病特点是：

（1）黏腻淹滞，传变较慢，难于速祛：湿热病邪致病徐缓，化热转化较慢，正如叶天士所说："久在一经不移"。湿属黏腻阴邪，与阳热之邪相搏，则胶着难解，汪廷珍称之为"半阴半阳"、"氤氲黏腻"。湿热病邪不似寒邪一表即解,热邪一清而除,故病程较长,缠绵难愈,瘥后易于复发。

(2) 易伤脾胃,病变以脾胃为中心:阳明胃为水谷之海,太阴脾为湿土之脏,脾胃同属中土,而湿为土之气,故湿土之气同类相从,始虽外受而终趋脾胃,使脾失升运,胃失和降,出现脘痞、腹胀、呕恶、便溏、苔腻等症状。

(3) 困阻清阳,闭郁气机:湿为重浊阴邪,具闭阻之性,故侵入人体之后,无论是外遏肌表,还是内困脾胃,都易产生困遏清阳、阻滞气机的病理变化。初袭人体,多郁遏卫、气,既有身热不扬,恶寒,头身重痛,神情呆钝等卫阳受困,清阳不升的表现,又可见湿郁气机的胸闷、脘满、腹胀等症,吴瑭称为"湿闭清阳道路也。"此外,在湿热病邪致病的后期阶段,若因湿邪偏盛,困遏日久,还可衍生为寒湿而损伤阳气,形成"湿胜阳微"证,症见畏寒,肢冷,便溏,舌苔白滑等。

4. 燥热病邪

燥为秋令主气,每逢久晴无雨,气候干燥之时,容易发生燥邪为患。燥邪有寒热两种不同属性,一般晚秋初凉,多为凉燥;早秋承夏,秋阳以曝,则易形成燥热病邪。由燥热病邪引起的温病是温燥。

燥热病邪的致病特点是:

(1) 病变以肺为主:燥为秋令主气,肺属燥金,同气相从,燥热病邪从口鼻侵入,初起先侵犯肺经,使肺失清肃,除见发热、微恶风寒等卫表症状外,同时还伴有口鼻干燥、咳嗽少痰等燥热在肺的见症,这是燥热致病的初起特点,也是与风热袭于肺卫证的主要区别点。

(2) 易损伤津液:"燥胜则干",热盛则伤津,燥热病邪易损伤肺胃阴津,症见口渴,口鼻、唇咽及皮肤干燥,咳嗽无痰或少痰,大便干结,舌苔少津等。燥热严重者后期可损伤肝肾之阴。

(3) 易从火化:燥热病邪亢盛时可从火化,燥热化火,上干清窍,症见耳鸣、目赤、龈肿、咽痛等。

六淫温邪病因学说除上述内容外,还有"伏寒化温"的温热病邪一说,其含义是指冬令感受寒邪,当时未立即发病,潜伏于人体,至春时阳气升发,寒郁化热,温热自内而发或为时邪引发,乃形成春温。这种"伏寒化温"的病邪,古人虽称其原始病因为冬令感受寒邪,而实际上其致病已完全表现为温热性质,因而把它视为春季的一种外感温邪,由于其温热性质显著而不具有春季风邪的特点,所以称之为温热病邪。

温热病邪的致病特点是:

(1) 里热偏盛,病自里发:温热病邪致病,发病较急,初病即见里热炽盛证候,或见灼热、烦渴、尿赤、舌红苔黄等气分证;或见斑疹、神昏、舌绛等营(血)分证。如因新感引发则可见表证,若无外邪引发则无表证。素体阴虚火旺者,易成燎原之势,病邪迅速充斥气血表里。

(2)病情复杂,易动风动血:温热病邪致病往往病情复杂,变化多端,极为迅速,既可燔灼胸膈,内结肠腑,又能内陷动血,闭窍动风,还可损伤真阴,时时欲脱。尤以损伤血络,迫血妄行,引动肝风,出现斑疹、痉厥、神昏等症状为多见。王孟英形容其病理变化犹如"抽蕉剥茧,层出不穷"。

(3)易耗伤阴液,后期多肝肾阴伤:阳热燔灼,易劫夺阴液,故起病即见烦渴显著、小便短赤、舌苔少津或干燥等症状;若病邪久羁,在病程后期,极易耗伤下焦肝肾之阴,出现身热,颧赤,口燥咽干,脉虚,神倦,或手指蠕动,舌干绛而痿等真阴耗竭的征象。

5. 温毒病邪

温毒病邪,是指外邪中一种既具有温热性质又具有热毒或肿毒表现的致病之邪,它的形成多因六淫邪气蕴蓄不解,因此其致病每与时令季节相关,并能引起流行,故又称为温热时毒。温毒病邪包括风热毒邪、暑热毒邪、湿热毒邪(暑湿毒邪)、温热毒邪等。温毒病因学说是前人根据某些温热疾患具有肿毒表现的临床特征而提出的,其目的在于从理论上阐述这类温病的发生原因与一般温病有所区别。

温毒病邪的致病特点:除具有一般温热之邪所具有的热象偏重、易化燥伤阴的特点外,同时还伴有热毒或肿毒的征象,主要表现为以下两个特点:

(1)攻冲走窜:温毒病邪可内攻脏腑,外窜经络、肌腠,上冲头面,下走宗筋、阴器,从而反映出肿毒部位的多发性特点。其病变部位的差异与温毒病邪的性质及感邪轻重有关。如属感受时行风温时毒之邪为患,常呈急起的头面、咽喉肿痛红赤或溃烂;如属温邪化火生毒而成的热毒之邪,则易内攻脏腑,如攻冲于肺,可使肺失清肃,或肺气壅滞,甚则化源速绝,其证候轻则咳喘,重则呼吸急促困难;若热毒攻心,则闭塞机窍出现神昏;热毒伐肝,则引动肝风导致痉厥之变;若热毒外窜肌肤血络则产生斑疹、丹痧等症状。

(2)蕴结壅滞:温毒病邪客于脉络,可致局部血脉阻滞,毒瘀互结,而形成肿毒特征,局部出现红肿疼痛,甚则破溃糜烂等症状。温毒引起的肌肤斑疹或皮下结节也与其蕴结壅滞的致病特点有关。

6. 疠气

疠气又称疫疠之气。所谓疠气是指致病暴戾,具有强烈传染性并能引起播散和流行的一类致病邪气,因其致病暴戾,亦称戾气。疠气性质有温热和寒凉两大类,其中属温热性质者是引起温疫的发生、传染、流行的主要原因。

疠气学说是明代医家吴又可创立的一种有别于"六淫"学说的温病病因理论,它是根据当时温疫病大流行的特点而提出来的,目的在于从理论上揭示温疫病的发生原因与一般四时六气所致的温病有所不同。疠气学说在指导临床辨证论治方面虽不像"六淫"温邪那样具有"辨证求因,审因论治"的作用,但在揭示温疫流行性、发病特点方面具有独特的意义,特别是从理论上突破了"百病皆生于六气"、"外感不外六淫"的传统观念,丰富了温病病因学的内容。

疠气的致病特点是:

(1)传染性强,易引起流行:疫气暴戾,致病力强,常常无分老幼,众人触之即病,引起流行。所以疠气导致的温疫病不仅来势急骤,而且传变迅速,广泛蔓延。清代陆九芝形容其特点是:"病起仓卒,一发莫制,众人传染。"

(2)多从口、鼻而入,有特异的病变定位:吴又可在《温疫论》中提出,疠气从口鼻入侵人体,其传播方式分为"天受"和"传染"两种,前者指通过空气感染,后者指病人直接接触感染。疠气侵入人体后的具体所在,因疠气种类的不同而在病位上对脏腑经络有特异的定位性。

(3)病情凶险,传变迅速,症状复杂多变:疫气的暴戾之性表现在病情上,即出现病情凶险,传变迅速,起病之初就呈现险恶的局面,病变发展既快又复杂,所以吴又可在阐述温疫病的传变特点时,有"一日三变"和"九传"之说。

(二)温病病因学说的临床意义

温病病因学说是在实践中产生,又用以指导临床实践的。它的临床意义不仅仅在于阐述温病的发生原因,更重要的是指导临床辨证论治。归纳起来有以下几方面。

1. 揭示发病特点

不同病邪所导致的各种温病,不仅临床表现不同,而且其发病也各具特点,如风热病邪致病以春季为多,起病较急骤,传变甚速,初起病位多在肺卫,但为时短暂,很快即可内传入里,除可顺传阳明外,还可"逆传心包"而致病情发生急剧的变化。叶天士"温邪上受,首先犯肺,逆传心包"之论,即是对风热病邪致病特点的精辟概括。再如,暑属火热之邪,其炎热之性较一般温热之邪为甚,其致病有严格的季节性,仅限于炎夏盛暑之季,其侵入人体也与一般温病初起病发于表的规律有所不同,起病即邪入阳明气分而很少有卫分过程,传变极速,正如邵根仙所说:"暑之伤人也,不拘表里,不以渐次,不论脏腑。"可见,温病病因学说揭示了各种病邪的发病季节、邪犯的途径和病位、起病缓急、演变趋势等,掌握了病因学说就可以对这些不同的特点从理论上予以分析,借以揭示其本质。

2. 区分证候类型

"六淫"温邪致病不但有明显的季节性以及病位的差异,而且还相应地有着特定的临床表现,因此温病病因学说还具有区分证候类型的指导作用。如风热病邪侵袭肺卫后,临床多见发热、微恶风寒、头痛、少汗、咳嗽、口微渴、苔薄白、舌边尖红、脉浮数等肺卫风热证候。暑热病邪所引起的暑温病初起即见壮热、大汗、头晕面赤、心烦口渴、脉象洪大等热盛阳明气分的证候等。这些不同的证候类型就是由于感受不同病邪的结果,是临床上进行辨病的主要依据。

3. 指导立法制方

不同的温邪,其所致证候表现不同,因此相应的治法处方也就各异。如风热病邪犯于卫表,肺卫失于宣肃之证,当用辛散凉泄之剂以疏散卫表之风热,可选桑菊饮或银翘散。暑热燔炽阳明,蒸腾内外,表里俱热之证,当以辛寒之剂,以清热保津,透热外达,代表方为白虎汤等。所以温病的病因学说既是辨证上"辨证求因",区分证候的理论基础,又是治疗上"审因论治",立法制方的指导原则。

二、温病的发病

温病的发病学说主要是阐述温病发生的机理,即温病的病因是如何作用于人体,作用于人体后又是怎样引起发病的。其内容包括发病因素,感邪途径及发病类型等几个方面。掌握温病发病学的这些内容,对于预防温病的发生、区分发病初起的病变类型等具有十分重要的意义。

(一) 发病因素

温病的发生除了要有温邪作为致病主因这个先决条件外,还与人体体质、自然界的气候和环境、社会制度和社会生产力水平的发展等因素有关。

1. 人体体质因素

温病的发生首先是由于各种温邪对人体的致病作用。但温邪能否侵入人体,并导致发病,则取决于人体的抗病能力。身体健康,脏腑功能正常,正气内固,抗御温邪能力强,温邪往往不得入侵发病,所以张景岳《景岳全书·杂证谟》说"瘟疫乃天地之邪气,若人身正气内固,则邪不可干,自不相染。"若群体正气不足,防御能力低下,温病则易发生及导致流行。但人体正气不足并不只是指患者素体虚损,从发病学角度来看,人体正气不足主要包括如下几种情况:

(1) 素禀体虚,御邪力弱:人体因先天禀赋不足,或年老体衰,后天失养,导致正气不足,御邪能力低下,易受温邪的侵袭。

(2) 起居失慎,卫外失固:人体在饥饿、劳累太过、寒热冷暖失调的情况下,易导致卫外功能的下降,不能有效地抵御温邪的侵袭,易致温病的发生。

(3) 病邪太甚,正不胜邪:有时人体正气虽无明显的虚弱表现,但因病邪太甚,致病力强,对人体的伤害超过了正气所能抵御的限度,形成正气相对不足而正不胜邪的局面,也可导致温病的发生。

2. 自然因素

自然因素是指自然界的气候、环境等因素,它对温病的发生有重要的影响,其中特别是一年四季的气候变化与温病的发生有着尤其密切的关系。正因为这样,古人把根据温病发生和流行现象所观察到的四时气候因素看成是直接导致温病发生的主因,从而提出了四时六气的外感病因学说,当然,今天对"六淫"病邪的理解已不仅仅是指物理性的气候因素,而是包括了致病微生物在内。虽然如此,也不可否认气候变化作为诱发因素对温病发生的重要影响,这主要表现在,四时的不同气候变化对致病因素的形成、传播和机体的反应状态均可发生影响,从而可导致不同类型温病的发生。如春季温暖多风,易形成具有风热特点的温病;夏秋季气温高,湿度大,易形成具有暑热或湿热特点的温病。此外,气候的异常变化,如暴冷暴热、疾风霪雨等,极易导致温病的发生,甚至引起暴发流行。因为恶劣的气候条件既有利于致病因素的形成传播,又能对机体的防御功能造成不利影响而易遭受病邪侵袭。

导致温病发病的自然因素除了气候变化外,地理环境也是不可忽视的一个发病因素。因为不同地区由于地理条件、气候变化等不同,发生的温病常有类型上的差异,从而反映出地方性的特点。如在低洼潮湿,雨水偏多的东南沿海地区,由于湿气偏重,所以极易发生湿热性质的温病;反之,地处高原,气候干燥,常年干旱少雨的西北地区,则易形成风燥之邪所致的外感温病。

3. 社会因素

社会因素对具有传染性、流行性特点的温病发生具有重要的影响,而社会因素中起决定性作用的是社会制度和社会生产力、科学水平的发展。在优越的社会主义制度下,政府从保护人民的生命健康出发,在防止疫病发生和传播方面采取了一系列有效措施,有效地控制了疫病的发生和流行。同时,随着社会的进步,物质的丰富,人民生活条件的改善,一方面使人体的素质得到增强,抗病能力也不断提高,另一方面公共和个人卫生水平的提高,限制了致病因素的产生和传播,因而大大减少了感邪发病的可能。

以上分别介绍了三种不同因素对温病发生及其类型的影响,掌握了这些发病因素的不同特点,有助于防止温病的发生,因此在预防医学上具有重要的意义。

（二）感邪途径

感邪途径是指外界温邪侵入人体的途径,不同类型的病邪侵入人体的途径有所不同,古人对感邪途径的认识,是根据发病初起的临床表现推导出来的,主要有以下两种认识:

1. 邪从皮毛而入

在温病学形成之前,对外邪入侵人体途径的认识,基本上是限于邪从皮毛而入之说。其根据有二:一是理论上的依据,即《黄帝内经》中指出皮毛主人身之表,为卫气敷布所在,具有防御外邪侵袭的作用,如皮毛不固,卫外功能下降,外邪即可乘机侵入。二是实践上的依据,即通过实践观察,发现外感病发病前常有皮毛疏松不固、受凉感邪的诱因可查,发病时又多有皮毛紧束无汗、恶风形寒的卫表症状,根据以上两方面的认识,于是推导出邪从皮毛而入的结论。

2. 邪从口鼻而入

明清时代的温病学家根据温病的发生流行和初起的证候特点,又明确提出了邪从口鼻而入之说。他们认为风寒之邪侵袭人体多从皮毛而入,而温邪、疠气则多从口鼻上受而侵入人体。吴又可认为伤寒之邪由七窍而入,感邪在经,温疫疠气则由口鼻而入感于里。此后叶天士更明确提出"温邪上受"的感邪途径,"上受"即指邪由口鼻而入侵入人体。薛生白则指出:"湿热之邪从表伤者十之一二,由口鼻入者十之八九。"

温邪从口鼻而入之说,实际上可包括邪由口鼻吸入和从口纳入两个方面。邪从口鼻吸入者,主要是通过呼吸而感受病邪。吴又可说:"口鼻之气通乎天气",所以外界的某些致病之邪可随呼吸从口鼻而侵入人体,由于鼻气与肺相通,故从口鼻吸入之邪先犯于上焦肺经,如风温、秋燥等病,其邪通过口鼻而吸入,所以初起病变在肺而见肺卫表热证。邪从口纳入者,主要指温邪从口腔而入,口气通于胃,可直犯脾胃及肠道而发病。邪从口腔而入,多系饮食不洁所致。如《诸病源候论》说:"人有因吉凶坐席饮啖,而有外邪恶毒之气,随食饮入五脏,沉滞在内,流注于外,使人肢体沉重,心腹绞痛,乍瘥乍发,以其因食得之,故谓之食注。"湿温、痢疾、霍乱等湿热性质温病,感邪途径属于这一类型。

（三）发病类型

根据温病发病后的临床表现,前人将温病分为病发于表的新感温病及病发于里的伏邪温病两大类别。

1. 新感温病

新感温病,指感邪后立即发病的一类温病。实际上这是根据温病初起的临床表现,结合发病季节时令之邪的致病特点而推导出来的。如春季发生的风温病,因其初起所出现的肺卫证候体现了风热病邪的致病特点,所以称它为新感温病。又如发生在夏季的暑温病,初起虽以阳明气分热盛证候为主要表现,但符合"夏暑发自阳明"的致病特点,所以也属新感温病。属新感温病的有风温、秋燥、暑温、湿温、大头瘟、烂喉痧等。

新感温病的特点是:

(1)证候表现:初起证候与时令之邪的致病特点,包括邪犯部位、病机变化、证候特点等相一致。即除暑温等少数温病外,初起病邪在表,一般无里热证,以发热,恶寒,无汗或少汗,头痛,咳嗽,苔薄白,脉浮数等卫表证候为主。

(2)传变趋向:自表入里,由浅入深,由轻至重,即由卫入气,再深入营血。就大多数新感温病而言,初起邪从外受,病在卫表;若表邪不得外解,则可内传入里,从而反映出自表入里,由浅入深的规律。即使夏令暑温初起即见阳明气分里热证,没有明显的卫分过程,但其传变亦由气入营入血,仍然体现了由浅入深,由轻至重的规律。

(3)初起治疗:以解表透邪为大法,若治疗得当,邪自外解,预后较好。

2. 伏邪温病

伏邪温病又称伏气温病,指感邪后未即刻发病,邪气伏藏,逾时而发的温病。这种认识是根据某些温病发病初起的临床表现,结合当时时令病邪的致病特点,通过分析比较而推断出来的。例如发生在春季的春温病,其初起是以里热证候为主要表现,这与春令风热时邪致病的特点显然不同,理论上难以用感受时令之邪来阐述其成因,于是前人便根据其里热郁伏的临床特点,推断其病因为上一季节即冬季感受了时令寒邪,伏藏体内,至春季寒邪化热而外发,由于其发病是温热郁伏在里,所以初起即见里热证候。由此可见伏邪温病的确切含义是指病发初起以里热证候为主要表现,而与当令时邪的致病特点不相符合的温病。属于伏邪的主要病种有春温、伏暑等。

伏邪温病的特点是:

(1)证候表现:病发即显现出一派里热证候,若无外感激发,一般无表证。初起以灼热,烦躁,口渴,尿赤,舌红等里热内郁证候为主要表现。

(2)传变趋向:伏邪温病的基本病机及其传变趋向是邪郁伏于里,里热既可由里达外,也能进而深陷。伏邪由里达表,则邪势衰退,病情好转;若伏邪进一步内陷深入,则病情加重。

（3）初起治疗：伏邪温病的治疗初起以清泄里热为主。

新感和伏邪学说是前人根据温病初起的不同临床表现而对温病发病类型所作出的理论概括，其临床意义在于判断温病病位的浅深、病情的轻重和预测传变的趋向，从而掌握温病的发展转归，并为确定治疗大法提供依据。

第四章

温病的辨证

　　温病的辨证是指在辨证理论指导下，对四诊所得的临床资料进行分析、综合，进而推断其病因性质，病位所在，病变机理以及病势进退的思维过程。温病辨证除了遵循中医学中的八纲辨证、脏腑辨证、气血津液辨证等常用辨证理论外，主要还采用两种辨证理论，即卫气营血辨证和三焦辨证，并以此作为温病辨证的核心理论。这两者有着密切的关系，在具体运用时相互补充，共同组成了温病的辨证体系。

　　温病的辨证过程中应当以临床表现为依据，以"四诊"为手段，以辨证理论为指导，以揭示证候本质为目的，其中正确运用温病的辨证理论有重要的意义。温邪侵袭人体后，会导致卫气营血及三焦所属脏腑功能失调及实质损伤，从而产生复杂多样的临床症状。以卫气营血辨证及三焦辨证理论为指导，对这些临床表现进行分析，可以了解温病各种症状产生的原因及相互之间的关系，判断出病变深浅部位及性质，归纳证候类型，了解邪正消长，掌握病变的发生、发展、传变规律等，从而为治疗提供依据。具体来说，温病辨证理论在临床上的意义有以下四个方面：一是作为分析温病病机变化的理论基础，二是作为辨别不同证候类型的纲领，三是作为识别病邪传变的准则，四是作为确立治疗大法的主要依据。

一、卫气营血辨证

（一）卫气营血辨证理论的形成

　　卫气营血辨证理论是清代温病学家叶天士创立的。叶天士在《黄帝内经》及历代医家有关营卫气血论述的基础上，根据自己在临床上对温病发生发展规律的观察和总结，把卫气营血的概念用于对温病病机演变规律、病程发展阶段性的分析，从而形成了卫气营血辨证理论。运用卫气营血辨证理论可以对温病的病理变化及证候类型进行高度的概括，从而有效地指导温病的治疗。

　　在《黄帝内经》中，营卫气血主要是指维持人体生命活动的精微物质和某些功能，其分布有表里层次的区别：卫敷布于肌表，即《素问·痹论》说："行于皮肤之中，分肉之间。"气充养全身，《灵枢·决气》说："上焦开发，宣五谷味，熏肤、充身、泽毛，若雾露之溉，是谓气。"营血则主要行于脉中，《素问·痹论》说："荣者，水谷之精气也，和调于五脏，洒陈于六腑，乃能入于脉也，故循脉上下，贯五脏，络六腑也。"在血脉中的营气与津液相合即为血，如《灵枢·邪客》中所说："营气者，泌其津液，注之于脉，化以为血。"由此可知，卫、气分布的层次较浅，营、血分布的层次较深。营卫气血的作用也各不相同：卫具有捍卫肌表、抗御外邪入侵、控制腠理开合、调节体温等作用，即《灵枢·本脏》说："卫气者，所以温分肉，充皮肤，肥腠理，司开合者也。"因而卫的功能活动正常，卫表固密，外邪就难以入侵，故《素问·生气通天论》说："阳者，卫外而为固也。"气的概念范围较广，可以代表人体脏腑生命活动的动力，也是整体防御功能的体现。所以，凡有外邪入侵，气必聚积到病所，与病邪作斗争，即《灵枢·刺节真邪》说：虚邪之入于身也深，"有所结，气归之"，所谓"气归之"，即是指气聚趋于邪气侵犯的部位，与之相争，以祛除病邪。营为精微物质，有营养全身的作用。血与营的作用相似，起着营养和滋润全身及脏腑的作用，如《灵枢·邪客》中所说："化以为血，以荣四末，内注五脏六腑。"由此可见，《黄帝内经》中所说的卫气营血主要是阐述人体的生理概念。

其后，《伤寒论》中，则运用卫气营血概念分析疾病的某些病理变化。如"卫气不和"，"卫气不共荣气谐和"，"血弱气尽"等。宋代朱肱对血分邪热亢盛的证治有了具体的论述："若病人无表证，不发寒热，胸腹满，唇燥，但欲漱水不欲咽，此为有瘀血，必发狂也，轻者犀角地黄汤，甚者抵当汤。"说明当时以凉血解毒，活血化瘀等法治疗血分病变已比较系统化了。到南宋李东垣就明确提出了神昏与热邪传入心经的关系："伤寒传至五六日间，渐变神昏不语，或睡中独语一二句，目赤唇焦，舌干不饮水，稀粥与之则不思，六脉细数而不洪大，心下不痞，腹中不满，大小便如常，或传至十日以来，形貌如醉人状，虚见神昏，不得已用承气汤下之，误矣。不知此热邪传入少阴心经也。"从而摆脱了神昏谵语皆属于阳明的认识，为使用清心开窍法建立了理论基础，也为后世温病学中邪入心包及营血分理论奠定了基础。另外，早在《太平惠民和剂局方》中已收录了紫雪丹、至宝丹、苏合香丸等这些后世用以治疗邪入心包的重要方剂。也有医家提出了按气分和血分的浅深层次论治的观点，如元代罗天益《卫生宝鉴》中提出了气分热和血分热的证治和代表方。

明清时代随着温病学的发展，卫气营血的病机理论得到了进一步阐发，并进而形成了指导临床辨证施治的独特体系。在吴又可的温病专著《温疫论》中首先提出了邪在"气分"和"血分"的概念，并提出："凡疫邪留于气分，解以战汗；留于血分，解以发斑。"这是运用气血概念区分温疫病邪病位浅深，分析病机转归的最早记载，内容虽较简括，但为清代温病学家进一步运用"卫气营血"辨析病机奠定了基础。全面而系统地提出以卫气营血阐述温病病机变化进而作为指导临床辨证施治理论原则的，则是在清代温病学蓬勃发展时期。清代著名温病学家叶天士首先明确提出了温病须"辨卫气营血"而论治的见解，他不仅阐述了温病发

36

过程中卫气营血变化的浅深轻重、病程不同阶段及证候的传变,而且还指出了四大证候类型的临床特点和治疗原则,从而形成了以分析温病过程不同阶段、不同证候病机变化为基础的辨证论治理论体系。叶天士所创的卫气营血理论中所说的卫气营血已不仅是生理病理的概念,而且还联系到其各自的分布部位和作用,进而以卫气营血来概括病变的浅深部位及病情的轻重程度,即外邪先犯于卫,继则发展至气,再影响到营,最后深入到血,分别称为卫分证、气分证、营分证和血分证。此后一些著名温病学家如吴鞠通、王孟英等又在叶天士的理论基础上从病机、证候或治疗等不同角度进行了充实,使其内容更为完善。自此"卫气营血"在温病学中的概念已被赋予新的含义。此外,与叶天士同时代的薛生白在其著作中也较多地运用卫气营血理论来分析温病特别是湿热性疾病的病机。如提出了"湿遏卫阳","营血已耗","病在中焦气分","邪陷营分"等概念,丰富了卫气营血学说的内容。卫气营血学说在形成后,便逐渐地被广泛运用,直到现在还是认识温病与指导温病辨证施治的重要理论。由此可见,温病卫气营血辨证理论是《黄帝内经》基本理论运用于临床方面的一个重大突破,是从卫气营血生理理论引申为病机理论,进而作为辨证理论的一个新发展。

综上所述,"卫气营血"作为温病辨证的理论基础虽确立于清代,但其学术则渊源于《黄帝内经》,其间经历了一个漫长的发展过程,它充分体现了"卫气营血"学说悠久的历史和与《黄帝内经》理论一脉相承的关系。

（二）卫气营血的证候与病理

温邪一旦入侵人体,一方面体内防御功能被激发,出现一系列邪正相争所引起的反应;另一方面是温邪导致了卫气营血及有关脏器功能失调及实质损害。一般而言,病邪在卫气分时以功能失调为主,营血分的病变则以实质损害为主,同时,其功能的失调也更为严重。卫气营血代表了温病发展过程中的几个主要阶段,卫属表,气、营、血都属里,其中气较浅,营较深,而血更深。以下主要讨论卫气营血各阶段的主要证候及其病理。

1. 卫分证

卫分证是温邪初袭人体,引起以卫外功能失调为主要表现的一种证候类型,属于外感病表证的范畴。

卫分证的主要症状有:发热,微恶风寒,头痛,无汗或少汗,或有咳嗽,口微渴,舌苔薄白,舌边尖红,脉浮数等。其中以发热与恶寒并见,口微渴为辨证要点。确定病邪在卫分的依据,是发热与恶寒并见,一般是发热重恶寒轻。是否出现口渴则是判断病证寒热属性的重要症状之一,如见口渴,则提示所感之邪为温邪。因此将发热,微恶风寒,口微渴作为卫分证的辨证要点。

卫分证的形成，是温邪初袭人体后，与人体卫气相争所出现的一系列表现。如风热或燥热等温邪通过呼吸而犯于肺经，肺合皮毛，主一身之表，统属卫气，所以邪袭人体卫气首先与温邪相争，引发了以体表见症为主的证候表现。温邪与卫气相争的病机变化，一方面是温邪对人体的影响，表现在卫受邪郁，肌肤失于温养，而见恶寒。邪留肌表，卫气受阻，郁而不伸，腠理开合失职，则无汗或少汗。同时，温邪袭于头部，经气不通，加之阳热上扰清空而头痛。邪郁肺经，清肃失司则咳嗽。温邪伤津则口渴。另一方面是正气具有御外功能，邪气入侵，导致邪正相争，卫阳亢奋而发热。虽然温邪抑郁卫阳而致恶寒，但因温邪属阳热之邪，故恶寒较轻而短暂。如湿热病邪犯于中焦脾胃，除了影响脾胃的功能外，也可引起卫气被邪郁遏，邪正相争而发热、微恶寒等卫表症状。综上所述，卫分证的病理特点是：邪郁卫表，邪正相争。

不同的温邪侵犯卫分，症状各具特点。如风热病邪犯于卫分，证见发热，微恶风寒，鼻塞流涕，咽痛，扁桃体红肿，头痛，咳嗽，口微渴，舌边尖红赤，舌苔薄白，脉浮数等。其中以发热，微恶风寒，鼻塞流涕，头痛等为辨证要点。如燥热病邪犯于卫分，证见发热，微恶风寒，咳嗽少痰或无痰，咽干鼻燥，口渴，舌红苔白欠润，脉浮数等。其中咳嗽少痰，或无痰，咽干鼻燥为辨证要点。如湿热病邪犯于卫分，证见恶寒发热，身热不扬，少汗，头重如裹，身重肢倦，胸闷脘痞，舌苔白腻，脉濡缓等。其中以恶寒，身热不扬，头身重着，苔白腻为辨证要点。但单纯的湿热卫分证少见，因为在出现卫分证的同时，常常已有太阴内伤，湿热内郁，脾胃气机失调等气分的病机变化，所以多表现为邪遏卫气、卫气同病。

卫分证的进一步发展大致有以下两种情况：一是温邪犯于卫分，病情较轻，正气未衰，能够驱邪外出，或加上及时恰当的治疗，温邪从表而解，疾病得愈。二是感邪较重，或治疗不及时或不恰当，正气不能祛邪外出，温邪可从卫入气；如患者正气极虚，温邪可由卫分而直接传入营分甚至血分，此时病情较为重险。

2. 气分证

气分证是温邪在里，引起人体脏腑或组织气机活动失常的一类证候类型，属于外感病里证的范畴，同时也包括了半表半里证在内。气分证的病变较广泛，凡温邪不在卫分，又未传入营（血）分，都可属气分证范围，涉及的病变部位主要有：肺、胃、脾、肠、胆、膜原、胸膈等。

气分证的主要症状因病变部位及其证候类型不同而各有不同。在气分证复杂多样的症状中，有其共同的特点，如热势壮盛，不恶寒，汗多，渴喜饮凉，尿赤，舌质红，苔黄，脉数有力等，其中以但发热，不恶寒，口渴，苔黄为辨证要点。气分证因为涉及的病变部位较多，所以临床类型较多，如较为常见的热盛阳明证主要症状是：壮热，不恶寒，但恶热，汗多，口渴饮冷，舌苔黄燥，脉洪大等。其他病变部位的气分证临床表现，将在三焦辨证中叙述。

气分证的形成有几种途径：一是在卫分的温邪传入气分；二是温邪直接犯于气分，例如暑热病邪可以直犯阳明，湿热病邪则直犯于脾胃等；三是气分伏热外发，如伏寒化温病邪伏于气分而内发；四是由营分邪热转出气分等。

气分证的病理变化，从总的方面来看，不外人体"气"的病变。气为维持人体生命活动的基本物质，气的活动又是人体各种功能的主要动力。在病邪进入气分时，人体全身正气奋起抗邪，邪正剧争，引起热炽津伤，这是气分证的主要病机变化，同时也必然会影响有关脏腑器官的正常气机活动，从而发生相应的气分证表现。以病邪犯阳明为例，阳明为十二经脉之海，多气多血，抗邪力强，故邪入阳明，正邪抗争，里热蒸迫，而见全身壮热。温邪在里不在表，故仅有发热而不伴有恶寒。里热亢盛，迫津液外泄而多汗，热炽津伤而口渴喜凉饮。气分热炽，舌苔见黄燥，脉洪大而有力。热盛阳明的病理特点是：正邪剧争，里热蒸迫，热盛津伤。

各种气分证的病机变化和临床表现虽大体相似，但因病变不同部位和病邪性质各异，各种气分证的临床表现不完全相同，其中尤其是湿热性质的病邪所引起的气分证，临床表现较特殊。湿热病邪（或暑湿病邪）流连气分，涉及的主要病变部位有脾胃、膜原、胆腑、肠道等，证候类型不同，临床表现有区别（详见三焦辨证）。其共有的症状是：发热，脘腹痞满，苔腻。发热的类型随湿热偏盛程度而异：湿偏盛者，热为湿遏而多表现为身热不扬；热偏盛者，因湿热交蒸，身热较盛而不为汗衰。脘腹痞满为湿热郁阻气机的表现。苔腻为湿热征象，其中湿热初入气分，湿邪偏盛者多为白腻苔，湿邪化热，热重湿轻或湿热俱盛时则变为黄腻苔或黄浊苔。身热、脘腹痞满、苔腻是湿热内阻气分证的基本症状。综上所述，气分证的病理特点是：邪入气分，热炽津伤。

气分证如进一步发展，大致有以下几种结果：一是邪在气分，邪气既盛，正气抗邪力亦强，正气奋起抗邪，或经及时而正确的治疗，可冀邪退而病在气分阶段得愈。二是正不敌邪，或得不到及时正确的治疗，温邪可自气分进一步发展而深入营血分，病变趋于严重，而进入危重时期。三是经过邪正抗争，气分的病邪渐衰，但人体正气，特别是阴液大伤，形成正虚邪少局面，如肺胃阴伤等，经过一段时间后，正气得复而病向愈。

3. 营分证

营分证是温邪犯于营分，引起以邪热盛于营分，灼伤营阴为主要病理变化的一种证候类型，也属于外感病里证范畴。温邪入营，脏器组织的实质损害较为明显，而有关的功能障碍更为严重，特别是以营热阴伤，热扰心神和外窜血络为主

39

要特点。

营分证的主要症状是身热夜甚,口干,反不甚渴饮,心烦不寐,时有谵语,斑疹隐隐,舌质红绛,脉细数等。其中以身热夜甚,心烦谵语,舌质红绛为辨证要点。营分证的发热特点为身热夜甚,它不同于卫分证的发热与微恶风寒并见,也不同于气分证的但恶热不恶寒。同时,营分证一般都可见到程度不同的神志异常,轻则心烦不寐,重则时有谵语。营分证的舌象特点是舌质红绛,正如叶天士所说:"其热传营,舌色必绛。"可见舌质红绛是判断温邪传入营分的重要标志。

营分证的形成,一是在气分的邪热失于清泄,或湿热病邪化燥化火,进而传入营分;二是肺卫之邪乘虚直接内陷营分;三是内伏于营分的伏邪自内而发出;四是温邪不经卫气分而直接深入营分,如暑邪可直犯心营而发生神昏,称为暑厥。营分邪热亢盛,则劫伤营阴,所以表现为身热夜甚,脉细而数。营热蒸腾于上,则口虽干而不甚渴饮,舌质红绛。因营气通于心,所以营热侵扰心神,可见神志异常,轻则心烦不寐,甚则时有谵语。营热亢盛也可引动肝风,发生痉厥。营分受热,窜于肌肤血络,则出现斑疹隐隐。综上所述,营分证的病理特点是:营热阴伤,扰神窜络。

各类温病的营分证病机变化及其证候类型大多基本相似,但湿热病邪(或暑湿病邪)化燥入营时,可见湿邪未能完全化净之象,在临床表现上,既有身热夜甚,时有谵语,斑疹隐隐,舌红绛,脉细数等营分热炽的症状,又有苔腻等湿象。

营分证进一步发展,大致有以下几种结果:一是在营分的邪热得以转出气分,即原有的营分证特点,如身热夜甚、斑疹隐隐、舌红绛等消失,而表现为一派气分证症状,这是病情减轻的现象。二是在营分的邪热进一步深逼血分,出现了动血症状,如斑疹透发、腔道出血等,这是病情加重的表现。这两种不同的转归,主要取决于营热阴伤的程度及治疗是否得当。三是营热亢盛而严重影响到脏腑功能,特别是可内陷手足厥阴,因营气通于心,所以营热可进一步发展而形成热闭心包之证,出现神昏谵语等症状,或引起肝风内动而出现痉厥。这些病变有可能引起正气外脱的危重后果。

4. 血分证

血分证是邪热深入到血分,引起以血热亢盛、动血耗血为主要病理变化的一类证候类型,也属于外感病里证范畴。温邪深入血分,病变已属极期或后期,病情较为危重。

血分证的主要症状是身热灼手,躁扰不安,甚或神昏谵狂,吐血,衄血,便血,尿血,斑疹密布,舌质深绛。其中以斑疹密布、出血及舌质深绛为辨证要点。

血分证的形成,多数由营分证进一步加重及发展而来,此时对脏腑、血络的损害更为严重。血分证与营分证的主要区别有二：一是血分证有明显的"动血"症状，即表现为多部位、多窍道（腔道）出血，斑疹大量透发，而营分证只表现为营热窜络而引起的斑疹隐隐，并未有窍道出血现象；二是血分证的舌象多表现为舌色深绛，而营分证多表现为红绛。因此来势急骤的多部位、多窍道（腔道）出血、斑疹密布及舌质深绛等是血分证的辨证要点。

血分证的形成，主要有以下几个原因：一是营分邪热未解，营热羁留，病情进一步发展而传入血分；二是卫分或气分的病邪直接传入血分；三是血分的伏邪自里而发，直接出现血分证。血分证的病机变化，血热是其基础，由此而引起其他一系列的病理变化：一是由于血分热毒过盛，经血沸腾，血络损伤，造成血液离经妄行，出现多窍道（腔道）的急性出血，如呕血、咯血、鼻衄、便血、尿血、阴道出血等，如血溢于肌肤则出现斑疹或肌衄等。二是由于血热炽盛，煎熬和浓缩血液，加上邪热耗伤血液，导致血行不畅，同时又有离经之血，都会造成瘀血，并与邪热互结而形成瘀热，有的则在脉络内形成广泛的瘀血阻滞，如何廉臣说："因伏火郁蒸血液，血被煎熬而成瘀。"表现为斑疹色紫，舌色深绛等。三是由于"心主血"，血分瘀热易扰于心，从而逼乱心神而见严重的神志异常症状，如躁扰不安，神昏谵语等。"肝藏血"，血热也易波及肝经而引起肝风内动，出现痉厥。综上所述，血分证的病理特点是：动血耗血，瘀热内阻。

血分证的发展一般有以下几种结果：一是血分证病情虽然危重凶险，但经积极而恰当的救治，可使血分邪热渐衰，正气逐渐恢复，病情可望获得缓解。二是血分热毒极盛，而正气不足，正不敌邪，可因血脉瘀阻，脏气衰竭或急性失血，气随血脱而死亡。三是血分热毒虽渐衰，但人体正气，特别是阴液大伤，往往可以表现为肝肾阴伤等证。如伤而未竭，犹可逐渐恢复而向愈，如伤而已竭，则可能发生正气外脱而亡，或形成肝肾阴伤久久不得恢复之证。

（三）卫气营血证候的传变

1. 影响温病卫气营血传变的因素

温病发生后，病情往往处于不断变化的状态，也就是传变。这一变化主要是温邪与人体正气相互斗争的结果，也反映了温邪在患者体内的发展变化，卫气营血辨证理论可以用来分析这一变化的主要规律。温病总的传变趋势一般不外由表入里、由浅入深，即多数温病由卫分证开始，再向气分、营分、血分传变。但临床上传变的情况是复杂的，没有固定不变的模式。温病是否发生证候传变以及传变的方式，受多种因素的影响：一是感受病邪的性质不同，传变方式有异。如风热病邪在卫之邪易传入肺，再传至胃，但也可发生卫之邪直接传入心包的"逆传"。暑热病邪伤人疾速，传变不分表里渐次。湿热病邪传变较慢，多呈渐进深入，病邪多久留气分,化燥化火后亦可传入营血分。二是感受温邪的毒力大小,对传变也有影响。如《温疫论》中所说的"毒气所钟有厚薄"。感邪较重的,病情较重,传变则较迅速;感邪较轻,传变较少或较慢。三是不同类型的体质,对传变也有重要的影响。同一类温病,所感受的是同一种温邪,但传变情况也可各不相同。如素体阴虚火旺者,感受温邪后,更易耗伤阴液,热势更盛,传变迅速,在病的后期易出现阴虚之证。素体阳虚者,在感受温邪,特别是感受湿热病邪后,较易损伤阳气,病之后期易出现"湿胜阳微"的变化。四是治疗对传变的影响。如治疗及时确当,可祛除病邪而不发生传变。误治或失治,则可促使病邪传变,使病情恶化。

2. 温病卫气营血传变的形式

温病卫气营血证候的传变,大致有如下几种情况:

(1)自表入里:即温邪循卫气营血层次逐渐深入地发生传变,也就是表现为叶天士所说"大凡看法,卫之后方言气,营之后方言血"的演变程序。这种传变方式多见于新感温病。但如在表之邪直接内陷心包,或由卫而直接传入营血分,则属病情危重。

(2)由里达表:即温邪自血而营,由营转气的演变过程。这类温病原有伏热自里透外,病情逐渐减轻,虽然发病时病情较重,但因邪有外达之机,所以预后较好。伏邪温病多具这种传变形式。但是温邪在自里达表的过程中,也有可能再逆向内陷,如邪热已从营分透出气分,又能自气分内陷营分,这是由邪正消长起伏所决定的。

(3)传变不分表里渐次:即温邪不循卫气营血表里层次的传变。这类疾病不仅在发病时可以卫气、卫营同病,而且在传变时可以同时出现气分、营分或血分的症状,临床上表现为卫气同病,气营(血)两燔,卫营(血)同病,甚至卫气营血俱病的复杂病证。这类疾病发病较急、病情较重、传变较快,如病邪很快内陷营血,则预后较差。

卫气营血辨证的意义:一是明确病变深浅层次;二是确定证候类型及病变性质;三是为确立正确的治法提供依据。(表3)

表3　卫气营血辨证表

证型	病理	证候	辨证要点	备注
卫	邪郁卫表,邪正相争	发热,微恶风寒,头痛,无汗或少汗,或咳嗽,口微渴,舌苔薄白,舌边尖红,脉浮数	发热,微恶寒,口微渴	

证型	病理	证候	辨证要点	备注
气	邪入气分,热炽津伤	壮热,不恶寒,反恶热,汗多,渴喜凉饮,尿赤,舌质红,苔黄,脉数有力	壮热,不恶寒,口渴,苔黄	气分证的病变范围较大,此以热盛阳明为代表
营	营热阴伤,扰神窜络	身热夜盛,口干,反不甚渴饮,心烦不寐,时有谵语,斑疹隐隐,舌质红绛,脉细数	身热夜甚,心烦,谵语,舌红绛	
血	动血耗血,瘀热内阻	身热,躁扰不安,神昏谵狂,吐血、衄血、便血、尿血,斑疹密布,舌质深绛	斑疹,急性多部位、多窍道(腔道)出血,舌质深绛	

二、三焦辨证

(一)三焦辨证理论的形成

三焦辨证理论是吴鞠通在《黄帝内经》三焦学说的基础上,参考了后世运用三焦理论进行热性病辨证的论述,并结合自己诊治热性病的经验而总结出来的一种辨证理论,主要用以阐述温病发展过程中三焦所属不同脏腑的病变及其传变规律,并在此基础上提示温病不同阶段的治则。它既与卫气营血辨证理论有密切的联系,又补充了卫气营血辨证理论的不足,从而使温病的辨证理论趋于系统、完善。

早在《黄帝内经》中,除了把三焦作为六腑之一,指出其是"决渎之官,水道出焉"外,还用三焦概念将胸腹腔分为上、中、下三部,即胃上口至胸膈为上焦,胃中脘位处中焦,回肠、膀胱居于下焦。如《灵枢·营卫生会》指出:"上焦出于胃上口,并咽以上,贯膈而布胸中","中焦亦并胃中","下焦者,别回肠,注于膀胱而渗入焉。"同时,《黄帝内经》还论及了三焦的功能。如《灵枢·营卫生会》说:"上焦如雾,中焦如沤,下焦如渎。"《难经·三十一难》进一步指出上、中、下焦在物质代谢过程中的不同作用,即上焦"主内而不出",中焦"主腐熟水谷",下焦"主分别清浊,主出而不内,以传导也"。《金匮要略》则更明确论述了上、中、下焦的某些病证,把某些病证按其所病部位、脏腑划分为上、中、下三类证候,如提出:"热在上焦者,因咳为肺痿;热在中焦者,则为坚;热在下焦者,则尿血,亦令淋秘不通。"这些论述对后世"三焦"辨证以三焦区分不同证候的病位所在有很大启发。在《伤寒论·平脉法》中则用三焦病机分析温热病的病理变化:"上焦怫郁,脏气相熏。……中焦不治,胃气上冲,脾气不转。……下焦不阖,清便下重,令便数难,脐筑湫痛,命将难全。"到金元时代的刘完素进一步把三焦作为温热病的分期,即把热性病之初期称为上焦病证,把温热病后期称为下焦病证。如《素问病机气宜保命集·小儿斑疹》中提出斑疹"首尾不可下者,首曰上焦,尾曰下焦",即把三焦病变作为外感热病的分期,即上焦为初期,中焦为中期,下焦是后期。罗天益在《卫生宝鉴》中对温热病已提出了按邪热在上、中、下焦和气分、血分不同的病位制方用药的见解,开温热病运用三焦分部进行辨证施治的先河。到清初,喻嘉言强调温疫的三焦病机定位,在《尚论篇·详论温疫以破大惑》中说:"然从鼻从口所入之邪,必先注中焦,以次分布上下。"且指出"此三焦定位之邪也"。其后,叶天士在创立卫气营血理论阐明温病病机的同时,也论及了三焦所属脏腑的病理变化及其治疗方法。继叶天士之后,吴鞠通系统论述了三焦所属脏腑的病机及其相互传变的规律,在所著的《温病条辨》中,分列上焦、中焦、下焦篇,从而确立了三焦辨证纲领,总结出了相应的治疗方药。至此,三焦病机辨证学说臻于完善。

三焦辨证的重点在于阐明三焦所属脏腑的病机变化、病变部位、证候类型及性质等,所以实质上也是一种脏腑辨证,但是温病学中的三焦辨证还反映了温病的发生、发展及传变规律,也就是说,上焦、中焦、下焦的病变基本分别反映了温病初期、中期、后期的病机特点及温病发展变化过程的一般规律,这与其他学科中所运用的脏腑辨证有所不同。

(二) 三焦的证候与病理

三焦辨证中的上、中、下三焦分别代表了人体胸腹部内各种脏腑的病变范围,即上焦主要包括位于胸部的手太阴肺与手厥阴心包;中焦主要包括上腹部的阳明胃、肠及太阴脾;下焦主要包括下腹部的足少阴肾及足厥阴肝。以下主要讨论三焦的主要证候及其病理。

1. 上焦证候

上焦病证主要为肺及心(心包)的病变,其中肺,特别是肺卫的病变多见于新感温病的初期。上焦证候的常见证候类型有以下几种:

(1) 邪犯肺卫:叶天士提出:"温邪上受,首先犯肺",即指出许多温病在初起时,病邪先犯于肺。肺合皮毛而统卫,所以温邪犯肺之初主要表现为卫受邪郁及肺气失宣。主要症状有发热,微恶风寒,咳嗽,头痛,口微渴,舌边尖红赤,舌苔薄白欠润,脉浮数等。该证候又称为邪袭肺卫证。由于温邪初侵于肺卫,正气抗邪,卫阳亢奋,故发热;温邪犯肺,导致清肃失司,故咳嗽;肺气不宣,卫气不能正常敷布,肌肤失于温煦,故微恶风寒;温邪属阳邪,性热,易伤津液,故口渴。该证候类型实际属于卫气营血辨证中的卫分证,在这些症状中以发热,微恶风寒,咳嗽为辨证要点。

(2)肺热壅盛:如犯于肺卫的温邪进一步由表入里,可造成邪热壅肺,肺气闭阻,表现为身热,汗出,咳喘气促,口渴,苔黄,脉数等。该证候类型又称为邪热壅肺证。由于肺经的邪热壅盛,耗伤津液,则可导致身热、汗出、口渴。邪热壅肺、肺气郁闭,可引起咳喘气促。苔黄脉数是里热偏盛征象。以上这些症状中以身热,咳喘,苔黄为邪热壅肺证的辨证要点。

(3)湿热阻肺:湿热性质的病邪(如湿热病邪、暑湿病邪等)亦可犯于肺,使卫受邪郁,肺失肃降,即吴鞠通说:"肺病湿则气不得化。"主要症状有恶寒发热,身热不扬,胸闷,咳嗽,咽痛,苔白腻,脉濡缓等。该证称为湿热阻肺证。由于湿邪郁于卫表,则表现为恶寒;湿热互结,热为湿遏则身热不扬;湿热郁肺,导致肃降功能失司,则见胸闷、咳嗽、咽痛等。该病证的初期,多为湿邪偏盛,故见舌苔白腻,脉濡缓等。湿热阻肺证以恶寒,身热不扬,胸闷,咳嗽,苔白腻为辨证要点。

以上属病邪犯于上焦肺者。另外,如邪热犯肺病变严重者,可导致化源欲绝。化源欲绝是指肺不主气,生气之源衰竭的病理变化。肺吸纳天气,复与水谷精气结合,积于胸中,名曰宗气。宗气上出喉咙以司呼吸,通过心脉而布散全身。百脉皆朝宗于肺,脏腑、经络、形体均受其荣华,若肺受邪乘,生气之源告困,清气难入,浊气难出,脏腑失养,则可危及生命,症见喘促鼻扇,汗出如涌,脉搏散乱,甚则咳唾粉红血水,面色反黑,烦躁欲绝等。

(4)热陷心包:心主神明,而心包代心行令,所以在温病过程中出现神明失常多责之于心包。心包位处上焦,所以心包的病变也属上焦病变。邪陷心包是指邪热内陷,引起心包络机窍阻闭,心不能主神明的病理变化,又称为邪闭心包证。症见身灼热,神昏,肢厥,舌謇,舌绛等。邪热内陷心包的途径有多种:其中有肺卫之邪热逆传至心包者;有气分邪热渐传心营者;有营血分邪热犯于心包者;有外邪直中,径入心包者等。热陷包络,逼乱神明,则见神志异常,如神昏谵语,甚或昏聩不语;心窍为邪热所闭,气血周行郁阻,不能布达四肢,故四末失去温煦而厥冷不温,一般冷不过肘膝;心主血属营,邪乘心包,营血受病,故舌质红绛。邪陷心包以神昏、肢厥、舌绛为辨证要点。

热陷心包还常夹痰兼瘀,正如何秀山说:"非痰迷心窍,即瘀塞心孔。"《温热论》中所说的:"平素心虚有痰者,外热一陷,里络就闭",即指痰热内闭心包之证,症见神昏,喉间痰鸣,舌绛苔垢等。其夹瘀者,多系邪热与瘀血互结,瘀热闭塞心窍所致,症见神志如狂,唇黑甲青,舌质紫晦等。

另外,热陷心包还可引起其他的病变。如心包邪热亢盛,津液耗竭,不能与阳气维系,或邪热闭阻,消耗心气,均能导致阴阳离决而发生脱证。这是由邪热内闭心包发展到正气外脱,又称为内闭外脱,是热陷心包所引起的危重病变。

(5)湿蒙心包:湿蒙心包指气分湿热酿蒸痰浊,蒙蔽心包络的病理变化。症见身热,神识昏蒙,似清似昧或时清时昧,间有谵语,舌苔垢腻,舌红不绛,脉濡滑数等,又称为湿热酿痰蒙蔽心包证。痰湿蒙蔽心窍,心神困扰,故神志昏蒙,间有谵语。邪留气分,未入营血,故舌质不绛。湿热上泛,故舌苔垢腻。湿蒙心包证以神志时清时昧,舌苔垢腻为辨证要点。

上焦温病一般属于发病初期,当温邪初犯肺卫时,如感邪轻者,正气抗邪有力,邪气受挫而不向里传,邪可从表而解。如感邪重而正气虚者,温邪由表入里,肺气大伤,严重者导致化源欲绝而危及患者生命。若患者心阴心气素虚,肺卫之温邪可内陷心包,甚至导致内闭外脱而死亡。

2. 中焦证候

中焦所包括的脏腑主要是胃、脾、肠等,温邪传入中焦一般属温病的中期或极期。中焦的常见证候类型主要有:

(1)阳明热炽:指邪热入阳明,里热蒸迫而盛于内外的病理变化。症见壮热、大汗出、心烦、面赤、口渴引饮、脉洪大而数等。足阳明胃为多气多血之经,被称为十二经之海,故其抗邪时阳热极盛,又称为阳明经证。由于邪热入胃,正气奋起抗邪,邪正剧争,里热蒸迫,外而肌肉,里而脏腑,无不受其熏灼,故见壮热、大汗出;邪热扰心则心烦,邪热上蒸,则见面红赤;邪热耗伤阴液则口渴而多饮,特别是喜饮凉水;脉洪大而数亦是邪热盛于内外的表现。因熏蒸之热弥漫内外而未里结成实,故称其病理变化为"散漫浮热"或"无形热盛"。阳明热炽证以壮热,汗多,渴饮,苔黄燥,脉洪大为辨证要点。

(2)阳明热结:指肠道中邪热与糟粕相结,耗伤阴津,肠道传导失司的病理变化,又称热结肠腑证,或阳明腑证。症见日晡潮热,或有谵语,大便秘结,或热结旁流,腹部硬满疼痛,舌苔黄黑而燥,脉沉实有力等。由于里热结聚于肠道,而下午阳热较盛,故发热日晡益甚;胃肠邪热可扰乱心神,故会出现谵语;肠道热结津伤,传导失职,故大便秘结不通,或热迫津液从燥结旁流而表现为下利稀水,其气臭秽;肠道中燥屎热结阻塞,气机不通,故腹部硬满疼痛;腑实津伤则舌苔老黄而干燥,甚则可见黑燥之苔。脉沉实有力是肠腑热结之征。热结肠腑日久不愈,消烁津液、耗伤正气,可导致津液大伤或正气欲竭,形成正虚邪实之证,其预后极差。阳明热结以潮热,便秘,苔黄黑而燥,脉沉实有力为辨证要点。

另外,还有因邪热损伤肠络,血溢肠间,而致肠腑蓄血者,症见身热夜甚,神志如狂,大便色黑等,如吴又可说:"尽因失下,邪热久羁,无由以泄,血为热搏,留于经络,败为紫血,溢于肠胃。"该证病位虽也在肠腑,但属邪热与瘀血相结,与阳明热结证之邪热与燥屎相结不同。

(3)湿热中阻:指湿热性质的病邪,如湿热病邪、暑湿病邪等困阻于中焦脾胃的病机变化。湿热中阻证因湿与热之偏盛不同而有不同的表现:湿重热轻者,脾气受困,气机郁阻,症见身热不扬,胸脘痞满,泛恶欲呕,舌苔白腻,或白厚,或白苔满布,或白多黄少等。由于热处湿中,热势为湿邪所遏,故身热不扬;湿困太阴,气机不畅,故胸脘痞满;脾失健运,胃失和降,浊气上逆,故泛恶欲呕;舌苔白腻、白苔满布、或白多黄少等,均系湿邪偏盛的征象。如湿渐化热,形成湿热并重或热重湿轻者,则症见高热持续,不为汗衰,烦躁不安,脘腹痞满,恶心欲呕,舌苔黄腻或黄浊。里热偏盛,故见高热持续;湿热相蒸,故虽汗出而热势不衰;中焦湿热互结,升清降浊受阻,气机失于宣展,则脘腹痞满;湿热中阻,胃气上逆,则恶心呕吐。舌苔黄腻或黄浊,亦为湿热互结的征象。湿热中阻以身热,脘痞,呕恶,苔腻为辨证要点。

(4)湿热积滞搏结肠腑:指肠腑湿热与糟粕积滞相搏,肠道传导失职的病机变化,症见身热,烦躁,胸脘痞满,腹痛,大便溏垢如败酱,便下不爽,舌赤,苔黄腻或黄浊,脉滑数等。由于肠腑湿热熏蒸则身热,烦躁;湿邪郁阻气机则胸脘痞满;湿热积滞内阻肠道,气机不通,故见腹痛,便溏不爽;舌赤,苔黄腻或黄浊,脉滑数为湿热内盛之象。湿热积滞搏结肠腑以身热,腹痛,大便溏垢,苔黄腻、黄浊为辨证要点。

温病中焦病证一般发生于疾病的中期和极期,病机总的特点是:病邪虽盛,正气亦未大伤,故邪正斗争剧烈,尚可祛邪外出而解。但若邪热过盛或腑实严重,每可导致津液或正气大伤,甚则引起真阴耗竭殆尽,或湿热秽浊阻塞机窍,均属危重病证,可以危及生命。

3.下焦证候

下焦统属肝、肾,温邪深入下焦,主要是指肝肾的病变,属温病的后期阶段。下焦常见的证候类型有:

(1)肾精耗损:肾精亏损指邪热深入下焦,耗伤肾精,形体及脏腑失于滋养的病理变化,又称真阴耗伤证。症见低热,神惫委顿,消瘦无力,口燥咽干,耳聋,手足心热甚于手足背,舌绛不鲜干枯而痿,脉虚神倦。由于肾精耗损,形体失养,故神惫委顿,消瘦无力,脉虚;肾精不足,不能上养清窍,则症见耳聋,即所谓"脱精耳聋";阴液不能上滋,故口燥咽干;肾精枯涸,阴虚内热,症见低热持续,入夜较盛,手足心热甚于手足背等;舌绛不鲜干枯而痿为肾阴不足之象。肾精耗损,多由

47

中焦病变发展而来,特别是阳明邪热不去,阴液耗伤过甚,更易引起本证,属于温病后期。正如吴鞠通说:"温邪久羁中焦,阳明阳土未有不克少阴癸水者,或已下而阴伤,或未下而阴竭。"如肾阴耗伤过甚,导致阴竭阳脱,可危及生命。肾精耗损以手足心热甚于手足背,口干咽燥,舌绛不鲜干枯而痿,脉虚神倦为辨证要点。

(2)虚风内动:虚风内动是肾精虚损,肝木失养,风从内生的病理变化,即所谓"水不涵木",又称为阴虚风动证。症见神倦肢厥,耳聋,五心烦热,心中憺憺大动,手指蠕动,甚或瘛疭,脉虚弱等。虚风内动是在肾精虚损的病理基础上发展而形成,故有肾精虚损的基本表现;同时,肝为风木之脏,依肾水而滋养,当肾水受劫,肝失涵养,筋失濡润,则风从内生,症见手指蠕动,甚或瘛疭。此外,肾水枯竭,不能上济心火,心神不能内舍,则见心中极度空虚而悸动不安,即所谓憺憺大动。虚风内动证以手指蠕动,或瘛疭,舌干绛而痿,脉虚为辨证要点。

温病下焦病证一般发生于疾病的后期,属邪少虚多,病情虽已缓解,但因阴精已大衰,所以病情仍然较重。若正气渐复,驱除余邪外出而可逐渐向愈。但若阴精耗尽,阳气失于依附,则可因阴竭阳脱而死亡。

(三)三焦证候的传变

吴鞠通在《温病条辨》中提出了温病"始上焦,终下焦"的传变规律,即温病一般是发生于上焦,从上焦传至中焦,再从中焦传到下焦。从三焦病机演变过程来看,反映了某些病发于表的新感温病(如风温)的病程发展阶段,如上焦手太阴肺的病变为温病的初期,中焦阳明胃的病变多为病程的中期或极期,下焦足少阴肾及足厥阴肝的病变多为病程的后期。但由于感邪性质不同,体质类型有异,所以温病三焦病机的发生及演变,不一定都是按照上述程序。例如暑热病邪可直犯心包,未必始于上焦手太阴;湿热病邪直犯中道,困阻脾胃;肾精素虚者,邪气伏藏下焦,病起于足少阴,还有其他一些伏气温病也可起病于营血分。故王孟英说:"夫温热究三焦者,非谓必上焦始,而渐及于中下也。伏气自内而发,则病起于下者有之,胃为藏垢纳污之所,湿温疫毒,病起于中者有之,暑邪夹湿者,亦犯中焦。又暑属火,而心为火脏,同气相求,邪极易犯,虽始上焦,亦不能必其在手太阴一经也。"另外,人体是一个有机的整体,邪之所感,随处可传,同时,在温病过程中,常有上焦证未解而又见中焦证者,或中焦证未解而又有下焦证的。故上焦、中焦、下焦的病变不是截然划分的,有时相互交错,相互重叠。

如温病初起,病邪始犯于上焦手太阴肺卫,再传至中焦阳明胃腑,一般称为顺传;若不下传于胃,而内陷心包,则称为逆传心包,主要表现为初病有短暂恶寒发热等肺卫见症,甚或寒战高热,旋即热势骤降,神昏肢厥,病情危笃。顺传是疾病按病情演变的一般过程发展,属于温病的常规传变,病情较稳定,预后较好。逆传是疾

病的突然变化,发病急骤,来势凶猛而正虚邪实,病情重笃凶险,预后差。(表4)

表4 三焦辨证表

证型		病理	证候	辨证要点	备注
上焦	温邪犯肺	卫气受郁,肺气失宣	发热,微恶风寒,咳嗽,头痛,口微渴,舌边尖红赤,舌苔薄白欠润,脉浮数	发热,微恶风寒,咳嗽	
		邪热壅肺,肺气闭郁	身热,汗出,咳喘气促,口渴,苔黄,脉数	身热,咳喘,苔黄	
		湿热阻肺,肺失清肃	恶寒发热,身热不扬,胸闷,咳嗽,咽痛,苔白腻,脉濡缓	身热不扬,胸闷,咳嗽,苔白腻	
	邪犯心包	邪热内陷,机窍阻闭	身热,神昏,肢厥,舌謇,舌绛	神昏,肢厥,舌绛	
		湿热酿痰,蒙蔽心包	身热,神识似清似昧或时清时昧,或有谵语,苔腻	神识昏蒙,苔腻	
中焦	阳明热炽	胃经热炽津伤	壮热,大汗,心烦,面赤,口渴引饮,苔黄燥,脉洪大而数	壮热,汗多,渴饮,苔黄燥,脉洪大	
	阳明邪结	肠腑热结,传导失司	日晡潮热,神昏谵语,大便秘结或热结旁流,腹部硬满疼痛,舌苔黄而燥	潮热,便秘,苔黄黑燥,脉沉实有力	
		湿热积滞,搏结肠腑	身热,烦躁,胸闷痞满,腹痛不食,大便溏垢如败酱,舌赤,苔黄腻或黄浊,脉滑数	身热,腹痛,大便溏垢,苔黄腻、黄浊	
	湿热中阻	湿热困阻脾胃,升降失司	身热不扬,胸脘痞满,泛恶欲呕,舌苔白腻等;或高热持续,不为汗衰,烦躁,脘腹痛满,恶心欲吐,舌绛黄腻、黄浊	身热,脘痞,呕恶,苔腻	有湿热偏轻偏重区别
下焦	肾精耗损	邪热久羁,耗损肾阴	神惫委顿,消瘦无力,口燥咽干,耳聋,手足心热甚于手足痛,舌绛不鲜,干枯而痿,脉虚神倦	手足心热甚于手足痛,口燥咽干,舌绛不鲜,干枯而痿,脉虚神倦	
	虚风内动	肾精虚损,肝失涵养,虚风内动	神倦肢厥,耳聋,五心烦热,心中憺憺大动,手指蠕动或瘛疭,脉虚弱	手指蠕动或瘛疭,舌干绛而痿,脉虚	

49

三、卫气营血辨证与三焦辨证的关系

卫气营血的病机变化与三焦脏腑的病机变化,既有联系,又有区别,所以卫气营血辨证与三焦辨证两种理论虽有不同,但也相互关联。

三焦辨证和卫气营血辨证皆是温病的辨证纲领,在归纳证候、阐明病机、辨别病位、明确传变、分清轻重、拟定治则等方面,都有着共同的重要意义。三焦辨证是从纵的方面来划分所病脏腑部位,概括温病病变过程,病理变化和传变规律,而卫气营血辨证是从横的方面来概括温病的病理变化和传变规律,但二者都能较正确而客观地反映出温病病理和传变。两种辨证纲领虽然其理论阐述和归纳方法不尽一致,但其主要反映的内容和证候大部分相同。

因此说,两种辨证纲领在很大程度上有着共同之处。

卫气营血辨证和三焦辨证对温病病理变化及相互传变的阐述有一纵一横之别,即论证方法不同。卫气营血辨证是从病变的四个层次来辨别其发展规律和证候表现,三焦辨证则是从所病脏腑部位来划分病期及分析病理传变。三焦辨证和卫气营血辨证之内容各自有主次和繁略之异:上中下三焦和卫气营血之间不能相互等同,如上焦手太阴肺卫的病变相当于邪在卫分;热壅于肺而又无表证的则属气分范围;逆传心包的病变却又属于营分范围;中焦足阳明胃和足太阴脾的病变,虽都属气分范畴,但邪在气分就不能仅限于脾胃之中焦病变。下焦肝肾的病变和邪在血分,其证候表现截然不同,前者是热伤肝肾之阴,其证属虚;后者为耗血迫血,其证属实中有虚。值得提出的是,吴鞠通三焦辨证的下焦证,实是补充了卫气营血辨证的不足。

卫气营血辨证与三焦辨证是温病的重要辨证方法,在临床应用时应将二者有机结合起来,灵活运用。温病的病变部位,一般不超越卫气营血辨证所示的病变层次和范围。所以一般先以卫气营血辨证确定病变浅深层次及其发展趋势,同时,再用三焦辨证确定病变的具体脏腑部位。卫气营血辨证和三焦辨证所归纳出的各种病证类型,相互之间既有联系又有区别:卫气营血辨证主要反映卫气营血的功能失常及其损伤,往往与脏腑的功能失常及其损伤有一定关系;同样,作为重点揭示脏腑功能失常及其损伤的三焦辨证,也会在一定程度上反映出卫气营血的病机变化。但两种辨证方法所分析病机的偏重面不同,所起的作用也各异,故不能相互取代。卫气营血辨证与三焦辨证相辅而行,经纬交错,才能将病变层次及部位,病证类型及性质,病势轻重及转归等辨析清楚,从而归纳出准确的病机,为确定治法和选择方药提供可靠的依据。

第五章

温病常用诊法

温病诊法亦不出中医诊断学望、闻、问、切四诊的范围，但由于温病的临床表现有其特殊性，所以有一些诊断方法在温病中较常用，其中对温病的诊断价值较大的诊断方法主要有辨舌验齿、辨斑疹白㾆等，同时，对温病过程中一些常见症状，如发热、汗出异常、神志异常、痉厥等的辨别也有较大的诊断意义。通过对各种诊法所收集到的临床资料分析，可以确定温病病因、判断病证性质、明确病变部位、了解邪正消长，分析病变趋势，从而了解病证的病机。例如在温病发展过程中所出现的典型舌苔和舌质变化，对分析和判断病变阶段、病情轻重、病证性质、邪正消长、病势进退、疾病预后等具有重要的参考价值。而某些温病的特有症状又往往对病名的确诊有关键性的作用。如大头瘟或烂喉痧的诊断，主要就是依据头面肿胀或肌肤出现丹痧等特殊征象而确立的。所以正确掌握和运用温病的常用诊法是进行正确诊断的重要基础。可见，掌握温病的常用诊法具有极其重要的意义。

由于在《中医诊断学》中已系统介绍了温病的一般诊断方法，因而以下仅就温病中较具特色的诊断内容来讨论温病的常用诊法。

一、辨舌

辨舌，又称舌诊，即通过观察舌象的变化，来判断病证的性质。这是诊断温病的一种非常重要的方法，历来为温病学家所重视。舌与心、肝、肾、脾、膀胱、三焦等有许多经络相通，使舌与全身各脏腑密切联系起来，犹如内脏的一面镜子。同时，人体气血津液的盈亏情况也可以从舌象上反映出来，所以舌的状态对于温病的诊断有重要的作用。特别是温病的病理变化既迅速又明显，而温病过程中的脏腑虚实、气血盛衰、津液盈亏、邪正消长、病情轻重、病位浅深、预后好坏等情况，往往都能在舌象上反映出来。正如吴坤安所说："病之经络、脏腑、营卫气血、表里阴阳，必形于舌。"由于温病的发展变化较快，而舌象对病情的反应较敏感，能较及时地反映病情，所以舌诊对温病的诊断尤为重要，有"杂病重脉，温病重舌"之说。当然，这只是相对而言的，在温病过程中，有时脉象的变化也有特殊重要的诊断价值，所以还应舌脉互参。

温病中的舌象变化包括舌苔和舌质两个方面，舌诊的内容主要是观察舌苔和舌质的形态、色泽、润燥及其动态的变化等。

(一) 辨舌苔

舌苔是胃气熏蒸于舌面而形成的。在温病过程中,由于发热、伤津和脾胃功能失常等原因,特别是当邪正交争而阳热亢盛时,容易导致胃中浊气的蒸腾,而使舌苔的色泽、形状及润燥等方面出现许多不同的表现。所以通过对舌苔变化的观察,有助于辨别温病的病变情况,包括病邪的性质、津液的盈亏、病情的轻重等。一般来说,在温病过程中,舌苔的变化主要反映卫分和气分的病变。

1. 白苔

白苔的变化主要是观察其厚、薄、润、燥。一般来说,薄者主表,病属卫分,可见于温病初起,病变尚轻浅;厚者主里,病属气分,多见于湿热为患;润者主津伤不甚,如呈浊腻则提示湿痰秽浊为患;燥者则标志津液已伤。在温病过程中,主要的白苔有以下几种:

(1) 苔薄白欠润,舌边尖略红:多为温病初起邪袭卫分的征象,可见于风温初起,风热病邪袭于肺卫之证,即风热表证。风寒表证也可见薄白苔,但质地润泽、舌色正常,且恶寒较甚而无汗,与风热表证不同。

(2) 苔薄白而干,舌边尖红:比苔薄白欠润者更为干燥,而舌边尖呈红色。为温病表邪未解、肺津已伤的征象。此种舌象的形成主要有以下几种情况:或从苔薄白欠润、舌边尖略红的舌象发展而来,反映风热之邪较盛而津液已耗,但病位仍在卫分;也可见于素体津液亏损而又外感风热病邪者;还可见于燥热病邪侵袭肺卫者,如秋燥初起。

(3) 苔白厚而黏腻:多伴有口吐浊厚涎沫,其苔白厚布满全舌,垢腻润泽,其上多有黏涎附着。为湿热相搏于气分、浊邪上泛的征象,多见于湿温病湿重于热阶段,湿阻气分而湿浊偏盛的病证。

(4) 苔白厚而干燥:为脾湿未化而胃津已伤的征象。也可见于胃燥气伤、气不化液之证,即胃津不足不能上承,而肺气又受伤,气不能化液,故舌苔白厚而干。

(5) 苔白腻而舌质红绛:一般属气分病变,为湿遏热伏之征象,是由湿热病邪在气分,湿邪阻遏而致热邪内伏不能外达所致。此外,热邪已入营分而又兼有湿邪未化者也可见到此种舌象,同时在临床上会有营分证的其他表现,应结合全身表现进行鉴别。

(6) 白苔滑腻厚如积粉而舌质红绛或紫绛:为湿热秽浊郁闭膜原的特有舌象,其病变一般虽仍在气分,但传变甚快而病多凶险,多见于湿热性质的温疫病。其舌上苔如白粉堆积,满布无隙,滑润黏腻,刮之不尽,舌质则呈红绛或紫绛色。

(7) 白苔如碱状:为温病胃中宿滞兼夹秽浊郁伏之征象。其舌上苔垢白厚粗浊而板滞,状如石碱,多见于湿热性温病。

(8) 白砂苔:又名水晶苔,其舌苔白而干硬如砂皮,扪之糙涩。为邪热迅速化燥入胃,苔未及转黄而津液已大伤所致,多属里热实结之证。

(9) 白霉苔:为秽浊之气上泛而胃气衰败之征象,预后多属不良。表现为满舌生白衣,或蔓延到颊颚等处,有如霉状,或生糜点,或如饭粒样附着,或如豆腐渣样,刮之易去。常见于温病患者久治不愈,胃气大伤,或滥用广谱抗生素、皮质激素者。但在小儿见有类似上述表现,而非出现在温病中,多属鹅口疮,不与白霉苔同例。

综上所述,白苔的诊断意义:白苔主表、主湿:白而薄者主表,白而厚者主湿;白而润者主津未伤,白而燥者主津已伤;白而厚浊黏腻者主湿痰秽浊,白而干硬粗糙者主里热实结。在温病过程中见白苔者,一般病情多较轻,预后也较好。但白苔中的白砂苔、白霉苔却为危重证的表现。此外,还要结合舌质状况,如苔白如积粉又见紫绛舌质者,主瘟疫凶险之证。对这些特殊的白苔表现,在诊断病情和判断预后时应予注意。

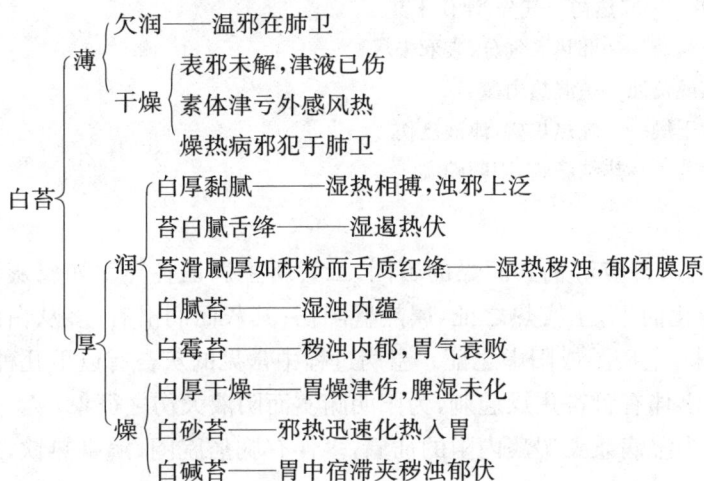

```
          ┌ 欠润——温邪在肺卫
      薄 ┤
          │          ┌ 表邪未解,津液已伤
          └ 干燥 ┤ 素体津亏外感风热
                     └ 燥热病邪犯于肺卫
白苔 ┤
          │     ┌ 白厚黏腻——湿热相搏,浊邪上泛
          │     │ 苔白腻舌绛——湿遏热伏
          │ 润 ┤ 苔滑腻厚如积粉而舌质红绛——湿热秽浊,郁闭膜原
          │     │ 白腻苔——湿浊内蕴
      厚 ┤     └ 白霉苔——秽浊内郁,胃气衰败
          │     ┌ 白厚干燥——胃燥津伤,脾湿未化
          └ 燥 ┤ 白砂苔——邪热迅速化热入胃
                └ 白碱苔——胃中宿滞夹秽浊郁伏
```

2. 黄苔

温病中的黄苔多数是随着病情的发展,从白苔转化而来,一般是邪热进入气分、里热已盛的重要标志。在临床上,黄苔也有厚、薄、润、燥之分,同时还应观察是否兼有白苔,并与舌质情况相结合。一般说,苔黄而薄者病势较轻浅,苔黄而厚者则病势较深重;苔黄而润泽者津伤不甚,若腻者,多提示湿热内蕴,苔黄而干燥者则多为津液已伤。温病过程中常见的黄苔主要有以下几种:

（1）薄黄苔：其中有润燥之别：如苔薄黄而不燥者，为邪热初入气分，里热不盛而津伤不著；如苔薄黄而干燥，为气分热盛，津液已伤。

（2）黄白相兼苔：指黄苔微带白色或有部分白苔未转黄色。由邪热已入气分，但表邪尚未尽解所致，其苔一般较薄而干燥；也有黄白相兼而较厚腻之苔，其白色为湿甚之象，黄白相兼是湿热开始化热所致，属邪在气分而非表邪未除的表现。

（3）苔黄干燥：指满舌苔色黄而干燥，不甚厚，舌质较红。为气分邪热炽盛，津液受伤的征象。

（4）苔老黄燥裂：指苔色深黄，焦燥起芒刺，苔有裂纹，多为阳明腑实证之征象，并可伴有腹部胀满疼痛，大便不通或热结旁流等症状。

（5）黄腻苔或黄浊苔：为湿热内蕴之征象，多见于湿热性温病湿热并重而盛于气分阶段。

综上所述，黄苔的诊断意义：黄苔主里、实、热证，为邪在气分的主要舌苔表现。如薄者邪势尚轻浅；厚者则邪势较为深重；润者津伤不甚，浊腻者则主湿；干燥者为津已伤，厚实者主里有燥实。另外，也要注意如素体内热较重者，特别是湿热素盛者，平时就有黄苔或黄腻苔的表现，应注意辨别。

$$
黄苔\begin{cases}
薄黄不燥——邪热初入气分，津伤不甚 \\
润\begin{cases}黄白相兼——邪热入气分，表邪未尽\\黄腻或黄浊——湿热内蕴\end{cases} \\
燥\begin{cases}苔黄干燥——气热炽盛，津液已伤\\老黄苔——热结肠腑，阳明腑实\end{cases}
\end{cases}
$$

3. 灰苔

温病过程中的灰苔应辨别其润燥的不同，二者所主病证各异。如属灰而燥者，多从黄燥苔转化而来，主实热之证，属热盛阴伤；其灰而润滑者，多从白腻苔或黄腻苔转化而来，主痰湿或阳虚之证。温病过程中常见的灰苔有以下几种：

（1）灰燥苔：多伴有舌苔焦燥起刺，为阳明腑实而阴液大伤之征象。

（2）灰腻苔：为温病兼夹湿痰内阻的征象，多伴有胸痞脘闷，渴喜热饮，或吐痰浊涎沫等症状。

（3）灰滑苔：为温病后期阳虚有寒之征象，多伴有舌质淡、肢冷、脉细或吐泻等症。湿温病因湿邪戕伤阳气而演变为寒湿之证时，可见此舌苔。

综上所述，温病中所见灰苔的诊断意义：以实热证较为多见，但其所反映的病理变化，还有寒热虚实及痰湿之别，应依据其润燥不同及全身证候进行辨别，燥者主热盛，润滑者主痰湿或虚寒。

4. 黑苔

温病过程中的黑苔,大多数由黄苔或灰苔发展而来,往往是病情危重的标志,但根据其所表现的厚薄润燥不同,所主病证也有虚实寒热之分。其常见的黑苔有以下几种:

(1)黑苔焦燥起刺,质地干涩苍老:其苔黑而干,中心较厚,焦燥起刺,扪之糙涩无津。为阳明腑实,肾阴耗竭之征象。此舌象多由黄燥苔或灰燥苔发展转化而来,可见于热结肠腑,下不及时,应下失下而致阴液耗竭的危重病证。

(2)黑苔薄而干燥或焦枯:其苔黑干燥无津,但较薄而无芒刺,如舌体色绛而枯痿不鲜,为温病后期邪热深入下焦而肾阴耗竭的征象。如见苔黑干燥而舌质红,兼有心中烦不得卧,为真阴欲竭而壮火复炽所致,即所谓"津枯火炽"。

(3)遍舌黑润:其舌遍体黑润而无明显苔垢,为温病兼夹痰湿之征象。每见于胸膈素有伏痰而复感温邪者,多伴有发热、胸闷、渴喜热饮等症状而无其他险恶征象。

(4)舌苔干黑,舌质淡白无华:当湿温病热入营血,灼伤阴络,大量下血,气随血脱时可见此种舌象。虽属虚脱之证,但由于病变发展迅速,苔未及转化而色仍黑,但又因气随血脱而舌质变为淡白无华。

(5)黑苔滑润而舌淡不红:其舌苔色黑而润滑多津,舌淡不红,为湿温病后期湿胜阳微,转化为寒湿之证的征象,与灰滑苔主病相似。

综上所述,黑苔的诊断意义:多主重危病证,但所主病证也有寒热虚实之别,除了邪热极盛和真阴耗竭证外,痰浊及寒湿证也可见到黑苔,其主要区别在于辨苔之润燥,即燥者主热盛或阴伤,润者多痰浊或寒湿,同时还要结合全身表现进行综合分析。

灰黑苔
{
润 {
遍舌灰黑而腻——夹痰湿
灰黑滑润——温病后期,湿从寒化,阴寒内盛
}
燥 {
灰黑焦燥起刺——阳明腑实,津液大伤
薄黑干燥或焦枯——肾阴耗竭
}
苔干黑而舌淡白无华——湿温后期,湿随热化,伤络动血,气随血脱
}

(二)辨舌质

舌为心之苗,舌质由血液荣养,所以舌质与心和营血的关系非常密切,其变化也较容易反映心及营血的情况。在温病过程中,当邪热深入营血、营阴受伤、耗血动血时,舌质必然有相应的变化。通过对舌体的色泽、形态、润燥等方面的观察,可以辨别热入营血的各种病候,特别能反映出邪热的盛衰和脏腑、营血、津液的盈亏。

1. 红舌

此处所说的红舌是指比正常人淡红舌色稍深之舌,多为邪热较甚,或渐入营分的标志,也有因阴伤而致者。温病邪在卫分、气分时,可见红舌,但多局限于舌的边尖,或罩在苔垢之下,而热入营分后,则全舌发红而每无苔垢,二者有所不同。温病主要的红舌有以下几种:

(1)舌尖红赤起刺:为心火上炎之征象。温病中多见于邪热初入营分而出现红绛舌之早期。

(2)舌红中有裂纹如人字形,或舌中生有红点:为心营热毒炽盛之征象。

(3)舌质光红柔嫩,望之似乎潮润,手扪之却干燥无津:为阴液损伤之象,多由邪热初退而津液未复而致,且多见于肺胃阴伤者。

(4)舌淡红而干,其色不荣:此为红舌中一种特殊的舌象,即比正常舌色更淡的一种舌色。多为心脾气血不足,气阴两虚之征象。多见于温病后期邪热已退而气血阴液亏虚的病证。

综上所述,温病过程中见红舌的诊断意义有虚实之别:如红色鲜明、质糙生刺、生点或有裂纹,多为邪热亢盛,或邪热入于心营之象,其证属实;如其色光红柔嫩,则为阴液亏虚之象,其证属虚。如色淡红而不荣,则标志气阴不足,实际上已不属本节红舌的范围。

红舌 {
实 {
舌尖红赤起刺——心火上炎
舌红中有裂纹如人字,或生红点——心营热甚
}
虚 {
舌光红柔润,望之若润,扪之干燥——热退而津未复
舌淡红而干,色不荣——气血不足,气阴两虚
}
}

2. 绛舌

绛是深红色,多由红舌发展而来,其反映的病变与红舌基本相同,只是病变的程度更为深重。温病常见的绛舌有以下几种:

(1)舌质纯绛鲜泽:指舌色绛而鲜明润泽,多为热入心包之征象。

(2)舌绛而干燥:指舌色绛而舌面干燥,为邪热入营,营阴耗伤之征象。

(3)舌绛而舌面上有大红点:为心火炽盛,热毒乘心之征象。

(4)舌绛而有黄白苔:为邪热初传入营而气分之邪未尽之征象。

(5)绛舌上罩黏腻苔垢:为热在营血而兼夹有痰湿或秽浊之气的征象,可发生于湿热性温病邪入营血而痰浊未化之证中,或见于邪热夹痰浊而闭阻心包证中,同时伴有明显的神志异常症状。

(6)舌绛光亮如镜:即镜面舌。指舌上无苔,色绛而光亮如镜面,干燥无津,为胃阴衰亡之征象。

（7）舌绛不鲜，干枯而痿：为肾阴耗竭之征象，病情多危重，多见于温病后期。

综上所述，温病过程中绛舌的诊断意义：多标志着病情较为深重，而其中所反映的病理有虚实之分：色鲜绛者多主实证，见于病之极期，属营热炽盛，营阴耗伤；色绛而光亮，或干枯不荣者，为阴液耗伤的虚证表现，见于病之后期。

$$
绛舌
\begin{cases}
实
\begin{cases}
纯绛鲜泽——热入心包 \\
舌绛干燥——邪热入营，营阴耗伤 \\
舌绛而舌面有大红点——热毒乘心 \\
舌绛苔黄白——邪初传营，气分之邪未尽 \\
舌绛上罩黏腻苔——热在营血而夹痰湿或秽浊
\end{cases} \\
虚
\begin{cases}
舌绛光亮如镜——胃阴衰亡 \\
舌绛不鲜，干枯而痿——肾阴耗竭
\end{cases}
\end{cases}
$$

3. 紫舌

紫舌比绛舌色泽更深而且瘀暗。在温病过程中出现的紫舌大多是从绛舌发展而来，所以反映的病候更为深重。但也有因阴枯或瘀血等原因而形成紫舌的，临床上应作具体分析。温病常见的紫舌有以下几种：

（1）舌焦紫起刺：又称杨梅舌，因其舌体紫红而有点状颗粒突起于舌面，状如杨梅，故名。为血分热毒极盛之征象，多见于烂喉痧重证，也是热盛动血或动风的先兆。

（2）舌紫晦而干：其色如猪肝，故又名猪肝舌，为肝肾阴竭之征象。属危重病候，预后多不良。

（3）舌紫而瘀暗，扪之潮湿：为内有瘀血之征象。常见于素有瘀伤宿血而又感受温邪者，临床上可伴有胸胁或腹部刺痛等症状，或有慢性瘀血性疾病的病史，如冠心病、肺源性心脏病等。

此外，有舌色淡紫而青滑者，多属阴寒之证，多伴有恶寒、肢冷、脉微等虚寒症状，在温病中甚为少见。也有平素嗜酒者，可见舌紫而润，在患温病后，即使在卫、气分证阶段，舌色亦紫，不可误作为邪入营分。

综上所述，在温病中出现紫舌的诊断意义有寒热虚实之别，其中属营血热极及肝肾阴竭者多属危重病证，但如为素有瘀血在里而见紫舌者，就不能一概视为危重病证。

$$
紫舌
\begin{cases}
热甚——舌焦紫起刺——血分热毒极盛 \\
阴竭——舌紫晦而干——肝肾阴竭 \\
瘀血——舌紫瘀暗，扪之潮湿——内有瘀血
\end{cases}
$$

（三）辨舌态

温病过程中除了有舌苔和舌质的变化外,舌体的形状及其动态变化等方面的情况往往可以反映出邪正虚实情况,对温病的辨证具有重要的参考价值,所以辨舌时应注意辨别舌体的形态,即辨舌态。在温病过程中主要的舌态有以下几种:

（1）舌体强硬:指舌体强硬,转动不利,言语不清,为气液不足,络脉失养所致,每为动风痉厥之兆。

（2）舌体短缩:指舌体短缩,不能伸出口外,为内风扰动,痰浊内阻舌根之征象,多见于痉厥之中。

（3）舌卷囊缩:指舌体卷曲,兼有阴囊陷缩,为病已深入厥阴的危重征象。

（4）舌体痿软:指舌体痿弱无力,不能伸缩或伸不过齿,为肝肾阴液将竭之征象。

（5）舌斜舌颤:为肝风内动之征象。

（6）舌体胀大:如兼黄腻苔垢满布者,为湿热蕴毒上泛于舌之征象。如舌体肿大,其色紫晦者,为酒毒冲心之征象。

（四）温病舌诊注意事项

温病的舌诊除了要熟悉舌苔、舌质、舌态的表现和所主的病证外,还应该注意以下两点:

1. 舌苔舌质互参

舌苔与舌质所反映的邪正状况各有侧重:舌苔多反映病邪之性质进退,而舌质多反映正气之盈亏盛衰。在一般情况下,二者的变化是统一的,可以互补,如舌红而苔黄燥者反映了热甚而阴伤。但也有二者的表现所反映的情况不一致的,如舌质红绛而苔却表现为白滑腻,其病变既可为气分湿热遏伏之象,也可能是湿浊未化而邪热已入营分,气分之邪未尽所致。因而在舌诊时必须把舌苔与舌质的变化结合起来分析。

2. 注意动态变化

在温病的发展过程中,舌苔、舌质往往有较快的变化,因而不能静态地观察舌象,而应注意舌象的动态变化,这有助于把握病势的发展和邪正的进退。如舌苔从薄白苔变黄,或再转为灰黑,表示病邪从表入里,邪势渐甚;如舌苔、舌质由润转燥,提示津液渐伤,或湿邪已经化燥。如舌苔从厚浊变薄,或由板滞而转松散,多为病邪消退之象。如原有苔垢突然退净而舌面光剥,为胃液耗亡,预后多不良。如伏气温病初起舌红无苔而渐见苔布,多为内伏于营血之邪热外转气分之象。如舌质由红绛而突然转为淡红,多属阳气暴脱所致。

二、验齿

验齿是温病诊断中的一个独特方法,主要是诊察牙齿的润燥、齿缝流血等情况,同时也包括了对齿龈的审察,对于判断热邪的轻重、病变部位、津液存亡有一定的参考价值。叶天士说:"温热之病,看舌之后亦须验齿。齿为肾之余,龈为胃之络,热邪不燥胃津,必耗肾液。"强调了验齿对于诊断病情的重要性。其主要内容如下:

1. 牙齿润燥

牙齿的润泽与干燥情况主要反映在门齿。温病过程中津液不足或津液不能上布,牙齿失却濡润就会表现为干燥不润,临床上根据齿燥的程度和部位不同,可以帮助判断其病理变化的轻重浅深。在温病的诊断中常见的牙齿润燥情况如下:

(1)光燥如石:指齿面干燥,但仍有光泽。多为胃热津伤,但肾阴未竭,病情尚不甚严重之征象。常见于热盛阴伤之证,但如见于温病初起而伴有恶寒无汗等卫表症状,则属于卫阳郁闭,表气不通,津液一时不能上布所致,一经发散表邪,表气疏通,津液就可以上布,其齿燥即可转润。

(2)燥如枯骨:指齿面枯燥晦暗而无光泽。为肾阴枯竭,不能上承于齿的征象,多属预后不良。

(3)齿燥色黑:指齿面干燥无津,其色焦黑,为邪热深入下焦,肝肾阴伤,虚风渐动之征象。

在临床上,牙齿的润燥与多种因素有关,如口腔护理是否得当,直接影响到牙齿的润燥。而高热昏迷病人如张口呼吸,牙齿极易干燥。所以对齿燥的辨察应结合全身症状和其他一些因素进行综合分析。

2. 齿缝流血

在温病过程中还可出现齿缝流血,总的来说,是属邪火动血所致,但有虚实之分,因于胃者属实,因于肾者属虚。

(1)齿缝流血兼齿龈肿痛:指齿缝流血,色鲜红而量较多,同时有齿龈肿痛。系胃火冲激而致,其证属实。

(2)齿缝流血而齿龈不肿痛:指血从齿龈处渗出,无齿龈肿痛。系肾火上炎所致,其证属虚,预后较差。对此类出血,应警惕发生身体其他部位的出血,如吐血、便血等。

3. 齿龈结瓣

指在温病过程中牙龈之间所结的血瓣,亦为邪热动血所致,但也有虚实之别,实者属胃,虚者属肾。

（1）齿龈结瓣紫如干漆:指其血瓣色紫,甚则如干漆状,为阳明胃热亢盛动血所致,又称为阳血,其证属实。

（2）齿龈结瓣黄如酱瓣:指其血瓣色黄如酱瓣状,为阴虚于下而虚阳载血上浮所致,又称为阴血,其证属虚。

三、辨斑疹、白㾦

许多温病在病变过程中,皮肤会出现斑疹、白㾦等,这是温病较常见的体征。通过观察其色泽、形态、分布等并结合全身表现,有助于了解感邪的轻重、病变的浅深、气血津液的盛衰、病势的进退及预后的顺逆等情况,对于温病的辨证及进而指导临床治疗有重要的意义。

（一）斑疹

斑疹是在温病过程中出现的红色皮疹。斑与疹的形态及其成因有所不同,在临床上的诊断意义也各异。但斑与疹也可一起出现,称为"夹斑带疹",同时,前人经常举斑以赅疹,或名疹而实指斑,也有统称为斑疹者,在阅读文献时应注意区别。

1. 形态与分布

斑与疹在形态上有所不同:斑是指皮疹点大成片,有触目之形,而一般无碍手之质,压之色不退者;疹是皮疹中点小呈琐碎小粒,形如粟米,突出于皮肤之上,抚之碍手、压之而色转淡者。另有一种丹痧（又作病痧）,与疹相类似,但表现为肌肤潮红,其上密布细小如针尖状之痧点,高出于皮肤,抚之碍手,压之退色,特点是疹点之间皮肤亦发红。疹与丹痧在消退时常发生皮肤脱屑,尤以丹痧为甚。

斑与疹的分布情况也有所不同:斑的发生,多先起于胸腹,继而分布于四肢;疹的外发有多种形式,其中如麻疹,一般先起自上腭、口腔,继而布于耳后、头面及背部,再则布于胸腹四肢,约3～4日内,以手足心见疹为出齐;丹痧则多先见于颈项,渐及胸、背、腹部及四肢,一日之内即可蔓延全身。同时,斑与疹分布的疏密情况也各有不同,发生少者仅有数点,多者则全身密布。

2. 成因

斑疹的发生原因与邪热波及营血有关,但二者的病机浅深有所不同,不能一概视为营血证。正如章虚谷所说:"热闭营中,故多成斑疹。斑从肌肉而出属胃,疹从血络而出属经。"斑多为热郁阳明,胃热炽盛,内迫营血引起,其病位在胃,邪已入营血,属营血热甚而迫血妄行,血从肌肉外溃所致;疹为邪热郁肺,内窜营分,从肌肤血络而出所成,其主要病位在肺,属邪在气分,仅为波及营分而已。故陆子贤说:"斑为阳明热毒,疹为太阴风热。"可见斑与疹的形成,在病位上有肺、胃之异,在病机上有浅、深之别。至于丹痧,亦是由气分热毒壅滞,窜于营分,弥漫肌肤所致,属疹之类。另外,疹的发生虽主在气分而热窜营分,但如营热进一步炽盛,以致营血热盛,亦可由疹而转斑,此时不仅疹色转紫红或暗红,压之亦不退色,已呈斑之特点,其病机重点则从气而转营血。所以有时疹与斑不能截然区分,疹能转斑,也可在疹中夹斑,称为"夹斑带疹",这时,气血分俱有病变,与单纯的斑和疹都不相同。

3. 诊察要点

叶天士说:"斑疹皆是邪气外露之象",在温病的过程中,如发生斑疹,既是邪热波及或深入营血的重要标志,也是邪气外露的表现。在温病中,如斑疹顺利透发,对于邪热外泄是有利的,往往在斑疹透发后,热势下降,病情渐趋好转。但亦有因邪热过盛或正气虚弱而致斑疹透发失常者,病情就可能进一步恶化。而要诊察斑疹透发时病情的顺逆,就要从斑疹的色泽、形态、分布等状况加以分析,从而判断出温病过程中邪正盛衰消长情况,为确定治疗方法和判断预后提供依据。斑疹的诊察要点主要有以下几个方面:

(1) 观察色泽:斑疹的色泽往往可以反映出邪正虚实状态,从而对于判断病情的顺逆有重要的意义。其辨别要点是:斑疹色泽红活荣润者为顺,标志着血行较流畅、正气尚充盛、邪热有外透之机;如斑疹色艳红如胭脂,提示血热炽盛;如斑疹色紫赤如鸡冠花,为营血热毒深重的表现;如斑疹色紫黑,则属火毒极盛的重险之象。然而,如斑色黑而光亮者,虽属热毒亢盛,但气血尚充,治疗得法,尚可救治;如斑色黑而隐隐,四旁赤色,为火郁内伏,但气血尚活,可用大剂清凉透发的方药治疗,也有转为红色而成可救者;但若黑色而晦暗,则属元气衰败而热毒痼结之象,救治较难,预后甚差。综上所述,对斑疹色泽的诊察,其斑疹色泽愈深,其病情越重,正如雷少逸所说:"红轻、紫重、黑危。"但也必须结合临床的其他见症综合分析。此外,若斑疹出后,色骤转淡红,甚至隐没,或疹出不畅,则多为气血不足、无力透发之象,病情多属危重,应警惕变证的发生。

(2) 审视形态:斑疹的形态与病情轻重、预后好坏有一定的关系,尤其是往往反映了热毒能否顺利外泄的势态,所以应重视对斑疹形态的观察。斑疹松浮色鲜,如洒于皮面,为邪毒外泄之象,预后大多良好,属顺证;如见斑疹紧束有根,从皮里钻出,似前人所描述的"如履透针,如矢贯的",则为热毒深伏、痼结难出之象,每易发生变证,预后大多不良,属逆证。

(3) 区别疏密:斑疹分布的疏密情况可以反映热毒的轻重与正气的盛衰,所以也要注意辨察。如斑疹分布稀疏均匀,为热毒轻浅,一般预后良好;如斑疹分布稠密,甚至融合成片者,为热毒深重之象,预后不佳,故叶天士称斑疹"宜见不宜见多"。所谓"宜见"是指斑疹的透发提示邪热得以外透;所谓"不宜见多"是指斑疹过于稠密,为热毒深重的表现,提示病情危重。但斑与疹的疏密情况诊断意义有所不同:一般来说,疹应透发至全身,而斑不宜过多。现代临床上,由于免疫接种普遍开展等原因,有一些出疹性疾病的皮疹较为稀疏,也不一定全身俱出,属热毒轻浅之象,而非热毒不透之象。如在温病过程中,斑疹稠密而突然转为稀疏,甚至隐没者,多属正不敌邪、邪气内陷之危象。

(4)结合脉证:对斑疹的辨别应与当时全身的脉证表现结合起来。斑疹发生前,每有一些先兆:在发斑前可见身壮热,烦躁不安,舌红绛,手足发冷,闷瞀,耳聋,脉伏等症状;在出疹前则每见发热,烦躁,面红目赤,胸闷,咳嗽等症状。斑疹透发之后,一般热势可随之下降,神情转为清爽,全身亦感舒适,提示邪热通过斑疹的透发而得以外达,属外解里和的佳象;如斑疹透发后热势不退,多为邪热未能外达,每因津液大伤,水不济火而致;如斑疹刚出即隐,病势反而加重,伴见神志昏聩、四肢厥冷、脉微或伏者,为正不胜邪,毒火内闭的凶兆,其证属逆,预后多不良。

(5)重视变化:在温病过程中,斑疹的色泽、形态、分布与全身症状都随着病情的发展而发生变化,从这一变化可以推断出邪正的消长、病机的进退、病情的顺逆。如斑疹色泽由红变紫,甚至变为紫黑,提示热毒逐渐加重,病情转重,反之则为病情渐轻之象;如其形态由松浮而变得紧束有根,为热毒渐深,毒火郁闭之兆,病情属逆,反之则为热毒外达之象;斑疹分布由稀疏朗润而转为融合成片,为热毒转盛之象,如急现急隐,或刚出即隐,则为正不胜邪、热毒内陷之兆。

此外,临床上还有一种"阴斑",其斑色淡红,隐而不显,分布稀疏,往往仅在胸背微见数点,同时伴见四肢厥冷,口不甚渴,面赤足冷,下利清谷,脉不洪数等症。温病中见此阴斑,多为过用寒凉,或误用吐下,导致中气亏虚,阴寒下伏,致无根失守之火载血上行,溢于肌肤所致。阴斑在临床上较罕见,其与实火发斑在发病原因、临床表现和治疗方法等方面迥然不同,应注意鉴别。

(二)白㾦

白㾦是在湿热性温病发展过程中,皮肤上出现的细小白色疱疹,内含少量浆液。诊察白㾦对于辨别病邪的性质和津气的盛衰有一定的参考价值。

1. 形态和分布

白㾦为皮肤上出现的一种小粒疱疹,形如粟米,色如珍珠,突出于皮肤,一般内含有白色透明浆液,所以外观晶莹。白㾦一般多分布于颈、胸、腹部,四肢较少见,头面部更少见,在消退时可有细小的皮屑脱落。

2. 成因

白痦多见于湿热性温病的病变过程中,是湿热郁阻气分,蕴蒸于卫表所造成的。其虽发生于肌表,病变部位并不在卫分而在气分。其常见于湿热性温病病邪久在气分流连,湿热之邪蕴酿日久者,一般不见于病之初起。当气分病变湿热久蕴,白痦每随发热与出汗而透发,但因湿热之邪性质黏腻滞着,非一次所能透尽,所以常随着身热增高、汗出而即透发一批,如此反复,可透发多次。一般在透发之前,每因湿热郁蒸而有胸闷不舒等症,白痦透发之后,病邪有外达之机,胸闷等症状也可得以解除。

3. 诊断意义

(1) 辨病证性质:在温病过程中如见到白痦透发,即是诊断湿热之邪在气分的重要依据,因而白痦的发生有助于判断病证的性质。临床上白痦多见于湿温、暑湿、伏暑等湿热性疾病,尤其在对这些病证误用滋腻之品,或失于轻清开泄时更为多见。

(2) 辨津气盛衰:通过对白痦色泽、形态的观察,有助于判断患者津气的盛衰。如白痦晶莹饱绽,颗粒清楚明亮,称为"水晶痦",在白痦透发后,每见热势递减,神情清爽,为津气充足,正能胜邪,邪却外达之佳象;如痦出空壳无浆,如枯骨之色,称为"枯痦",每并见身热不退,神志昏迷等症,属津气衰竭,正不胜邪,邪气内陷的危险征象。此外,还偶可见到痦发而内含脓样浆液者,称为脓痦,属热毒极盛之象,病情亦多危重。

四、辨常见症状

温病的临床症状是由于温邪入侵后,邪正相争引起卫气营血和脏腑发生相应病理变化而产生的。不同的病因病机所出现的症状必然是不同的,而同一症状又可由不同的病因病机引起,所以认真辨识温病中常见的症状,特别是辨别温病的一些特有的症状,有助于探求温病的病因病机,分析邪正消长势态,是准确辨证、确立治法的一个重要环节。温病的症状表现繁多,以下仅就温病的几个常见而又较为重要的症状逐一辨析。

(一) 发热

发热是各种温病必有的主要症状。传统中医认定发热是通过患者和医生的感受而确定的,与现代临床上依据体温指数有所不同。在温病过程中出现发热,一般是由于感受温邪后,机体对温邪的一种全身性的反应,为正气抗邪、邪正相争而引起阳热偏盛的结果。因此,发热是人体阳气亢奋的表现,对祛除病邪有一

63

定的作用。但发热后,对人体也会产生很大的影响,不仅影响人体各种功能活动的正常进行,而且又会消耗人体阴液,甚至导致脏腑组织的实质损害。所以,发生温病后人体的发热状态与正气有密切的关系。在发热之后,如正能胜邪则热退而邪却;如正邪俱盛,则热势持续难退;如发热过甚,可耗气伤津,甚至导致阴竭阳脱而危及生命。

温病发热几乎贯穿于温病的全过程,但其性质有虚实之分。一般而言,在温病初期,正气较盛,病变尚轻浅,多属实证发热,热势尚不甚。温病中期,正盛邪实,邪正剧争,热势多盛,证虽属实,但阴液已有耗伤,其阴伤较甚者,已属虚实相兼之证。温病后期,阴液大伤而余邪未尽,此时发热多属虚多邪少之证,或为虚热之证,热势较低。

发热可见于多种疾病,如某些内伤杂病也可出现发热,而温病的发热在病因和临床表现上与内伤杂病有所不同。内伤杂病的发热原因多由脏腑功能紊乱,气血失和,阴阳失调,阳气偏盛而致,其临床表现多起病缓慢,病程较长,热势多不甚,或时断时续,并伴有脏腑、气血病变的相应症状。温病发热则起病急骤,初起多发热恶寒并见,或见寒战壮热,热势较盛,往往具有卫气营血各阶段的证候表现,病程相对较短。

温病在卫气营血各阶段都有发热,但因感受病邪性质不同,病证涉及的脏腑组织不同,病变的轻重深浅各异,所以其发热的病机也各不相同,伴见的症状亦各有区别。因而对发热这一症状及相应临床表现的诊察,有助于判别病邪之性质、病变之浅深、病情之轻重及其病机之进退。温病的发热类型主要有以下几种:

1. 发热恶寒

指发热的同时伴有恶寒,多见于温病初起。但由于病邪性质不同,具体的症状表现也各不相同:如在温病初起,见发热重而恶寒轻,伴见口微渴、咳嗽、咽痛、苔薄白舌边尖红、脉细数者,为风热之邪在肺卫、卫气失和之象;如温病初起而见发热恶寒而少汗,头身沉重,肢倦胸闷,苔白腻,脉濡缓者,为湿热之邪初犯卫气、湿遏卫阳之象。

伤寒初起也可见发热恶寒并见,但一般表现为恶寒较重而发热轻,伴见口不渴,舌色正常,脉浮紧,属表寒证,与温病初起的表热证有别。

古人曾谓:"有一分恶寒,就有一分表证",强调温病出现发热恶寒并见,多为表证。但不可一概而论,某些发热恶寒并见也有不属表证者:如邪热炽盛于阳明,里热蒸迫而逼津液外出,汗大出则气随汗泄而致腠理疏松时,亦可在壮热的同时有背微恶寒,此种发热微恶寒与表证之发热恶寒不同。邪在半表半里时可见发热与恶寒交替而作，与表证之恶寒和发热并见者亦不同。

2. 寒热往来

指恶寒与发热交替出现，定时或不定时发作。为热在半表半里，少阳枢机不利之征象。如发生于湿热性温病中，往往属痰热在少阳，可伴有口苦、烦渴、溲赤、脘痞呕恶、苔黄腻等症状。

另有表现为寒热起伏，即恶寒与发热可以并见，但发热与恶寒此起彼伏，连绵不断，多为湿热郁阻三焦，或湿热秽浊郁闭膜原之征象。前者热势多持续日久不退，伴时有恶寒，胸脘痞满，后者寒热之势多呈恶寒重而热象相对不甚显著。

3. 壮热

指热势炽盛，通体皆热，不恶寒但恶热。为邪入气分，邪正剧争，邪热蒸腾于内外，里热蒸迫之征象。当邪热盛于阳明时多表现为壮热，同时有大汗、口渴和脉洪大等表现，也就是通常所说的"四大"。

4. 日晡潮热

日晡即申、酉时，相当于午后 3～5 时，日晡潮热指发热于下午 3～5 时为甚。日晡潮热多发生于热结肠腑之阳明热结证，多伴有便秘或热结旁流、腹满痛、苔焦黄等腑实见症。但午后潮热一症还可发生于温病的多种病证中：如潮热伴见口干而嗽水不欲咽，下腹部硬痛，舌见瘀斑或青紫，脉细涩者，则属瘀热蓄积于下焦，即蓄血证；如在湿热性温病中也可见下午身热升高，属湿热在午后交蒸较甚之象；如在温病后期见午后低热，伴手足心热，心烦盗汗，舌红而光，脉细数者，则属阴虚而虚热内生的表现。

5. 身热不扬

指身热稽留而热象表现不显著，即自觉热势不盛，初扪体表不觉很热，但扪之稍久则觉灼手，也无面目红赤，口渴引饮等热盛之象。为湿热病邪蕴阻卫气，湿重于热，热为湿遏，热势不能外达，湿蕴热蒸之征象。本症多见于湿温病之初期，但由于湿温病病势缠绵，所以其持续时间也可较长。身热不扬同时还可伴见下午热势较盛，并伴有汗出热不解，渴不欲饮，胸闷脘痞，身重纳呆，苔白腻，脉濡缓等症状。

6. 发热夜甚

指发热入夜更甚，为热入营分、劫灼营阴之征象，同时还可伴有时有谵语，口渴不欲饮，斑疹隐隐，舌绛，脉细数等营分见症。

7. 夜热早凉

指入夜发热，天明时热退身凉，热退时身体无汗。为温病后期，余邪留于阴分之征象。

8. 低热

即热势低微,一般多为温病后期阴伤虚热之征象,多伴有手足心热等症状。温病初起热势不盛,一般不以低热称之。如兼见口渴欲,不欲食,舌绛光亮者,为胃阴大伤,虚热内生;如兼见手足心热甚于手足背,舌质绛而枯痿者,为肝肾阴虚的虚热之证。

(二)口渴

口渴是温病的常见症状之一,其发生原因较多,由于温病以热盛阴伤为基本病机,所以温病的口渴一般是由热盛伤阴所致,但也有因各种原因导致津液输布失常而引起的,所以应对其进行辨察。

1. 口渴欲饮

多为热盛伤津的表现,但由于其程度不同,所主的病证也各有不同。如温病初起,病邪在表,津伤不甚,所以口渴较轻,饮水亦不多;在里热亢盛之时,津伤较重,所以口渴也较明显,特别是阳明气分证时,热盛而津大伤,所以可见口大渴而喜凉饮。如在湿热性温病中见口虽渴而欲饮热水,则为湿浊痰饮中阻,津不上承之象,不可与热盛津伤证相混。但如湿热性温病中见口渴而欲冷饮,兼见苔黄燥者,则应考虑湿已化燥,形成热重于湿之证。

2. 口渴不欲饮

多为湿郁不化,气不布津,津不上承所致,主要见于湿温病的湿重热轻阶段。但在温病夹痰饮时,亦可见口渴而不欲饮,或渴喜热饮。另外,当邪热进入营分时,往往表现为口干而不甚渴饮,是营阴受灼而上蒸之象,与湿郁不化的病证不同。

3. 口苦而渴

多为邪热化火,津液受伤之象,主要见于胆火内炽或里热亢盛而化火、热毒炽盛之证,同时可伴见心烦、尿赤、脉弦数等症状。

(三)汗出异常

汗液为水谷精微所化生,在正常情况下,出汗是一种生理现象,具有润泽肌肤、调和营卫,发散多余阳热而调节体温、排除有害物质等作用。在温病过程中,由于感受外邪而致腠理开合失司,或阳热亢盛而迫津外泄,或津液亏损而致汗源不足等原因,可出现各种汗出异常的表现。所谓汗出异常,是指当有汗而无汗,或不当出汗而出汗,或汗出过多等。临床上通过对温病过程中汗出异常的辨察,有助于了解邪热的轻重浅深和津液正气的盛衰。温病的汗出异常类型主要有以下几种:

1. 无汗

即皮肤无明显汗液。如见于温病初起,伴有发热、恶寒、头痛、苔薄白等症状,为邪在卫分,邪郁肌表,闭塞腠理所致。如见于温病极期,伴有身热夜甚,烦躁,舌绛,脉细数等症状,为邪在营血,劫烁营阴,津液不足,无作汗之源所致。

此外,在温病初起时,卫气同病或卫营同病者也可表现为无汗,此时一方面可见气分或营分证表现,另一方面见无汗而伴有恶寒、头痛等其他表证表现,其无汗仍属邪郁肌表,闭塞腠理所致。

2. 时有汗出

指汗随热势起伏而出,一般表现为热盛而汗出,汗出热减,继而复热。本症多为湿热郁蒸之象,多见于湿温、暑湿等湿热性温病。

在外感热病过程中见时有汗出,还有其他一些情况。如体虚外感风寒所致的中风也可见时有汗出,但其发生于病之初起,并兼有恶风,周身酸楚,苔薄白,脉浮缓等症状,而湿热郁蒸则有湿热蕴郁中焦的气分见症,两者的表现和病机各不相同。同时,温病过程中还有一些其他时有汗出的情况,如时有大汗、自汗、盗汗等,与本节所述由湿热郁蒸引起的时有汗出有所不同。

3. 大汗

指全身大量汗出。在温病过程中有多种情况可发生大汗。如大汗而伴有壮热,大渴,脉洪大等症状,即呈现"四大"见症者,为阳明气分热炽,蒸腾内外,迫津外泄之象;如上述证候再兼见背微恶寒,脉洪大而芤等症状,为热盛阳明而兼有气阴受伤之象。如在温病过程中出现骤然大汗,淋漓不止,并见气短神疲,甚则喘喝欲脱,唇干齿燥,舌红少津,脉散大等症状,为津气外脱的亡阴征象。如出现突然冷汗淋漓不止,并见肤冷肢厥,面色苍白或青惨,神气衰竭,语声低微或蜷卧不语,舌淡无华,脉微欲绝等症状,为气脱亡阳征象。

4. 战汗

指热势壮盛的病人突然先出现全身战栗,继之全身大汗淋漓,汗出后热势骤降。本症为邪气久在气分流连,邪正相持,正气奋起鼓邪外出之征象。在战汗欲作时,常可伴见四肢厥冷、爪甲青紫、脉象沉伏等先兆。

温病过程中发生战汗往往是疾病发展的转折点,多发生于温病邪在气分日久不解者,战汗后的病情发展可有几种情况:如战汗后,热退身凉,脉象平和,为正能胜邪,病情向愈之佳象,所以吴又可《温疫论》中提出:温疫病邪在气分者,解以战汗;如战汗后,身热不退,烦躁不安,为病邪未衰,也有可能经过一段时间后再发生战汗;如战汗后,身热骤退,但冷汗淋漓,肢体厥冷,躁扰不卧或神情委顿,脉急疾而微弱,此为正不胜邪,病邪内陷而阳气外脱之象。

(四) 呕恶

呕恶是胃失和降的表现,在温病过程中主要由邪热、痰饮或食滞等因素犯胃而引起胃气上逆所致。其主要的表现有以下几种:

1. 恶心呕吐

指在呕吐的同时伴有明显的恶心,其中轻者仅表现为心中泛恶欲吐,甚则表现为恶心而呕吐。如发生于温病的初起,多属温邪侵袭于表而影响胃气,一般呕恶程度较轻。如发生于湿热性温病中,多由湿热之邪干于中焦,导致胃气上逆所致,一般泛恶较明显,有的还会有明显的呕吐。其中湿重于热者,可伴有脘痞腹胀、苔白腻等症状,湿热俱盛或热重于湿者,可伴有心烦脘痞、苔黄腻或黄浊等症状。

2. 呕吐酸腐

指呕吐物有明显的酸腐馊味,多属伤食停滞之象,可见于温病兼食滞者,同时可伴有腹胀疼痛、嗳气厌食等症状。

3. 突然呕吐如喷

指呕吐频繁而呈喷射状,且发生急骤,恶心不明显,多为肝经火盛引动肝风犯于胃所致,同时可伴见高热、烦渴、头痛、项强、抽搐等症状,可见于春温病热毒炽盛者,病情较为危急。

4. 干呕气逆

指干呕而不吐,仅表现为气逆作哕。如见于温病后期,伴见口干、舌光红者,属胃阴大伤而胃气上逆之象;如见于病之早期,发生于夏秋者,猝然腹中绞痛,欲吐不得吐,欲泻不得泻,烦躁闷乱,甚则面色青惨,四肢厥冷,头汗淋漓,脉象沉伏等,属干霍乱之危证,当引起重视。

5. 呕吐清水、痰涎

指呕吐物为酸苦清水或清稀痰涎,多属湿热内留,胆胃失和,饮停气逆之象,每见于湿温、伏暑等湿热性温病中。

(五) 胸腹不适

诊察胸腹是诊断温病的重要方法之一,胸腹不适是指在胸、胁、脘、腹等部位有胀满疼痛等感觉,或胀痛并见,或但痛不胀,或但胀不痛。胸腹胀痛多由气机失于调和而致,并与湿浊、痰饮、食滞、瘀血等因素有关,在诊察时应根据胀痛部位、性质并结合其他全身症状进行综合分析。温病过程中胸腹不适的类型主要有以下几种:

1. 胸部疼痛

多为邪热郁于肺,脉络失和,肺气不利所致,可伴见发热、咳嗽,咳则胸痛尤甚,或深呼吸时胸痛加重,咳痰不爽等,多见于风温邪热壅肺证。如见发热,息促气短,咳唾引痛者,当注意有否悬饮之存在。如胸部闷痛或如针刺,并见身灼热,舌质紫暗而扪之湿,为素有瘀伤宿血在胸膈中,夹热而搏,阻于肺络所致。

2. 胸闷脘痞

指胸脘痞闷不畅。以脘部痞满为主症者,称为痞证。如伴见身热不扬,口不渴不饥,舌苔白腻等症状,为湿热阻遏气机之象,多见于湿温病和其他兼夹有湿邪的疾病。如脘部按之软而无压痛者,多属无形邪热壅聚、胃气不和;如按之较硬,有抵抗感而无压痛者,多为邪热壅聚而胃虚不运,胃气壅滞所致;如胸闷而时欲叹息,得嗳气或矢气则舒,多兼有气滞。

3. 胸胁疼痛

指胸部或两胁疼痛,其原因多与肝胆有关,其病邪多为气滞、湿热、痰饮、瘀血,当综合脉证全面分析。如胸胁疼痛伴见发热或寒热往来、口苦、脉弦等症状,多由痰湿郁阻少阳或胆热炽盛所致。

4. 胃脘满痛

指胃脘部痞满而疼痛,多由湿热痰浊或食滞内阻,气机郁滞所致。胃脘硬满疼痛、按之痛甚者,为结胸证;如胃脘至少腹硬满而痛不可近者,则为大结胸证。如并见舌苔白腻者,多系痰湿郁阻;如并见舌苔黄浊者,为湿热或痰热所结。如胃脘痞满,按之疼痛,嗳腐吞酸者,多为食滞于中所致。

5. 脘腹胀痛

指胃脘连及大腹部胀满疼痛,多为邪阻中焦,脾胃升降失司,气机郁滞所致。如脘腹胀满不甚,伴见身热不扬,呕恶,舌苔厚腻等症状,多为湿热中阻。如见满腹胀痛,按之痛甚,伴见潮热、便秘者,多为有形实邪内结。

6. 腹痛阵作

多由肠腑气机阻滞引起。如腹痛阵作,伴有便溏不爽,或如败酱,或如藕泥,甚至大便闭结,舌苔黄腻或黄浊等症,多为湿热与宿滞相搏,肠道传导失司;如见腹痛欲便,便后稍觉松缓,伴有嗳腐吞酸,恶闻食气等症状,多为热邪与食积搏结于肠道;如腹痛阵作而便下黄色稀水,肛门灼热,腹不硬而压痛不著者,为热蕴肠道,传导失司。

7. 腹胀硬痛

多为热结肠腑之象,多伴有腹部拒按,可并见潮热便秘,谵语神昏,舌苔焦黄或黑,脉沉实等症状。

8. 少腹硬满疼痛

多为下焦瘀热搏结之象,即为蓄血证,常并见大便色黑,神志如狂,漱水不欲咽,舌质紫绛等症。此外,在温病过程中适逢月经来潮,热入血室,瘀热相结,也可出现少腹硬满疼痛,并可伴见寒热往来,神志异常等症状。

(六) 大小便异常

在温病过程中,经常出现大便或小便在性状、颜色、次数、便量等方面的异常。其主要异常有以下几种类型:

1. 小便涩少

温病发生小便涩少多由发热伤津,无源作尿而致,同时伴有小便颜色加深。热结小肠,下移膀胱亦能发生小便涩少,并有尿时灼热,尿道作痛等症状。如湿热蕴下,亦可见排尿涩少,并有尿频、尿急、尿痛。另外,湿浊阻于下焦而膀胱气化失司,亦可发生小便不畅。

2. 小便不通

本症多由小便涩少进一步发展而成,所以其病机亦多相似,只是程度更甚。如属热结膀胱,津液枯涸而致小便不通者,必有热盛津液大伤之象;如属浊阻下焦导致膀胱不利者,当有浊邪在下的其他见症,临床上可根据全身症状及舌苔脉象等进行综合判断。

3. 大便秘结

大便不通而伴潮热、谵语、腹满疼痛、舌苔黄厚焦燥者,为热结肠腑之阳明腑实证。如大便秘结而腹不胀满疼痛,不发热,舌红口干者,为津枯肠燥之象。如大便不通而少腹硬痛,神识如蒙,苔垢腻,为湿阻肠道,传导功能失常所致。

4. 大便泄泻

如大便泄泻稀便,其气臭秽,伴肛门灼热,身热口渴者,为肠热下利。如腹泻稀水而无粪,其气臭秽异常,并有腹满硬痛者,为热结肠腑所致的热结旁流。如大便溏薄,泻而不爽,色如败酱,伴见胸腹灼热,恶心呕吐者,属湿热与肠道积滞相结,搏结于肠腑。

(七) 神志异常

在温病过程中出现神志异常,主要指神识昏蒙、神志昏迷、谵语、发狂等,如同时伴有四肢厥冷者,称为昏厥,一般属病情危重的表现。其产生的原因较为复杂,来势急骤而变化迅速,故必须细察明辨。

温病患者神志异常与邪热影响心包,导致心主神明功能失常有关。此外,温病的神志异常还每与湿、痰、瘀等病理因素有关。因湿为阴邪,其性重浊黏滞,湿与温相合,蒙蔽心窍,也可以使神明失用而神志异常;也可因邪热炼液成痰,或湿热内蕴而聚浊成痰,痰浊与邪热相搏内阻心窍,使神明失用而致神志异常;再有因热伤血脉致瘀,或宿瘀与热相搏,瘀热内闭心窍,而导致神明受损、神志异常。

此外,还有因机体正气虚衰而致心神失养,也可以造成神志异常。温病过程中的神志异常类型主要有以下几种:

1. 神志昏蒙

指表情淡漠,神呆寡言,意识模糊,呈朦胧状态,时清时昧,似醒似寐,时有谵语,甚时可见嗜睡如昏,但呼之能应。多伴有身热有汗不解、苔黄腻等湿热痰浊症状,为气分湿热之邪不解,蒸酿痰浊而蒙蔽心包,扰及心神所致。

2. 神昏谵语

简称昏谵。神昏指神志不清,或意识丧失,谵语指语无伦次或胡言乱语。二者每同时出现,称为昏谵,多为热扰心包或邪热闭于心包之征象。如见心烦不安,时有谵语,而伴见身热夜甚,或斑疹隐隐,舌绛无苔者,为营热扰心所致,属营分病变;如见昏谵似狂,身灼热,斑疹显露,吐血、便血者,则为血热扰心所致,属血分病变;如见神昏而体热肢厥,舌謇语涩,舌纯绛鲜泽者,为热陷心包,扰乱神明所致。如谵语而伴见语声重浊,身潮热,便秘或热结旁流,腹满硬痛,舌苔黄燥焦厚者,则为热结肠腑,热邪上扰心神所致,称为"胃热乘心",属气分病变;但若谵语伴见肢厥,舌謇语涩,且神昏较甚者,多为热结肠腑而伴热陷心包之证。

3. 昏聩不语

指意识完全丧失,昏迷不语,呼之不应,甚至对外界各种刺激全无反应,是神志异常中昏迷程度最深者。本症多为热闭心包,或邪热夹痰闭阻心包,或瘀热闭阻心包而致窍机堵塞之象。其中有属于内闭而兼外脱者,可见肢体厥冷,面色灰惨,舌淡无华,脉微欲绝等症,此种神昏又称为神散,系心神失养,神无所倚而致。除了内闭外脱证外,在汗、泻以及出血太过时,可因阴竭阳脱而致心神失养,出现昏聩不语,属于危笃之证。

4. 神志如狂

指神志昏乱,躁扰不安,妄为如狂。多为下焦蓄血,瘀热扰心所致,并可伴见少腹硬满疼痛,大便色黑,舌质紫暗等症。

除此以外,在温病后期,特别是在较长期的昏迷、痉厥之后,由于余邪与营血相搏,阻遏神明,也可出现神识不清,喃喃自语,或昏沉默默不语等神志异常的症状,其延续时间较长,如不能恢复,可形成神志异常之后遗证。

(八) 痉

痉是指躯体拘挛强直和手足抽搐。在温病过程中出现痉证,多为肝风内动所致,也是一种病情危重的标志。在动风发痉时每伴有神志不清、四肢厥冷,即厥的表现,所以常称为痉厥。

发生痉的原因主要责之足厥阴肝经,肝为风木之脏,主筋脉,当温病邪热炽盛熏灼筋脉,或阴液亏损而致筋脉失养时,均可造成筋脉拘急或抽搐而成痉证,即所谓肝风内动。由于发生痉证的原因不同,温病痉证有实风与虚风之异。

1. 实风

多见于温病的极期,其临床特征是发作急骤,手足抽搐频繁有力,两目上视,牙关紧闭,颈项强直,甚则角弓反张,同时可见壮热,神昏,脉弦数有力等邪热内盛症状。为邪热炽盛,筋脉受邪热燔灼所致,称为"热极生风"。实风可见于气、营、血分邪热炽盛阶段。如伴见壮热,渴饮,有汗,苔黄燥,脉洪数者,多为阳明热盛引动肝风;如伴见高热,咳喘,汗出者,为肺金邪热亢盛,肝火无所制而致肝风内动,;如伴见身灼热,发斑疹或吐血、便血,神昏谵语者,则为心营热盛或血分热盛而引动肝风。

邪热内陷足厥阴肝经而致肝风内动,同时往往伴有邪热陷于手厥阴心包经而出现神昏谵语,此时昏痉并见,每统称其病机为热陷厥阴,或称为邪犯手足厥阴。

2. 虚风

多见于温病后期,其临床特征是抽搐无力,或仅为手足、手指徐徐蠕动,或口角微微颤动、抽搐,同时可伴见低热,颧红,五心烦热,消瘦,神疲,口干,失语,耳聋,舌绛枯痿,脉细无力等症状。为邪热耗伤肝肾真阴,筋脉失于濡养所致,称为"水不涵木",属虚风内动之证。

(九) 厥脱

厥脱是温病发展过程中较为常见的危重证候,它实际上包括了厥与脱两种证候。厥证有两个概念:一是指突然昏倒、不省人事,即为前述之昏厥;二是指四肢清冷不温,即为肢厥,多由阳气虚衰或阳气内郁不能外达所致。脱证则是指阴阳气血严重耗损后,元气不能内守而外脱。在温病过程中,发生脱证的原因较为复杂。如其中有的是由热毒炽盛,灼耗阴液,阴竭而元气无所依附而致;有的是由邪闭太甚而素体正虚,以致邪陷正脱;或由大汗、剧泻、亡血而致阴竭阳脱或气随血脱。因厥与脱在临床上常并见,所以合而讨论。其中有关昏厥内容在神志异常中已作了讨论,所以这里重点讨论以肢厥和脱证为主要表现的病证。在临床上大致可划分为以下几个类型:

1. 热厥

指胸腹灼热而四肢清冷,并伴有烦躁谵语,气息粗大,汗多,尿短赤,便秘等症状,或伴有神志昏迷,喉间痰鸣,牙关紧闭,舌红或绛,苔黄燥,脉沉实或沉伏而数。为热毒炽盛,郁闭于内,气机逆乱,阴阳气不相顺接,阳气不能外达四肢所致。

2. 寒厥

指身无热,通体清冷,面色苍白,汗出淋漓,或下利清谷,气短息微,精神萎靡,舌质淡,脉沉细微欲绝。为阳气大伤,虚寒内生,全身失于温煦所致,甚者可伴有阳气外脱。

3. 阴竭

又称亡阴。指身热骤降,汗多气短,肢体尚温,神情疲倦或烦躁不安,口渴、尿少,舌光红少苔,脉散大无力或细数无力。为邪热耗伤阴液,或因汗、泻、亡血太过而致阴液大伤,阴竭而元气无所依附所致,所以也称为气阴外脱。本证可与热厥并见,或由热厥发展而来,也可在温病过程中由大汗、剧泻或大出血后而造成。

4. 阳脱

又称亡阳。指四肢逆冷,全身冷汗淋漓,面色苍白,神情淡漠或神识朦胧,气息微弱急促,舌淡而润,脉微细欲绝。为阳气衰竭不能内守而外脱之象。本证可与寒厥并见,或由寒厥发展而来;也可由阴竭而致阳气外脱,从而形成阴阳俱脱之证。

(十) 出血

在温病过程中发生的出血,除少数发生于卫气分阶段外,多因热邪深入营血,损伤血络或迫血妄行而致,在临床上既可表现为局部的出血,也可发生广泛性的出血。

1. 咯血

指血从咳唾而出,是邪热损伤血络的标志。如发生于卫气分阶段,多为邪热在肺,肺络受伤,或咳甚而伤络所致,其出血量较少,并伴胸痛、咳甚、气急等症。如发生于夏季暑温病中,咯血不止,伴高热、咳嗽、气急、胸闷者,属暑热入血,经血沸腾,络损血溢之危证。

2. 便血

如大便鲜血,多为邪热损伤肠道所致,在湿温病中因湿热化燥化火,损伤肠络时,每可见之。如大便下血发黑,每为瘀热蓄结胃肠而致,可见于下焦蓄血证中。

第六章
温病的治疗

在临床上对温病的治疗,要通过各种诊断方法收集大量的临床资料,并运用辨证理论,明确其致病原因、病变部位、病机变化、邪正消长等情况,在温病治疗原则的指导下,制订相应的治疗大法,选用相应的方药,以祛除病邪,调整功能,扶助正气,从而促使患者恢复健康。正确而及时的治疗不仅可以减少患者的病痛,提高治愈率,促使早日恢复健康,而且对于具有传染性的疾患来说,还可以有助于阻止其传播蔓延,保护健康人群。

本章所讨论的温病治疗内容,包括确立治则、治法和选择方药等,同时,也包括了对温病兼夹症和瘥后诸症的治疗。

一、温病的治则

温病的治则,除了一般的治则,如"热者寒之"、"实者泻之"、"虚者补之"等外,作为温病卫气营血和三焦辨治体系的组成部分,还明确提出了针对温病的治疗原则。如叶天士根据温病卫气营血不同阶段的病理变化,提出"在卫汗之可也,到气才可清气,入营犹可透热转气,……入血就恐耗血动血,直须凉血散血。"吴鞠通则在三焦辨证的基础上提出:"治上焦如羽(非轻不举),治中焦如衡(非平不安),治下焦如权(非重不沉)。"这些都是根据温病发展过程中不同阶段的病机而确立的治疗原则,这些治则在一般情况下都是应遵循的,否则"前后不循缓急之法",动手便错,会有毫厘千里之谬。

在卫汗之可也:在卫用"汗"法,是指解表透邪之法,一般来说是以辛凉解表为主,而不是主用辛温发汗之品。但对湿邪在表者,当用辛温芳香化湿之剂。同时,对表气郁闭较甚而恶寒较明显,无汗者,亦每在辛凉之剂中配合少许辛温之品,以增加透邪达表之力。

到气才可清气:"到气才可清气"强调了清气之法应针对邪入气分之证而用,但许多温病初起常为卫气同病,所以在卫分证阶段配合清气之品者也较常见。另外,由于气分证阶段病邪性质和病位各有不同,所以其治疗除了清气法之外,还有化湿、攻下、宣气等法。

入营犹可透热转气:至于营分证之用透热转气法,是指在清营之剂中配伍轻清宣透之品,如银花、连翘、竹叶等,以使营分之热能透出气分而解。

入血就恐耗血动血,直须凉血散血:对血分证的治疗,强调在凉血的同时,注意散血,这一方面是针对血分证中每有瘀滞形成的病机,另一方面也是为了避免凉血之品有碍血行之弊。

治上焦如羽(非轻不举):对于三焦治则中所提出的治上焦病应"轻",除了用药应主以质轻透邪之品外,同时也包括了对上焦病证的治疗一般剂量较小、煎煮时间较短等含义。

治中焦如衡(非平不安):治中焦病证应"平",体现了对该病证的治疗应以祛除病邪为主,邪去而正自安。同时,由于中焦病证多见湿热之邪引起者,对其治疗应治湿与治热并重,不可偏于一方,也含有"平"之意。

治下焦如权(非重不沉):对下焦病证治疗主以"重",是指所用方药性质沉降重镇,且用药剂量也较大。综上所述,卫气营血和三焦治则都是针对卫气营血和三焦各阶段病证的不同性质特点而确定的。当然,在具体运用时,这些原则也应灵活变通。

除了上述的温病治则外,对温病的治疗还有注重祛除病邪、重视顾护阴液等许多重要的治疗原则,在临床上应结合起来运用。

二、温病治法的确立依据和运用要点

温病的治则只是确定温病某一阶段的治疗原则,而作为对温病具体病证的治疗,最为关键的是确立治法。正确的治法来源于对病证性质的正确判断,而正确的治法又是选择正确方药并确定相应用法、剂量的前提。华岫云在《临证指南医案》中所说的:"药味分量或可权衡轻重,至于治法则不可移易,……立法之所在,即理之所在,不遵其法,则治不循理矣。"正是指出了确立治法的重要性,所以本节的重点是讨论温病的常用治法及其确立的依据。

(一)确立温病治法的依据

温病治法的确立,主要是依据病邪的性质和病机的变化,同时,也有根据某些特殊症状而制定的治法。

1. 病邪性质

即根据引起各种温病发生的病因和在病变过程中形成的各种病邪的性质而确定治法。温病的病因有风热、暑热、湿热、燥热等区别,这些不同性质的病邪各具不同的致病特点。在临床上可以根据温病的症状表现,并结合发病季节等因素,推断出温病的病因性质,这就是"辨证求因"。在此基础上就可以针对不同的病因确定各种治法,即"审因论治"。如温病邪在表时,因病邪性质各别,就分别有疏风泄热、清暑化湿透表、宣表化湿、疏表润燥等不同治法。同时,在温病的过程中,又会形成各种病理产物,如热毒、瘀血、痰饮、积滞等,针对这些病邪也要采取相应的治法,如清热解毒、活血化瘀、化痰逐饮、祛除积滞等。

2. 病理变化

温病的病变机理不同,其治法亦各不相同,所以辨别温病的病机变化及其规律,从而制定相应的治法,是温病辨证论治的关键。温病的过程,主要表现在卫气营血和三焦所属脏腑的功能失调和实质损害,因此掌握了温病卫气营血和三焦辨证,就可以明确病变的部位、性质等情况,同时,在八纲辨证、脏腑辨证、气血津液辨证等理论的指导下,进而分析邪正虚实、病情进退等,据此而确立相应的治法。对温病病机的辨别应注意温病发展过程中的邪正消长,酌情使用祛邪、扶正之法,或侧重于祛邪,或侧重于扶正,或扶正祛邪并施,并针对邪正消长的具体变化而不断调整。特别是温病易耗伤津液,所以应特别重视对津液盈亏的辨察和采取相应对津液顾护的治法。

3. 特殊症状

在温病的发展过程中会出现一些特殊的症状,如神昏、痉厥、斑疹、虚脱等,针对这些症状分别有相应的治法,如开窍、息风、化斑透疹、固脱等。当然,其他诸如发热、呕吐、泄泻、头痛、身痛等症状也有相应的治法。针对特殊症状的治疗,并不仅是对症治疗,而是应在辨证论治原则指导下,对症状采用不同的治法。

(二)温病治法的运用

由于温病过程中病机和症状变化多端,在临床上温病治法的运用应注意以下几个方面。

1. 根据具体情况灵活运用

各种治法的适应证和所用方药各不相同,在临床上,由于病证的复杂性,若干种治法常可合并使用,如解表与清气法合用、养阴与通腑法合用等。温病的治疗固然有一定的原则和大法,但由于温病的病证千变万化,既有规律,又有特殊情况,所以治法应随之而变,不能拘泥、固守一法,必须知常达变,灵活掌握。如治温病当用寒凉药而忌用温热药,这是一个基本原则。但当温病出现"寒包火",即里热炽盛又兼外寒束表时,在清里热之中可加入辛温发散之品。又如在温病后期可见阳虚欲脱,此时必须改用温热药以回阳固脱。在现代温病临床上,有人提出"截断法",即在卫分阶段即使用清热解毒等气分药物,未见营血分证而提前使用清营凉血药等。对此观点虽然目前仍有一些争议,但一般认为应根据温病的具体病机及其病情发展的趋势,在提高临床的疗效的基础上进行积极的探索,更准确、全面、灵活地运用温病的治疗方法。

2. 重视体质和正气状况

人的体质和正气状况是决定温病发生发展和预后的主要内在因素,所以是温病治疗中不可忽视的环节。如叶天士提出对于肾水素虚的温病患者,为了防止病邪乘虚深入下焦,必要时可酌用补益肾阴药,以"先安未受邪之地"。又如叶天士对温病患者素体阳气不足而使用清法时,提出应用至十分之六七,应审慎,不宜寒凉过度而更伤其阳气。另一方面,对素体阴虚火旺者,在使用清法后纵然热退身凉,仍须防其"炉烟虽熄,灰中有火",引起余热复起。在温病的治法中,有一些是针对正气不足而设的,如滋养阴津、固脱救逆等法。特别由于温病的病因是温邪,易耗伤津液,所以其正虚每以阴液不足为主,往往在病之初期即有阴液的耗伤,尤其是温病的后期多表现为肺胃或肝肾阴虚,因而顾护津液是贯穿于温病全过程的一个重要的治疗指导思想。

3. 以祛邪为治疗的关键

在温病的治疗中,由于外邪是引起温病的致病因素,并进而造成人体功能失调和实质的损伤,所以祛邪是治疗温病的关键。对温病的病邪强调祛邪务早、务快、务尽。正如吴又可《温疫论》所说:"大凡客邪贵乎早治,乘人气血未乱,肌肉未消,津液未耗,病人不至危殆,投剂不至掣肘,愈后亦易平复。欲为万全之策者,不过知邪之所在,早拔去病根为要耳。"及早地祛除病邪不仅可以使病人早日解除病痛,而且人体正气的损害较少,有利于康复。另外,对温病的祛邪,历来很重视"透"与"泄"。所谓"透"是侧重于使病邪由里向外,特别是通过体表向外透达,用药上注重运用轻清宣透之品。不仅在表之邪可通过"透"而外解,在里之邪热也往往运用"达热出表"、"透热转气"等透法而向外透解。所谓"泄"则包括了驱邪外出的各种治法。其中使病邪从下而外出的"泄"法不仅是为了通利二便,更重要的是使邪热等病邪通过二便而得以外泄。在温病的诸多治法中,大部分是针对祛邪而设的,如泄卫解表、清解气热、通下逐邪、和解祛邪、祛湿解热、清营凉血、开窍醒神、息风止痉等。

4. 分别新感与伏邪论治

在温病的治疗中还要针对新感与伏邪之异而采取不同的治法。如新感温病初起时多以表证为主,治当以辛凉疏解为大法,不可过分使用寒凉之品,否则不利于表邪的外透。如章虚谷说:"病初解表用辛凉,须避寒凝之品,恐遏其邪,反不易解也。"伏气温病初起即见明显的里热症状,治疗主以清里热。如柳宝诒说:"伏气由内而发,治之者以清里热为主。"如属新感引动伏邪而发温病,原则上宜先用辛凉以解其外邪,继以清里热。如叶天士说:"若因外邪先受,引动在里伏热,必先辛凉以解新邪,继进苦寒,以清里热。"必要时也可使用表里双解法。

5. 重整体与着眼局部相结合

当病邪侵犯人体而引起疾病后,必然会造成人身整体脏腑与气血的病变,同时,在温病发生后,还会有局部的病变,而局部的病变又是与整体的病变密切联系、相互影响的。如风热病邪所引起的病变部位主要在肺,但在病变过程中可以引起发热和头痛等全身性的症状,或导致热闭心包等其他脏腑的病变。所以在治疗时,既要着眼于局部的病变,根据局部病变的各种症状进行有针对性的治疗,又要密切注意全身性的整体变化,并采取相应的治疗方法。

三、温病的主要治法

温病病情复杂、变化多端,在治疗时几乎要用到中医治疗学的各种治法,但由于温病的病机有其特点,所以有一些较为常用的主要治法。以下主要讨论根据卫气营血、三焦辨证和"审因论治"的理论,并针对温病较容易出现的一些证候而确立的治疗温病的几种大法,这些治法分别属于解表、清热、和解、祛湿、通下、开窍、息风、养阴、固脱等法,同时还介绍一下温病的常用外治法。

(一) 解表法

1. 定义

解表法是通过疏泄卫表,透邪外出的方法,以解除温病初起邪在卫分的一类治法。本法属于八法中"汗法"的范围,适用于温病初起,邪在卫表者。

2. 解表法的作用

解表法的总的作用是开达腠理,透泄外邪。具体作用是发汗、疏表、透疹等,通过疏通皮毛腠理,借助汗出以祛除在卫表的外邪而使表证得以解除。

3. 解表法的主治病证

解表法主要用于温病初起,邪在卫表者。

$$
温病初起,温邪在表\begin{cases}风热在表\\暑湿兼寒郁于肌表\\湿邪困遏肌表\\燥热犯于卫表\end{cases}
$$

4. 解表法的分类运用

由于引起温病卫表证的病邪种类有风热、湿热、燥热及寒邪束表等不同,所以解表法又可分作以下几种。

(1) 疏风泄热

1) 定义:用辛散凉泄之剂以疏散卫表风热的方法。即通常所说的"辛凉解表",又称为"辛凉解肌"。

2）主治病证：表热证。即风温初起，风热病邪袭于肺卫，肺卫失于宣肃者，症见发热，微恶风寒，无汗或少汗，口微渴，或伴有咳嗽，咽痛，苔薄白，舌边尖红，脉浮数等。

3）代表方剂：桑菊饮、银翘散等。

4）运用要点：疏风泄热法所用之药多为轻清透发之品，常用药物如：桑叶、菊花、银花、薄荷、竹叶、牛蒡子、蝉蜕等。如表热较重，常配伍清热解毒药，如连翘、栀子、大青叶、板蓝根等，但在卫表证阶段，一般不宜滥用苦寒沉降的清热解毒药。如卫表之气郁闭较甚，症见恶寒较甚，汗少或无汗者，可少佐辛温解表之品，以增加发散透邪之力，如苏叶、防风、淡豆豉、荆芥等。如见咳嗽较重，可加宣肺化痰止咳药，如杏仁、瓜蒌皮、象贝母等。如卫表热势较重而肺热已较甚，则可加用金荞麦、鱼腥草、鸭跖草等。如咽喉疼痛较甚，可加用土牛膝、白僵蚕、玄参、马勃、山豆根等以清热利咽。

（2）透表清暑

1）定义：用透散表寒、化湿涤暑之品，以解外遏之表寒、清化内郁之暑湿的治疗方法（辛温之品外散表寒，并以清暑化湿之品解在里暑湿）。本法具有透表寒、清暑热、化湿邪的作用。

2）主治病证：夏月感受暑湿，又兼寒邪侵犯肌表者（表寒、暑、湿三者并存），症见头痛恶寒，发热无汗，身形拘急或酸楚，胸闷，口渴，心烦，苔腻等。

3）代表方剂：新加香薷饮。

4）运用要点：透表清暑法所用之药是由解表寒、清暑热、化湿邪三个方面组成的。

在解表寒方面，用药不避辛温。正如吴鞠通说："温病最忌辛温，暑病不忌者，以暑必兼湿，湿为阴邪，非温不解。"但所用辛温之品应属温而不燥者，以免助热耗阴之弊。故主用香薷，正如李时珍所说：香薷"乃夏月解表之药，如冬日之用麻黄"。香薷除了有较好的辛温解表发汗作用外，还有解暑、祛湿、调中的作用，所以用于外寒里有暑湿之证甚为恰当。但使用香薷必须掌握其适应证，即有表寒和暑湿存在者，如夏暑之病不兼表寒者不可滥用。正如薛生白所说的："然香薷之用，总为寒湿外袭而设，不可用以治不夹寒湿之暑热也。"

如暑热较重者，可加入西瓜翠衣、青蒿等，还可用鲜扁豆花，吴鞠通在《温病条辨》中说："夏月所生之物多能解暑，惟扁豆花为最"，可见对该药之推崇。如湿邪较盛，可加用滑石、甘草、通草、大豆卷等。新加香薷饮方中厚朴亦为燥湿和中、理气开痞而设。

（3）宣表化湿

79

1）定义：是用芳香宣邪之品以疏化肌表湿邪的治疗方法。

2）主治病证：湿邪困遏肌表之证。适用于湿温初起，湿热病邪侵于卫表气分，症见恶寒头重，身体困重，四肢酸重，微热少汗，胸闷脘痞，苔白腻，脉濡缓等。

3）代表方剂：藿朴夏苓汤。

4）运用要点：宣表化湿法主以芳化，即所用之药以芳香化湿透邪之品为主，药多偏温。常用如藿香、佩兰、苍术、厚朴、白豆蔻等。这些药物具辛温透化湿邪之作用，与羌活、独活、防风等辛温祛表湿药的作用并不相同，能化湿而性不燥烈，无助热伤阴之弊。

本法所治之证，为湿热性温病初起热势尚不甚之时，所以清热之品较少，如已见化热之象，可以加入竹叶、滑石等清热之品。

本法所治的病证虽属湿邪在表，但湿热之邪侵犯人体多有"内外合邪"的特点，即体内往往已有湿邪的存在，而外湿入侵也是"直趋中道"，犯于脾胃，所以除了有表湿外，尚有里湿，表现为胸脘痞闷、口淡食少等，因而在治疗时，多须用半夏、陈皮、苡仁、茯苓等祛里湿的药物。对于湿在表及上焦阶段的治疗，还要强调轻开肺气，因肺主一身之气，肺的转输行气功能得以恢复，则湿邪自化，所以宣开肺气有助于表里之湿的祛除。在治疗本证时常配合杏仁、白豆蔻、淡豆豉、陈皮之类，就是这个道理。

（4）疏表润燥

1）定义：是用辛凉清润之品以疏解肺卫燥热的治疗方法。

2）主治病证：秋燥初起，燥热病邪伤于肺卫之证者。症见发热，咳嗽少痰，咽干喉痛，鼻干唇燥，头痛，苔薄白欠润，舌边尖红等。

3）代表方剂：桑杏汤。

4）运用要点：疏表润燥法所用药物由辛凉宣透之品与甘润生津润燥之品相配合而成，即所谓辛凉甘润。既可疏解表邪，又可润燥。本法主治的病证在上在表，所以用药必须主以轻清，即在选药时，药性应凉而不凝滞，润而不滋腻。常用的药物，宣透表邪方面如桑叶、淡豆豉、杏仁、菊花、栀子皮，生津润燥方面如沙参、玉竹、梨皮等。本证因燥热犯肺，每引起肺气失于宣肃而咳嗽，所以常与宣肺止咳、清润化痰之品配合，如象贝母、杏仁、瓜蒌皮、枇杷叶、马兜铃、紫菀、海蛤壳等。

5. 解表法的运用要点

（1）本法主要用于表证，而临床上的病证往往是较复杂的，所以本法在运用时每要与其他治法相配合。如对于伏气温病初起表里同病者，本法多与清里药配合，即用表里同治之法。而在表邪初传里，表邪未尽之时，又应在治里的同时，适当配合本法。此外还必须注意患者的体质和病邪兼夹。如素体阴虚而外有表邪所致的卫表证,可予滋阴解表法;平素气虚而外感温邪所致的卫表证,可予益气解表法。其他如卫分证夹有痰、食、气、瘀、湿等邪者,均应随证加减化裁。

(2) 解表法用于温病病变在卫分阶段,所用的药物性质以辛凉为主,重在疏解透表(因温邪袭表,常致腠理开泄,多表现为有汗或少汗,故宜重在宣解,而不必强求发汗,华岫云说:"辛凉开肺,便是汗剂"),一般忌用辛温发汗法,故吴鞠通强调:"温病忌汗,汗之不惟不解,反生他患。"这是因为辛温之品易助热化火伤阴,因而不能用以治疗温病。但若属腠理郁闭无汗,或卫表有寒、湿之邪者,亦非绝对不可用辛温之品。如对于感受暑湿在内而外有表寒者,须用辛温解表与清解暑湿相合的治法。对湿热性温病初起,湿邪在卫表,热势不盛者,也多要用辛温芳香化湿之品。所以吴鞠通在《温病条辨》中说:"温病最忌辛温,暑病不忌者,以暑必兼湿,湿为阴邪,非温不解,……下文湿温论中,不惟不忌辛温,且用辛热也。"温病解表,宜用辛凉,但也不可过用寒凉而致表邪郁遏难解,何廉臣说:"温热发汗,虽宜辛凉开达,而初起欲其发越,必须注重辛散、佐以轻清,庶免凉遏之弊。"

(3) 掌握解表法运用时机,做到当汗则汗,中病即止。温邪在表,应以汗解,当汗不汗,谓之失汗,表邪不去,必致传变。戴天章说:"非汗则邪无出路,故汗法为治时疫之一大法也。"本法所用药物主要为驱散表邪而设,如用后表邪已解,即应停用,否则徒然耗气伤阴。

6. 与其他治法的配合

由于温病表证的种类较多,所以应根据表邪的不同而分别采用不同的治法。同时,还必须注意患者的体质和病邪兼夹。如素体阴虚而感受外邪所致的卫表证,可予滋阴解表法;平素气虚而外感温邪所致的卫表证,可予益气解表法。其他如卫分证夹有痰、食、气、瘀、湿等邪者,均应随证加减化裁。

(1) 解表法与滋阴法的配合:素有阴虚而又感受风热病邪者,因津液不足,汗源缺乏而每每不易作汗透邪,如强发其汗,则更伤其阴。丁甘仁在论及此类病证时说:"一因邪郁气闭,一因阴液亏耗,无蒸汗之资料,……若进用汗法则阴液素伤,若不用汗法则邪无出路。"当此之时,以疏风泄热药配合滋阴之品,既可防汗出而更伤其阴,又可益阴以增汗源。吴鞠通所说:"增液为作汗之具",以及《温病条辨》中的银翘汤均含此意。

对于伏温内发而又兼表者,亦需以解表配合滋阴。如尤在泾说:"温邪之发,阴必先伤,设有当行解散者,必兼滋阴于其中,昔人于葱豉汤中加童便,于栀豉汤中加地黄、麦冬,即此意也。"

（2）解表法与清里法的配合：当里热已盛而表证未解时，需在解表剂中配合清里药物，如吴鞠通论银翘散加减时提到里热甚者可加知母、黄芩、栀子等，桑菊饮用于肺热盛者可加黄芩等。

7. 注意

（1）对温病邪在卫表者，一般忌用辛温发汗法，重在疏解透表。本法属汗法范畴，但并非都要以发汗为目的。对多种温病，吴鞠通强调："温病忌汗，汗之不惟不解，反生他患。"这是因为辛温之品易助热化火伤阴，从而变生斑、衄、谵妄等证，因而不能用治疗伤寒寒邪在表的辛温发汗法来治疗温病。但若属腠理表气郁闭较甚而无汗，或卫表有寒、湿之邪者，亦非绝对不可用辛温之品。

（2）在温病初起时，如属里热外发而无表证者，不可用本法，叶天士所说的"温邪忌散"即是指此而言。

（3）对温病表证的治疗，虽主以辛凉，但也应注重疏散，不可过于寒凉，以防凉遏不解。

（4）使用本法应中病即止，表证解除后即停用，同时也不可发散过度，避免过汗伤津。

8. 问题的讨论

（1）使用解表法为何要辨别病邪性质？这是由于四时温病在表的病邪有风热、暑热、湿热、燥热等多种，因而在使用解表法时，必须通过"审证求因"来明确病因性质而后针对不同病邪采用不同的解表方法。如疏风泄热、透表清暑、宣表化湿、疏表润燥等。只有这样，才能药证符合。

（2）解表法又称"汗法"，解表是否都要发汗？解表是否需要发汗，关键是辨证之有汗、无汗。从汗之有无来判断其腠理属郁闭还是开泄，从而决定是否发汗。一般说，腠理郁闭无汗者，应发其汗：如香薷饮、葱豉汤等，通过汗出而使表证解除。若腠理开泄，有汗或少汗，则应重在宣解。这种治疗虽非以发汗为目的；但同样有宣泄表邪的作用。如华岫云说："辛凉开肺，便是汗剂。"

（3）怎样理解不失汗、不误汗？

1）当汗不汗，谓之失汗。温邪在表，应宜汗解，若不用汗法，表邪不去，必致传变。因而前人十分强调有表证者，必须用解表法。戴天章说："非汗则邪无出路，故汗法为治时疫之一大法也。"丁甘仁也提出治疗烂喉痧"以畅汗为第一要义"。

2）汗不如法，谓之误汗。汗不如法有两种情况：一为误用辛温。以温为阳邪，若误用辛温轻则可致斑、衄、谵妄，重则可导致枯竭亡阴。吴鞠通曾说："太阴温病不可发汗，发汗而汗不出者，必发斑疹；汗出过多者，必神昏谵语。"二为滥用辛凉。温病解表,宜用辛凉,但表邪重者不可过用寒凉而致遏邪不解。何廉臣提出:"温热发汗,虽宜辛凉开达,而初起欲其发越,必须注重辛散,佐以轻清,庶免凉遏之弊。"

(二) 清气法

1. 定义

清气法是以寒凉之品以清除气分无形邪热的一类治法,属于八法中"清法"的范围。

2. 清气法的作用

本法的主要作用是清泄气分邪热。具体地说,清气法通过清热泻火、宣畅气机以祛除热邪,起到清热、除烦、生津、止渴的治疗作用。

3. 清气法的主治病证

清气法主治气分无形邪热之证。适用于温病气分里热虽已亢盛,但尚未与燥屎、食滞、痰湿、瘀血等有形实邪相互搏结的病证。

热在气分的里热证 $\begin{cases} 表邪入里 \\ 里热外发（伏邪温病） \\ 湿热化燥 \end{cases}$

在临床上,温病气分证较为多见,因而本法在温病的治疗中运用机会较多。气分证是温病过程中邪正交争最激烈的阶段,如果邪在气分失治或治不如法,其邪往往可以内传营血,甚至导致液涸窍闭动风等险局,所以把好气分关对于提高温病疗效、改善温病的预后至关重要。

4. 清气法的分类运用

根据气分无形邪热的所在部位、病势浅深、病邪性质的不同,清解气热法可分为:

(1) 轻清宣气

1) 定义:指用轻清之品透泄热邪,宣畅气机的治疗方法。

本法清热之力较轻,其药性也较轻平,故称为"轻清"。王孟英说:"展气化以轻清,如栀、芩、蒌、苇等味是也。"

2) 主治病证:温病邪在气分,热郁胸膈,热势不甚而气失宣畅者。本证可见于温病热邪初传气分,或里热渐退而余热扰于胸膈,病邪较轻而病势偏上者。症见身热微渴,心中懊恼不舒,起卧不安,苔薄黄,脉数等。

3) 代表方剂:栀子豉汤。

4) 运用要点:轻清宣气法的用药主以轻清。所谓轻清是指清热作用较平和而上浮,兼有宣通气机的作用。正如王孟英所说:"展气机以轻清。"常用药物如栀子、淡豆豉、芦根、黄芩、瓜蒌皮等,并可适当加入杏仁、陈皮等以助其宣展气机。本法一般不用苦寒沉降的药物,以免有病轻药重之弊,吴菱山说:"凡气中有热者,当用清凉薄剂",即对本法而言。

对于邪热较重者,可用一些味较轻薄的苦寒清热药,如黄芩、连翘等。对于邪热初入气分者,往往表邪尚未尽解,见有黄白苔、身微恶寒者,可酌加薄荷、牛蒡等透泄之品。

(2)辛寒清气

1)定义:指用辛寒之品透热外达,以大清气分邪热的治疗方法。

本法清热之力较强,但仍以透达邪热为主,具有退热生津、除烦止渴的作用。

2)主治病证:邪热炽盛于阳明气分,热势浮盛者(阳明气分邪热亢盛)。症见壮热,汗出,心烦,口渴欲得冷饮,苔黄燥(质地不甚厚且未焦燥起刺,属"胃家热"而非"胃家实"),脉洪数等(阳明四大症:大热、大汗、大渴、脉洪大)。

3)代表方剂:白虎汤。

4)运用要点:辛寒清气法的代表方为白虎汤,对其临床运用历代医家有许多论述。如对白虎汤的适应证,历代强调有"四大"(大热、大汗、大渴、脉洪大),吴鞠通在《温病条辨》中提出了白虎汤的"四不可予",即:"白虎本为达热出表,若其人脉浮弦而细者,不可予也;脉沉者,不可予也;不渴者,不可予也;汗不出者,不可予也;常须识此,勿令误也。"这是临床治疗温热病时运用白虎汤的重要准则,但也不可完全拘之。如见有大热、大渴、脉洪大而汗不出者,每为阳热怫郁于内,表气不能通达而致无汗,所以仍可服本方,在服用本方后,每因辛寒达热出表,使表气得通而得透汗,热势随之而解。

在临床上,如阳明热盛兼有津气耗伤,症见背微恶寒,脉洪大而芤者,可加用人参以补益津气,即白虎加人参汤。如阳明热盛兼湿困太阴,症见脘痞身重者,可加用苍术以化湿,即白虎加苍术汤。如阳明热盛兼有邪热壅滞骨节,症见骨节烦疼者,可加用桂枝以领骨节之邪热外达,即白虎加桂枝汤。吴鞠通说:"单用桂枝一味令邪外出,作向导之官,得热因热用之妙。"如亢盛于阳明气分之邪热属暑热之邪,还可酌加西瓜翠衣、薄荷、银花、连翘、竹叶等清暑透热之品。如邪初传入阳明而表未尽解者,可加入透表之品,如新加白虎汤即用本方加薄荷、荷叶等,俞根初称本方:"既有分解热郁之功,又无冰遏凉伏之弊。"

(3)清热泻火

1)定义:用苦寒清热解毒之品直清里热,泻火解毒的治疗方法。

2)主治病证:邪热内蕴,郁而化火者,症见身热,口苦而渴,心烦不安,小便黄赤,舌红苔黄,脉数等。

3) 代表方剂:黄芩汤或黄连解毒汤。

4) 运用要点:清热泻火法主用苦寒清热泻火解毒之品,直折火势,与辛寒清气法透热外达的主治病证和用药都有所不同。本法所治之证为邪热郁里而已化火、化毒,如口苦、尿赤、局部发生肿痛等,所用之药性苦寒而能直折火势;辛寒清气法所治之证为邪热弥漫于内外,津虽伤而未有火毒见症,所用之药以辛寒为主,主在达热出表。

再者,如戴天章说:"凡温热病之宜于苦寒者,切忌早用甘寒。盖因苦寒为清,甘寒为滋。因时医以鲜地、鲜斛、玄参、麦冬等之清滋法认作清泄法,于是热益壮、神益昏,其弊由甘寒清滋之药,得火热煎熬,其膏液即化为胶涎,结于脘中,反致伏火不得从里而清泄,从此为闭、为厥、为痉、为癫,甚则为内闭外脱,变证蜂起者,多由于此。"强调对于火热内盛之证不能单用甘寒滋养之品,但对于火热内盛而阴液大伤者,或素体阴亏而里热内发者,每须用甘苦合化之法,即以苦寒清热解毒药与甘寒生津养阴之品配合应用。故吴鞠通说:"温病燥热,欲解燥者,先滋其干,不可纯用苦寒也,服之反燥甚。"此外,苦寒药本身也有化燥伤阴之弊,所以当内有火热炽盛之时,如已有阴液的明显耗伤,应配伍甘寒滋阴之品,但应注意滋而不腻,不用重浊之品。

5. 清气法的运用要点

(1) 清解气热法适用范围较广,在具体运用时应灵活化裁或配合他法。如邪初入气时,倘表邪未尽,须加入透表之品于轻清之剂中,此谓轻清透表;如气分邪热亢盛而阴液大伤,则须与生津养液之品相伍,此谓清热养阴;如邪热壅肺而肺气闭郁者,须以清泄气热配合宣畅肺气之品,此谓清热宣肺;如热毒壅结而化火,除发热、口渴外,还见某一局部红肿热痛者,则在清热泻火中伍以解毒散结之品,此谓清热解毒。此外本法所治邪热属气分无形邪热,如邪热已与有形实邪相结,单用本法往往只能"扬汤止沸",必须去其所依附的有形实邪才能解除邪热。

(2) 如病邪未入气分,不宜盲目早用本法,用之不当反凉遏邪气,不利于病邪的透解。

(3) 素体阳虚者在使用本法时,切勿过剂,应中病即止,以防寒凉药戕伤阳气。

清气法是针对邪热已入气分,热势弥漫于内外,但未化火,也未与燥屎、瘀血、痰饮等有形之邪相结而设的。所以在表邪未解时不宜用本法,如过早用本法,有凉遏表邪而难解之弊,正如《伤寒论》中所说:"其表不解者,不可与白虎汤。"如里热已与有形之邪相结,形成了腑实、瘀热、痰热等,用本法无疑是扬汤止沸,不能起到作用。此外,本法具寒凝之性,故兼有湿邪者,不可单用本法,必须兼治其湿,以免湿邪久恋难解。由于气分邪热所在部位和表现症状多种多样,所以本法在临床上运用时,应根据不同情况而择用不同的方药或灵活加减。如邪热在肺者,多致邪热壅肺、肺气郁闭,所以在清肺热时多配合宣降肺气之品,可用麻杏石甘汤,方中的麻黄、杏仁就有宣降肺气的作用。如属胆热炽盛者,多伴有肝胆气机的郁滞,所以在清胆热时多配合疏理肝胆之药,如柴胡、枳壳、蒲公英、郁金、川楝子等。如热与湿相结而成湿热之邪,则在清热之时应配合化湿之法;如已形成腑实,应主以攻下泻热;对瘀热者,应清热与化瘀并行;对痰热者,应清热与化痰同施。这些都是清解气热法在运用时应予注意的。

　　清解气热法适用范围较广,所以具体治法也较多,上述三法仅是其中较有代表性者。三法的作用及主治病证各有不同:如轻清宣气法的清热作用较轻,对于气分热盛者力不胜任;辛寒清气之法适用于热邪浮盛于内外者,而清热泻火法则适用于热势内郁而化火者。同时,本法在具体运用时还应灵活化裁或配合他法。如邪初入气分,表邪尚未尽解,须加入透表之品于轻清之剂中,称为轻清透表;如气分邪热亢盛而阴液大伤,则须与生津养液之品相伍,称为清热养阴;如邪热壅肺而肺气闭郁者,须在清泄气热之中配合宣畅肺气之品,称为清热宣肺;如邪热壅结而化火成毒,除发热口渴外,还见某一局部红肿热痛者,则在清热泻火中伍以解毒散结之品,称为清热解毒;如兼有肠腑结热而成里实证者,应配合攻下,称为清热攻下等。

　　6. 与其他治法的配合

　　由于气分证临床表现复杂,涉及病位,脏腑较多,因而清气法在具体运用中有较多的变化:

　　(1) 清气配合宣肺:肺热气分炽盛者多表现为热壅于肺、肺气郁闭,因而在清气泄热中配合宣肺降气之品,如麻杏石甘汤中以石膏清泄肺胃之热,以麻、杏宣降肺气。

　　(2) 清气配合疏利肝胆:如属胆热炽盛者多有肝胆气机壅滞,在治疗中每需加入疏利肝胆之品如柴胡、枳壳、蒲公英、郁金、川楝子等。

　　(3) 清气配合解毒:对于热毒壅结之证,多用清热解毒法。清热泻火法本身即寓有解毒之意。如见毒聚成块或肿者,还可用玄参、升麻、皂刺、甘草等解毒消肿药物。

　　(4) 清热配合祛湿:属湿热内蕴气分者,在清热的同时还需配合祛湿药,使湿与热俱解。

　　7. 注意

（1）本法所治邪热属气分无形邪热,如邪热已与有形实邪,如腑实、食滞、痰湿、瘀血等相结,单用本法往往只能"扬汤止沸",必须去其所依附的有形实邪才能解除邪热。

（2）如病邪在表而未入气分,不宜盲目使用本法,用之不当反凉遏邪气,不利于病邪的透解,所以叶天士强调:"到气才可清气"。

（3）对湿热性温病湿中蕴热而流连气分者,不可一味滥用寒凉,当重视祛除湿邪。

（4）素体阳虚者在使用本法时,切勿过剂,应中病即止,以防寒凉药戕伤阳气。

8. 问题讨论

（1）白虎汤的适应证强调"四大",无汗时能否用白虎汤？吴鞠通在《温病条辨》中提出了白虎汤的"四不可予",即:"白虎本为达热出表,若其人脉浮弦而细者,不可予也;脉沉者,不可予也;不渴者,不可予也;汗不出者,不可予也;常须识此,勿令误也。"对于吴鞠通所说的"白虎四忌",应视为治疗准则。但验诸临床,若已具有大热、大渴、脉洪大,即使汗不出者,亦可使用白虎,此为阳邪怫郁于内,表气不通而致汗不得出,服本汤后,往往可透汗而解,此乃"达热出表"之作用。白虎汤本非解表发汗之剂,却具有透邪泄热之能,临床上不必拘于"四大"俱全。

（2）邪在阳明气分,为什么忌用苦寒沉降,滋腻、分利？苦寒沉降如芩、连,其性下行,其味苦燥,用于阳明气分,使邪不外达且易耗伤阴液;滋腻之品如冬、地,用之致邪不得外达,分利之品如猪苓、泽泻,用之易耗伤阴分。正如吴鞠通所说:"温病小便不利者,淡渗不可予也,忌五苓、八正辈。"

（三）和解法

1. 概念

和解表里法是通过和解、疏泄、分消,解除在半表半里之病邪的一类治法,又称"和解法"。本法属于八法中的"和法"。

2. 作用

使用和解表里法的作用是透解邪热,宣通气机,以达到外解里和的目的。

$$
和解表里
\begin{cases}
清泄邪热 \\
分消痰湿 \\
透达秽浊
\end{cases}
$$

3. 主治病证

适用于温病邪不在卫表,又非完全入里,而是处于少阳、三焦、膜(募)原等半表半里者。

$$邪在半表半里 \begin{cases} 邪郁少阳胆经,痰湿中阻 \\ 邪留少阳三焦经,痰湿内阻 \\ 邪伏膜原,湿热秽浊郁滞 \end{cases}$$

4. 分类运用

在温病治疗中较为常用的和解表里法大致有以下几种：

(1) 清泄少阳

1) 定义：是清泄半表半里邪热,以和降胃中痰湿。

2) 主治病证：邪郁少阳,胃失和降者。本证多见于某些湿热性温病,症见寒热往来,口苦胁痛,烦渴溲赤,脘痞呕恶,舌质红,苔黄腻,脉弦数等。

3) 代表方剂：蒿芩清胆汤。

4) 运用要点：清泄少阳的代表方蒿芩清胆汤,可清泄少阳半表半里之邪热而兼具化痰湿的作用。其与《伤寒论》中治疗少阳病的小柴胡汤在功用主治上有同有异。所同者,二者都是治疗半表半里证、邪在少阳的方剂,但蒿芩清胆汤所治之证为痰热盛于少阳胆经,症状表现为热重而寒轻,或表现为寒热如疟,并可见脘痞胸闷、呕恶、苔腻等湿痰中阻的症状,因而除了用青蒿、黄芩清泄胆热外,还用陈皮、半夏、枳壳、竹茹等和胃降逆化痰,赤苓、碧玉散导热下行而利湿。至于小柴胡汤所治疗的病证无痰湿内阻,但兼有胃气不足,所以不用芳香化湿的青蒿,而用柴胡与黄芩相合来和解少阳之邪,并用人参、甘草等以益胃气。本法在临床上运用时,应视湿与热之偏重而进行加减：如痰湿较重,可加芳化利湿的藿香、佩兰、厚朴、白豆蔻等；如胆热较甚而呕吐剧烈者,可加用左金丸以清热降逆止呕。

(2) 分消走泄

1) 定义：是宣展气机、泄化三焦邪热及痰湿的一种治法。

2) 主治病证：邪热与痰湿阻遏于三焦而气化失司者,本证见于各种湿热性温病,症见寒热起伏,胸痞腹胀,溲短,苔腻等。

3) 代表方剂：温胆汤,或以叶天士所说的杏、朴、苓之类为本法的基本药物。

4) 运用要点：分消走泄是针对邪热与痰湿阻遏于三焦而气化失司的治法。由于热邪夹湿浊内阻于上中下三焦,引起气机郁滞、水道不利,所以应上中下三焦一齐分消,即王孟英所说："其所云分消上下之势者,以杏仁开上,厚朴宣中,茯苓导下。"而用药实际上是以宣气化湿为主。

本法所治之证,虽涉及三焦,但中心病位仍在中焦;病邪虽为湿热兼夹,但以痰湿内阻和气滞偏重,所以本法用药特点为微苦微辛,一般不用过于寒凉、过于温燥之品。因本法的清热作用较轻,所以对邪热较甚的病证,可加用清化之品,如黄芩、连翘、黄连之类,如黄连温胆汤。

(3)开达膜原

1)定义:是用疏利透达之品开达盘踞于膜原的湿热秽浊之邪。

2)主治病证:邪伏膜原者,本证多见于湿温或湿热性质温疫的早期,症见寒甚热象较微,脘痞腹胀,身痛肢重,苔腻白如积粉而舌质红绛甚或紫绛。

3)代表方剂:雷氏宣透膜原法,达原饮。

4)运用要点:开达膜原的用药较为温燥,这是因为本法所治之病证系湿邪秽浊,非温燥之品不能祛其郁闭痼结之邪,而且病证性质属湿重热轻。

达原饮中所用的厚朴、槟榔、草果都为温燥药,宣化湿浊之力较强,而对于素体阴虚内热者,或湿已化热者不宜投用。

(4)和解截疟

1)定义:是和解表里,截疟化痰之法。

2)主治病证:疟疾,症见寒战壮热,休作有时,先寒后热,继则大汗后热退,隔日或隔二日一发,舌红苔白或黄腻,脉弦等。

3)代表方剂:柴胡截疟饮。

4)运用要点:和解截疟法的用药是以和解表里与化痰截疟相配合。古称"无痰不作疟",所以在治疟时每用化痰之品。除了常用的柴胡、黄芩、青蒿等药外,还多用常山、草果、蜀漆等。但在临床运用本法时,应根据疟疾的不同类型而分别选用方药,不可拘于一方。

5. 和解法的运用要点

本法中的几个治法,虽同为治疗半表半里证,但由于病邪性质、具体病位不尽相同,所以治各有别,应针对不同病证选择相应的治法。

清泄少阳法虽有透邪泄热作用,但只适用于邪热夹痰湿在少阳者,若里热炽盛而无痰湿者,用之则不能胜任。分消走泄与开达膜原二法清热之力较弱,其作用侧重于疏化湿浊,故不能用于湿已化热,热象较著及热盛津伤者。

和解法是治疗邪在半表半里的一种治法。半表半里证的类型甚多,本节所讨论的只是在温病中较为常见的几种半表半里证的治法,而实际上主要是针对湿热性病邪在半表半里所引起的一些病证,因而所用的治法中都有祛除湿邪的药物。在本节所介绍的四法中以清泄少阳法清热的作用较强,而后三者的作用以疏化湿邪为主,因而必须明辨各法的适应证。由于这四法基本上都属清热与祛湿配合运用的治法,所以在临床上运用时,应区别邪热与湿浊的侧重而确定清热、化湿的药物。又因湿热之邪易阻滞气机,所以每要与疏理气机之品配合。

以上的和解治法都用于邪在半表半里者,皆属气分之病变,但具体作用各不相同,临床上应根据不同情况选用。总的来说,和解法的清热作用较弱,且多兼具治湿痰的作用。具体而言:清泄少阳法所治之证邪在少阳胆经,痰热较盛;分消走泄法所治之证邪在三焦,湿邪尚未明显化热;开达膜原法所治之证邪在膜原,湿热秽浊郁闭较甚;和解截疟法则为治疟之法。

6. 与其他治法的配合

和解法,本身就是清热与祛湿配合运用的一种治法,在临床上应根据热与湿之偏盛,选用清热、化湿的药物配合使用,并可配合利胆退黄、通里攻下,理气行滞等法。

7. 注意

(1) 清泄少阳法虽有透邪泄热作用,但只适用于邪热夹痰湿在少阳者,对里热炽盛而无痰湿者不适用。

(2) 分消走泄与开达膜原二法清热之力较弱,其作用侧重于疏化湿浊,故不能用于湿已化热,热象较著及热盛津伤者。

8. 问题的讨论

(1) 同为半表半里证,为什么证治各有不同?温病和解三法,所治者皆为半表半里证,临床表现均有寒热并见,或寒热交替的特点,但三者病机各不相同,故治法亦各不同。如:胆热兼痰湿阻于少阳是少阳枢机不利,治宜清泄少阳;湿热阻于上中下三焦是三焦气机不利,治宜分消上下;湿热秽浊遏于膜原是湿遏热伏,治宜开达膜原。

(2) 邪在膜原苔白如积粉,舌质红绛,其病位在何处?该证虽见红绛舌,但病位仍在气分,其舌质红绛为湿遏热伏、热邪不能外透之象,不可见红绛舌即谓营分有热而误投清营养阴药,更不可认作是气营两燔证,当然也不属于气营之间。

(3) 和解法的临床运用范围:在温病临床上,和解法的使用相当广泛。其所治病证中不少属疟证、类疟证、如疟证等;此外,对于许多出现弛张热、消耗热型的高热患者及长期低热患者,只要运用得当,往往可以取得良好的疗效。

(四) 祛湿法

1. 定义

用芳香化湿,苦温燥湿及淡渗利湿之品以祛除湿邪的一种治法。

这里讨论的祛湿法,仅是祛除湿邪方法中的一部分,主要是针对温病中湿热病证的几个治疗方法。前面讨论的宣表化湿以及和解法实际也是祛湿法。

2. 作用

总的作用是祛除湿邪,具体作用有宣通气机、运脾和胃、通利水道等。

这里所提的祛湿法,实质不仅是祛湿,而且包括清热在内,它是用于湿与热相合引起的湿热类温病。温热属阳邪,湿浊属阴邪,湿热互结每使病势缠绵难解。吴鞠通指出湿热为患"非若寒邪之一汗而解,温热之一凉即退"。故凡兼有湿邪为患者,治疗时必须兼顾其湿,或是先祛其湿。正如叶天士说:"热从湿中而起,湿不去则热不除也。"

3. 主治病证

本法主治湿热蕴阻气分的病变。

湿热之邪侵袭人体多直犯脾胃,初起即见卫气分见症,但病变重心仍在气分,故祛湿法在这类温病的初起即可使用。

4. 分类运用

(1)宣气化湿

1)定义:用芳香之剂以宣通气机、透化湿邪。

2)适应证:主治邪遏卫气、湿重热轻的病证。

适用于湿温初起湿蕴生热,郁遏气机,但热尚未盛之证,症见身热不扬,午后为甚,汗出不解,或微恶寒,胸闷脘痞,小便短少,苔白腻,脉濡缓。

3)代表方:三仁汤。

4)运用要点:本法注重宣开肺气。所治之证系阻遏卫、气之湿热。用药除了芳化、渗湿外,还注重用宣开肺气之品如杏仁、陈皮、枳壳等,使肺气得以宣畅而湿邪易于宣化。如吴鞠通说:"盖肺主一身之气,气化则湿亦化也。"故有人称本法为"流气化湿法"。

本法所治之证不可误用汗法。本法适应证中有微恶寒,头身疼重,不可误认为伤寒表证而投以辛温发汗。如吴鞠通说:"汗之则神昏耳聋"。"汗伤心阳,湿随辛温发表之药蒸腾上逆,内蒙心窍则神昏,上蒙清窍则耳聋目瞑不言"。

本法虽不属汗法,但临床运用之后,因气机得以宣展每见气行湿开而热透,自然有热退之效,有时亦可伴有汗出。

(2)燥湿泄热

1)定义:以辛开苦降之剂燥湿、泄热,以除中焦湿热之邪。

本法属温清并用,又称为"辛开苦降","辛开苦泄"、"苦辛开降"。提法不同,而意义则一。

2)主治病证:本法主治中焦湿热遏伏之证。

常用于湿温病湿渐化热、湿热俱盛，症见发热、口渴不多饮、脘痞腹胀、泛恶呕吐、口苦、小便短赤、舌苔黄腻、脉濡数等。

3）代表方：王氏连朴饮。

4）运用要点：本法为辛温与苦寒复合用法。本法辛温与苦寒并用，常用辛温之药有厚朴、半夏、橘皮等，具有燥湿、理气、温开之效。常用苦寒之药有黄芩、黄连、山栀等，具有清热、燥湿之功。

临床运用时须权衡湿与热之偏重偏轻。本法适应证为湿热蕴阻中焦，但应据湿与热之偏重偏轻，而确定辛开与苦降之侧重。对此，柳宝诒曾指出："湿邪之证，……治之者，须视其湿与热，孰轻孰重，须令其各有出路，勿使并合，则用药易于着手。"否则，湿盛而过用苦寒有凉遏之弊，热盛而过用辛温有助热之害。

（3）分利湿邪

1）定义：以淡渗之品使湿邪下行从小便而去。

2）适应证：本法适用于湿热阻于下焦之证。症见热蒸头胀、小便短少、甚或不通、苔白不渴等。

3）代表方：茯苓皮汤。

4）运用要点：本法虽然主要针对湿在下焦之证，但在上焦，中焦的湿邪也须用渗利之法。如刘河间《素问病机气宜保命集·病机论》中说："治湿之法，不利小便非其治也。"故本法常与宣气化湿、燥湿泄热等法配合运用，使湿邪各有分消之路，常用药物如茯苓皮、苡仁、通草、滑石等。

小便短少者不可一概用分利。分利湿邪法主治病证以小便短少为主症，但小便短少的原因很多，不可一概投以分利之法。如温病中因热甚伤阴而致小便短少者就忌用分利。如吴鞠通说："温病小便不利者，淡渗不可予也，忌五苓、八正辈。"亦有瘀热互结下焦而小便不利者，淡渗之法亦不可用。

5. 与其他治法的配合

祛湿法除了上述三法可以互相配合使用外，还常与清热、利胆、消导、理气等法配合运用。

6. 运用祛湿法的注意事项

（1）注意辨别湿邪所在部位。湿邪在人体可影响不同的病位和脏腑，因此在运用祛湿法时必须区别湿邪之在表、在里；湿邪在上焦、中焦、下焦，所涉及的是哪些脏腑。

（2）权衡湿与热的偏重，以便用药有所侧重。

（3）如果湿邪已从燥化，即不可再用。

（4）阴液亏虚者慎用。

7. 问题的讨论

（1）燥湿泄热与宣气化湿法有何区别？燥湿泄热法又称为"苦泄"，用药以辛苦温与苦寒合用，如王氏连朴饮。其所治之病证病位在中焦，湿已化热，湿热并重，有苦辛通降、泄热下行的作用。其临床表现按叶天士说，除脘中痞闷外，可见黄浊苔，脘中按之痛，或自痛，或痞胀。

宣气化湿法又称为"开泄"，用药多轻昔微辛，如杏、蔻、橘、桔。其所治之证病位以上焦为主，兼及中焦，湿重于热。有宣通气机以达归于肺，流气以化湿的作用。其临床表现按叶天士说，除脘中痞闷外，还可见苔白不燥，或黄白相兼，或灰白不渴等。

（2）宣气化湿与宣表化湿有何异同？二法均治湿遏卫气，湿重于热，内外合邪的证候，所用方中均有宣气化湿，祛表里之湿以及开上、宣中、渗下的药物。宣表化湿所用的藿朴夏苓汤内有藿香、豆豉等，对于表湿较重者为宜；宣气化湿法所用的三仁汤，透表之品较少，侧重于泄热利湿，对湿中蕴热者较为适用。

（五）通下法

1. 定义

泻下攻逐里实邪热的一种方法。又称为"下法"、"攻下法"。

本节讨论的只是温病中常用的几种通下方法，即属于里实与热邪相结的病证所适用的通下法，并不是讨论通下法的全部内容。

2. 作用

本法总的作用是通下大便，攻逐体内的结热。

具体言之，包括通导大便，泻下邪热、荡涤积滞、通瘀破积等多种作用。

通下法对温病的治疗有特殊重要的意义。《黄帝内经》有"中满者，泻之于内"、"实则泻之"的记载。柳宝诒曾指出："胃为五脏六腑之海，位居中土，最善容纳，邪热入胃则不复他传，故温热病热结胃腑，得攻下而解者，十居六七。"可见，通下法在温病治疗上占有重要位置。

3. 主治病证

本法主要治疗有形实邪内结的病证，包括热邪与燥屎结于肠腑，湿热夹滞胶结肠腑，瘀血热邪互结下焦等证。通过应用通下之法，使内结之邪从下而解。

4. 分类运用

（1）通腑泄热

1）定义：以苦寒攻下之剂，泻下肠腑热结，又称为"苦寒攻下法"。

2）适应证：本法主治邪热传于阳明，内结肠腑之阳明腑证（即热结肠腑证）。症见：潮热，谵语，腹胀满，甚则硬痛拒按，大便秘结，舌苔老黄或焦黑起刺，脉沉实等。

3）代表方：大、小、调胃承气汤。

4）运用要点：当视病势轻重缓急，选用三承气汤。温病多为阳热之邪，故临床上较为多用的是调胃承气汤。如确系大实大满，以下夺为能事者，则当用大承气汤。使用苦寒通下，应以苔燥为据。热邪传至阳明，如舌苔黄燥而不坚敛，是属阳明经热，还不可贸然用下法，必视舌苔黄燥坚敛，才是阳明腑实，方可用下法。

（2）导滞通便

1）定义：以通导肠腑来导泄积滞郁热。

2）适应证：本法适用于湿热积滞胶结胃肠之证。症见脘腹痞满，恶心呕逆，便溏不爽，色黄如酱，舌苔黄浊等。

本法的作用较通腑泄热法为缓，多用于湿热类温病的湿热夹滞证，与实热内结者有所不同。

3）代表方：枳实导滞汤。

4）运用要点：本法属"轻法频下"。由于湿热内结，与实邪燥屎有别，因之本法制方宜轻，不宜重剂猛投，而以消导通滞为主。如叶天士说："此多湿席内搏，下之宜轻。"再则，本法所治者系湿邪与积滞胶结于胃肠，每每一次导泄而病邪不能尽除，必须连续攻下，有下至一二十次者，以邪尽为度，故称为"轻法频下"。叶天士提出本法使用后"必大便硬，慎不可再攻也，以粪燥为无湿矣"；指出本法用后，因湿热积滞得去，大便由原来的"溏而不爽"而反转硬．可见本法之用，不在通其内结之大便，而目的是在下其郁热。

配合清化、理气药物。由于肠腑中有结滞与湿热相合，因之其治疗并非专为导滞通便，必须配合清化湿热的药物如连翘、黄连、黄芩、栀子等，配合理气之品如厚朴、枳实，陈皮等。

（3）通瘀破结

1）定义：用活血通瘀下剂以破散下焦瘀热蓄积。本法实为活血化瘀与通下法的配合。

2）适应证：本法主治温病瘀热互结下焦之证，症见少腹硬满急痛，小便自利，大便秘结，或神志如狂，舌紫绛，脉沉实等。

3）代表方：桃仁承气汤。

4）运用要点：关于本法的药物选择：本法应视瘀血内结的程度而选择活血化瘀药物，注意避免温燥性质者，常用如丹皮、丹参、赤芍、桃仁、红花等。若非大积大聚者，水蛭、虻虫、三棱、莪术、地鳖虫等不可滥用。

本法用大黄的作用:本法所用大黄一味,不仅有通下作用,也兼有通瘀破结功效。如邹润安说:"考《本经》首推大黄通血。"本法中用大黄,不在通下大便,而旨在活血。

(4)增液通下

1)定义:通下剂配合滋养阴液之品以泻下肠腑热结。

2)适应证:主治肠腑热结而阴液亏虚证,即所谓"热结液亏"者,症见身热不退,大便秘结,口干唇裂,舌苔干燥等。

3)代表方:增液承气汤。

4)运用要点:本法实为通下剂和滋养阴液之法的配合运用,用于治疗肠腑热结而阴液亏虚之证。攻下之品一般多选大黄、芒硝,养阴的药物一般多选生地、玄参、麦冬。临床运用时应根据热结和阴伤的轻重程度处方用药,热结明显者重用大黄;阴伤明显者重用生地、玄参、麦冬,其中肺胃阴伤者多用沙参、生地、麦冬、石斛、玉竹等,肝肾阴伤者多用玄参、生地、枸杞、首乌、阿胶等。

5. 与其他治法的配合

(1)通下与清气法配合:如阳明经腑俱病,既有邪热亢盛而又兼腑实,见大热,大烦渴,大汗,大便燥结,小便赤涩者,可以通下法合清气法,如俞根初所制的白虎承气汤。

(2)通下法的变化运用:如腑实而正虚者,当攻下合以扶正,用新加黄龙汤;如腑实而兼肺气不降者宜攻下合宣肺,用宣白承气汤;如腑实而兼热结小肠宜攻下合清泻火府,用导赤承气汤;如腑实兼邪闭心包宜攻下合开窍,用牛黄承气汤;如腑实而兼阴亏者,宜攻下合滋阴,用增液承气汤等。

6. 运用通下法的注意事项

(1)里未成实或无郁热积滞者,不可妄用。

(2)下后如邪气复聚又成里实者,可以再度通下,但用时不可太过,以免伤正。

(3)平素体虚或病中阴液、正气耗伤较甚而又里结者,应攻补兼施。

(4)温病后期由于津枯肠燥而大便秘结者,忌用苦寒泻下,应从滋阴通便入手。

7. 几个问题的讨论

(1)温病"下不厌早"的问题:吴又可提出"逐邪勿拘结粪",认为攻下法的目的不完全是在于攻下燥屎,而是在于逐邪,祛除邪热,因而要不失时机地使用攻下法。提出"勿拘于下不厌迟之说",对"温病下不厌早"应有以下几方面的认识:

1)攻下法的作用,确实并非限于攻下燥屎,而主要在于攻逐病邪。

95

2）攻下法适用证并非一定皆见大便秘结者，如因阳明腑实而引起的热结旁流，因湿热夹滞引起的便溏不爽。究其因皆为肠腑热结，故肠腑热结即为攻下之指征。

3）温热病中用攻下不能强调痞满燥实坚俱全，非要等到土燥水干的地步才予攻下。因此时人体阴液大亏，病情危笃，治疗的时机已经失去，往往下之不通而致病死。

4）对"下不厌早"之说应作具体分析，应有可下之证，方可及时用之，并不意味温病可以盲目地早用攻下。如吴又可提出"邪不在里，下之徒伤胃气"。

（2）湿热证能否攻下？湿热证用攻下，一般需有湿热与积滞交结胃肠之证，用下法的目的是"下其郁热"，即使见溏粪不爽者也可攻下。吴又可指出"多有溏粪失下，但蒸作极臭，如败酱或如藕泥，临死不结者，但得秽恶一去，邪毒从此而清，脉证从此而退，岂徒孜孜粪结而后行哉？"若是湿热证初起，湿热流连气分而里无结滞者，当在禁下之列。

（六）清营凉血法

1. 定义

以寒凉药物清解营血分邪热的方法。本法也属"清法"的范围，具体又可分为清营与凉血两类。

2. 作用

清营凉血法总的作用是清营、血分的邪热，是治疗温病营血分证的主要方法。

由于营为血中之气，血为营气所化，每以血赅营，营血分仅是程度深浅的不同，其治法颇多联系。若分而言之，二者治疗的侧重又有所不同，清营法的作用为清营泄热，滋养营阴，而凉血法则有凉血、清火解毒、散血，养阴等作用。

3. 主治病证

本法主要治疗温病热入营血之证。

$$营血分证\begin{cases}营分证-营热炽盛，热损营阴\\血分证-热盛动血\\气血（营）两燔等\end{cases}$$

此外还包括热与血结，血络瘀阻等其他一些病证。

4. 分类运用

（1）清营泄热

1）定义：以清凉透泄药物来清透营分热邪。

2）适应证：本法主治温病营分证，即热邪入营但未入血动血。症见身热夜甚，心中烦扰，时有谵语，斑疹隐隐，舌质红绛等。

3）代表方：清营汤。

4）运用要点：注意"透热转气"，勿滥用滋腻。叶天士指出："入营犹可透热转气"，是为治疗营分证的大法。所谓透热转气，是指营分证的治疗应侧重于透邪外达，使其能转出气分而解，如于清解营分热邪的药物中，配合轻宣透泄之气分药物如银花、连翘、竹叶等。注意此时不可一味纯投清营及滋养营液之品，如叶天士所说："先清营热，勿得滋腻为稳。"每与滋养营阴药配合，热入营分，又必然耗灼营阴，阴伤则邪热愈炽，因而本法在清泄营热的同时，必须佐以生地、玄参、麦冬等以滋养营阴。

（2）凉血散血

1）定义：以凉血活血之品来清解血分热邪。

2）适应证：用于温病邪热深入血分而动血之证，症见灼热躁扰，甚则狂乱谵妄，斑疹密布，吐血便血，舌质深绛或紫绛等。

3）代表方：犀角地黄汤。

4）运用要点：凉血不忘散血。叶天士说："入血就恐耗血动血，直须凉血散血。"说明血分热盛，不仅需要凉血解毒如用犀角、丹皮、生地等，还要注意活血散血，如用赤芍、丹皮、丹参、桃仁等。尤其血热易有动血出现，但不可一见出血，就一味予以凉血止血，而须配合活血散血之品，柳宝诒指出对血热出血者，用凉血止血"以致血虽止而上则留瘀在络，下则留瘀在胸，甚至留瘀化热"。

本法不宜早投。本法所用之药偏于重浊滋腻，如邪未至血分而早用之，反而遏邪难解。故叶天士指出："邪未入血分，慎勿用血药，以滋腻难散。"

斑疹密布，只宜"清化"，不可"提透"。本法所治病证见有斑疹密布，但不可误用"提透"，只可用"清化"，即清血热以化斑。若是温病邪在气分所见之疹，又不可使用本法，以防凉遏难透。

（3）气营（血）两清

1）定义：以清气法与清营或凉血法配合来两清气营或气血之邪热。

2）适应证：本法主治邪已入营或入血，但气分邪热仍盛之证。即气营两燔证或气血两燔证，症见壮热、口渴、烦躁、苔黄燥等气分热邪炽盛表现，并同时出现神昏谵语、舌质红绛等营热症状或出现外发斑疹，出血，舌质紫绛等血热症状。

3）代表方：加减玉女煎，化斑汤，清瘟败毒饮。

4）运用要点：确立病机重点之所在。气营两燔与气血两燔证并无绝对界限,用药亦有相同、相似处,但在具体用药上应根据在气、在营、在血之不同而选用药物,如侧重于气的主以清气,侧重于营的主以清泄营热,侧重于血的主以凉血化瘀。

气营(血)两清应与透营转气区别。气营(血)两清是气分营(血)分俱热,治疗不能单治一边,需要既清气热又须凉营,而透营转气是邪热在营,治疗当用清泄营热,所用清营汤中虽有连翘、银花、竹叶等清气药,旨在透转,并非气营两清,两者含义不同。

5. 与其他治法的配合

本法所治之证虽称为气营两燔或气血两燔,但临床表现上多为热毒充斥表里上下,病情较为危重,且多合并有闭窍、动风等症状,故在实际运用中常与开窍,息风等法并用。

6. 运用清营凉血法的注意事项

(1)热在气分而未入营血分者,不可早用。

(2)夹湿者,本法应慎用,以免滋腻助湿,必须用时,应配合祛湿药。

7. 问题的讨论

(1)邪入营分与邪入心包证治有何区别?邪入营分以躁扰、心烦、斑疹隐约、舌绛为主,治疗重在清营泄热。邪入心包,以神昏谵语为主,治疗主以清心开窍。当然,心包也属营分,但邪入营分,不一定必有心包证。

(2)怎样掌握营血分治疗宜忌?按营血分浅深层次,病机特点,应掌握治疗和用药的原则。若邪初入营,主以透热转气,忌用血药;营热炽盛,主以清营泄热,忌用表药;营渐传血,主以清热凉血,撤去气药;热入血分,主以凉血散血,忌见血止血;气营两燔,不可单治一边。

(3)清营法与凉血法有何异同?清营法中亦常用凉血药物,如犀角、生地、玄参等,但两法亦有不同:从病情上看,血分证较营分证更为深重,故叶天士说:"营之后方言血",可见营为血之浅层;从病机上看,营分证离气分不远,故可冀其透出气分而解,而血分则已耗血动血;再从治法上看,清营法中要配合轻清透泄之品,凉血法中则配合凉血散血之品。

(七) 开窍法

1. 定义

通过开通心窍而促进神志苏醒的治法。

2. 作用

本法总的作用是芳香开窍通灵,具体作用有清心化痰,芳香通络,开窍通闭等。

开窍法按其性质可分为凉开与温开,其作用及适应证有所不同。凉开的作用在清热解毒、安神镇静,用于温热之邪闭窍;温开的作用在化痰辟秽,宣窍苏神,用于湿浊闭窍。

3. 主治病证

本法治疗邪犯心包而出现神昏者。具体又可分为两类:因温邪内闭心包者为热闭。因湿热痰浊蒙蔽心包者为痰蒙。

4. 分类运用

(1) 清心开窍

1) 定义:以清心络、开窍之法清泄心包邪热,以促使神志苏醒。

2) 适应证:温病热邪内闭心包,灼液为痰,阻闭心窍之证。症见神昏谵语或昏聩不语,身热,舌謇肢厥,舌质红绛或纯绛鲜泽,脉滑数,重者可见循衣摸床,撮空理线等症状。

3) 代表方:安宫牛黄丸、紫雪丹、至宝丹(通称"三宝")。

4) 运用要点:"三宝"运用的区别:"三宝"均有清心开窍作用,但具体功用又有一定差别。安宫牛黄丸清心力较强,适用于热甚窍闭者;至宝丹安神镇痉力较强,适用于热较轻而闭甚动风者;紫雪丹清热息风兼通下,适用于热甚动风便秘者。

服法注意:清心开窍剂均为芳香通灵之品,含有芳香易挥发成分,宜吞服,鼻饲或制成针剂,不宜煎服。

(2) 豁痰开窍

1) 定义:以清化湿热痰浊之品,宣开窍闭。

本法针对湿热病邪蒙蔽清窍而设,方药虽近于凉开之剂,但较注重化湿辟秽。若属湿浊重而无热者亦可用辟秽、温化之品,如苏合香丸。

2) 适应证:湿热酿痰蒙蔽清窍之证。症见神识昏蒙,时明时昧,目似开非开,问答声中间有清楚之词,时有谵语,舌苔黄腻或白腻,脉濡滑而数。

3) 代表方:菖蒲郁金汤。

4) 运用要点:本法在运用时主要应区分湿与热之偏重:热偏重,侧重于用银花、连翘、竹叶、栀子等轻清泄热之品;若热甚而痰热闭阻心包,可加用至宝丹或安宫牛黄丸;湿偏重,则侧重用菖蒲、竹沥、姜半夏、滑石、藿香、佩兰等芳香宣开之品;若湿浊盛而无热者,可配合温开之苏合香丸。

本证病位偏于上中,故所用清热之品,只宜轻清而不宜苦寒沉降,否则不利湿浊宣解。(表5)

表5　清心开窍法与豁痰开窍法的鉴别

		清心开窍	豁痰开窍
病机		热闭心包	湿热酿痰蒙蔽心包
证候	发热	身热灼手	身热不扬
	神志	谵语或昏聩	昏蒙间有谵语
	苔脉	舌绛,脉细数	苔黄腻,脉濡数
治法		清心开窍	豁痰开窍
方药		安宫牛黄丸,至宝丹,紫雪丹	菖蒲郁金汤

5. 与其他治法的配合

开窍法主要针对窍闭神昏而设,临床运用常与清营法、凉血法、息风法、化瘀法、通下法以及益气法等配合使用。豁痰开窍法则常与清热化湿法配合。

6. 运用开窍法的注意事项

(1) 清心开窍与豁痰开窍,各有其适应证,必须按窍闭性质区别使用。

(2) 热入营分仅见时有谵语,或气分邪热上扰心神而偶有谵语者均不宜早用开窍法,用之反会引邪深入。

(3) 元气外脱,心神外越而发生昏聩,禁用本法。

(4) 开窍法仅为应急之治,神苏即止,不可久用。

7. 问题的讨论

(1) 临床是否凡见神昏都要用开窍法? 产生神昏的原因甚多,除了因邪闭心包外,还有因胃肠实热,瘀结下焦等热邪上扰心神而现神昏者。对此主要应针对其发生神昏的基本原因而治疗。如胃肠热结者,予清热通腑法,阳明经热者予清泄阳明;瘀热结于下焦者予清热化瘀法。但如兼邪闭心包者则又须配合运用开窍法。故吴鞠通说:"邪在心包,阳明两处,不先开心包,徒攻阳明,下后依然昏惑谵语。"

(2) 对于开窍法能否早用的问题。一般认为温病未至昏闭程度,不宜早用开窍法,以防引邪深入。但有些临床报道认为对某些病证适当早用开窍,对于控制邪入心包有所裨益,不会导致引邪深入。如《中医杂志》1979 年 8 期关于"药先于病"的讨论中提出"乙脑"因其卫气营血界限不明,初起即予醒脑、息风、豁痰药,可防邪内陷营血,预防昏痉发生。这是针对某些特定的病种和病证,以其病机演化的趋势为依据而提出来的,但并不意味着所有的病证都可以在出现昏闭前投用开窍法。

(八) 息风法

1. 定义

以清热或滋阴而平息肝风,控制痉厥的方法。

2. 作用

本法总的作用是平息肝风。

《素问·至真要大论》说:"诸风掉眩,皆属于肝。"对动风证的治疗提出了"惊者平之"。其具体作用又有凉肝息风与滋阴息风之别。

凉肝息风用治热盛动风,属于清法;滋阴息风用治阴虚风动,属于滋法。

3. 主治病证

本法主要适用于温病肝风内动而痉厥者。

具体而言,其病证有两类:一为热邪过盛而木火相煽,横窜筋脉而抽搐者,此种属实;一为真阴亏虚,筋脉失养而痉挛,此种属虚,又称为"阴虚风动"、"血虚动风"、"水不涵木"。

4. 分类运用

(1)凉肝息风

1)定义:以清热凉肝之品而息风定痉。

2)适应证:本法主治温病热盛动风证,即由邪热亢盛引动肝风之实风证。症见灼热肢厥,手足抽搐,甚至角弓反张,口噤神迷,舌红苔黄,脉弦数等。

3)代表方:羚角钩藤汤。

4)运用要点:本法主用凉肝药物。凉肝息风亦属清法,所用药物多属清肝热者,常用如羚羊角、钩藤、桑叶、菊花、石决明、玳瑁等。注意配合通络。热盛动风系肝热过盛,致热窜筋脉,故在凉肝息风时,每需配合宣通经络的药物,尤多配合虫类药如全蝎、地龙、蜈蚣、僵蚕等。薛生白治疗湿热入络而痉厥者,常用威灵仙、丝瓜络、海风藤等。注意祛除动风之因。热盛动风系邪热亢盛而致,热不去则风不能平息,因而在治疗中必须注意祛除气分邪热,阳明腑实,营血分热等引起动风的原因。如因气分热盛动风者加用石膏、知母;兼里实腑气不通者加大黄、芒硝;兼营血分热盛者,与犀角地黄汤合用。每与开窍药同用。邪热犯于足厥阴肝经的同时,也易犯于手厥阴心包经,形成手足厥阴同病,痉厥与神昏并见,所以凉肝息风每与开窍剂(如"三宝"等)同用,而这些开窍剂本身也有一定的凉肝息风的作用。有痰者注意祛痰。热盛动风时,病人每有风动痰涌,见有喉间痰声辘辘,此时需用强有力的祛痰药如猴枣散、鲜竹沥等。

(2)滋阴息风

1)定义:用育阴潜镇之品以平息虚风。

虚风内动是指阴血不足而引起的动风,每见于温病的后期。如何秀山说:"血虚生风者,非真风也,实因血不养筋,筋脉拘挛,伸缩不能自如,故手足瘛疭,类似风动,故名曰内虚暗风,通称肝风。温热病末多见此者,以热伤血液故也。"

据此,故其治疗以滋养阴血为主,阴血得充,其风自息。

2)适应证:本法主治温病后期真阴亏损,肝木失养,虚风内动之证。症见手足蠕动,甚或瘛疭,肢厥神倦,舌干绛而痿,脉虚细。

3)代表方:三甲复脉汤、大定风珠。

4)运用要点:本法主用滋潜药物。虚风主要是肝肾阴亏而引起的,故主用滋补肝肾之品,以《温病条辨》加减复脉汤为主方。同时也加入一些潜镇介类药如三甲之类。所用药物多味厚质重,功能潜镇滋填。吴鞠通所说:"治下焦如权,非重不沉"即是此意。

注意与益气固脱法配合。肝肾真阴耗竭,每可引起元气外脱,若兼见心中憺憺大动,时时欲脱者,可加入人参;若见汗出淋漓者,可加龙骨、人参、浮小麦等以益气固脱。(表6)

表6 凉肝息风法与滋阴息风法的鉴别

	凉 肝 息 风	滋 阴 息 风
症状	手足抽搐,来势急骤频繁有力;牙关紧闭,颈项强直,角弓反张,两目上视	手足蠕动甚或瘛疭,来势较缓,口角颤动,心中憺憺大动
全身症状	身热,肢冷,昏谵,舌红绛,脉弦数有力	低热,颧红,消瘦,手足心热甚于手足背,口干舌燥,耳聋,舌干绛而痿,脉虚细
病机	邪热炽盛,燔灼筋脉,热盛动风	热邪久留,肝肾阴损,筋脉失养
病程	极期	后期
治法	凉肝息风	滋阴息风
方药	羚角钩藤汤	大定风珠

5. 与其他治法的配合

温病过程中运用息风法,还常配合其他治法。其中实风多配清法、通下法、开窍法。虚风常配滋阴法,益气固脱法。

6. 运用息风法的注意事项

(1)辨实风、虚风而分治:实风治在凉肝,若误投滋填重浊则必助邪热而生变;虚风治在滋潜,若误投清凉则更克伐正气而生变。故吴鞠通强调:"壮火尚盛者,不得用定风珠、复脉。"

(2)注意用风药不伤阴、用滋阴药不恋邪:使用一些平肝息风药,尤其是虫类药,应注意不伤阴液;若是实风,其肝热甚而肝阴亦有所伤者,在治疗时息风与柔养应兼顾。

此外,阴虚风动,亦常有余邪未尽者,则不可一味滋填,应适当配合祛除余邪。

(3)临床上不可"见风治风":发生痉厥的原因是多方面的,如阳明经热、阳明腑实、营血热盛、阴血不足、真阴枯竭等。因而不可见惊风只从平肝息风论治,而要针对引起肝风的原因进行辨证论治,否则不能达到息风的目的。

7. 问题的讨论

(1)虚风是怎样产生的? 虚风是由阴血不足而产生的。其来路有二:一为邪热传变,深入下焦,真阴耗竭而致虚风内动;一为邪热久居阳明,土燥克水,水虚而风动。如吴鞠通说:"温邪久羁中焦,阳明阳土,未有不克少阴癸水者。"来路尽管不同,而所伤真阴则一。

(2)怎样理解"乙癸同源"? 肝肾"乙癸同源",故温病学中常常肝肾并提借以阐述病理变化。如肝属乙木,木火鸱张,肾水被灼,而致风动水虚,此是因肝而影响及肾。肾属癸水,水不涵木,筋脉失养,而致水虚风动,此是因肾而影响及肝,在临床上常需肝肾同治。由此可见,肝与肾两者之间是相互联系而又是相互影响的。

(九) 滋阴法

1. 定义

用生津养阴之品以滋补阴液的方法。

本法属于"补法"范畴,又称为"养阴法"。其内容较广泛,本节着重讨论其中滋养肺胃、肠道、肝肾阴液等。

2. 作用

滋阴法总的作用是滋补阴液,润燥制火,即《黄帝内经》提出的"燥者濡之"。

温热病最易伤阴,吴鞠通提出:"温热阳邪也,阳盛伤人之阴也。"说明了耗伤阴液是温邪的一个重要特性。

在温病过程中,阴液的存亡对疾病的发展预后均产生重大的影响。如王孟英说:"耗之未尽者,当有一线生机可望,若耗尽而阴竭,如禾苗之根已枯矣,沛然下雨,亦曷济耶?"吴鞠通说:"若留得一分津液,便有一分生机。"董废翁也曾说:"胃中津液不竭,其人未必即死。"可见,顾护津液是温病的治疗大法。故吴锡璜说:"治温病宜刻刻顾其津液。"叶霖也说:"温热存阴,最为紧要。"

滋阴法在具体运用上具有如下几方面作用:

(1)实其阴以补其不足:即生津养液,补充人体阴液的消耗。

(2)补水以制火:可调和阴阳之失调,补不足之水,以制过亢之阳。吴鞠通说:"以补阴之品为退热之用。"说明养阴可助退热邪,亦即"沃焦救焚"之意。

（3）养阴以助透邪：伏气温病初起因阴液不足而内伏之热不能透达,此时养阴有助于透邪。如柳宝诒说:"伏温发于少阴,在肾脏先虚之人,不能托邪外达。"故提出"养阴托邪"之法。

（4）养阴以润下：对于因阴液不足而引起的便秘,可用以"增水行舟"。另如因血耗运涩而致的瘀血,津液煎熬而成的燥痰,均可用滋阴法以润行之。

（5）补阴以敛阳：吴鞠通曾提出热病阴液"耗之尽则阳无以恋,必气绝而死矣"。即阴阳互根,阴伤甚必致阳气外脱,此时补阴可有敛阳救脱之功,亦即"阴复则阳留"之意。

3. 主治病证

本法主治各种邪热渐解而阴液受伤者。

在邪热亢盛时,虽亦伴有津液受伤,但一般不可单纯投用滋阴法。

4. 分类运用

（1）滋养肺胃

1）定义：以甘凉濡润之品,滋养肺胃津液。本法又称为"甘寒生津法"。

2）适应证：本法主治肺胃阴伤证,即温病过程中热邪渐解,肺阴或胃阴或肺胃之阴受伤者。症见身热不甚,口咽干燥,干咳少痰或干呕而不思食,舌苔干燥或舌光红少苔等。

3）代表方：沙参麦冬汤、益胃汤、五汁饮。

4）运用要点：养肺阴与养胃阴有着内在联系。对肺阴不足的治疗,亦多用养胃阴药如麦冬、花粉、玉竹、生地等。如曹炳章说:"燥伤胃阴与燥伤肺阴同法,鄙论所谓救胃即所以救肺也。"

宜用甘寒者,忌用苦寒。本法适用于虚多邪少者,若用苦寒反可化燥伤阴。如吴鞠通说:"温病燥热,欲解燥者,先滋其干,不可纯用苦寒也,服之反燥甚。"

邪热甚者本法不能胜任。本法只适用于肺胃阴伤而邪热已衰者,如肺胃热盛者,本法不能清其热,反可恋邪不解,必要时则合辛寒清气法,如清燥救肺汤养阴与泄热同用。

用药主以清润。本法所治为肺胃阴伤,用药不可重浊滋腻,而应选用清润之品,如沙参、麦冬、玉竹、生地、花粉、石斛等。

滋润中注意调畅气机。在滋养肺胃时,要注意气机调畅,临床上有舌灰燥而干,治疗愈清愈燥、愈滋愈干,屡进滋阴药无效者,此为气不化液,无阳则阴无以化之故,可于滋阴方中少加砂仁以振气机,有利于津液的恢复。

（2）增液润肠

1）定义：以甘咸寒生津养液药润肠通便。即通常所说润下法,亦称为"增水行舟法"。

2）适应证：本法主治津枯肠燥证，即温病热邪渐解，阴液受伤而致肠液干涸证。症见大便秘结，咽干口燥，舌红而干等。

3）代表方：增液汤。

4）运用要点：本法适应证以大便秘结为主症，应与阳明腑实证区别，亦应注意有否兼有阳明腑实者。

本法是"以补药之体作泻药之用"。临床上多用以治疗单纯津亏便秘，即所谓滋阴润下法。若是津亏而兼腑实，症见苔黑干燥，腹满而痛，则须与通下法合用，可用增液承气汤，即所谓滋阴攻下法。

（3）填补真阴

1）定义：以甘咸寒滋润之品填补真阴，壮水潜阳。本法又称"咸寒滋肾法"。

2）适应证：本法主治肝肾阴伤证。

即温病后期热邪久羁，劫伤其阴的邪少虚多证。症见低热面赤，手足心热甚于手足背，口干咽燥，神倦欲眠或心中憺憺大动，舌绛少苔，脉虚细或结代等。

3）代表方：加减复脉汤。

4）运用要点：用药多味厚质重。填补真阴，有用咸寒者，也有用甘寒合酸寒者，常用药物如生地、白芍、鳖甲、牡蛎、龟甲、阿胶、淡菜、鸡子黄等，多属味厚质重者。

通过滋阴可获得多方面效果，如滋阴发汗，滋阴退热，滋阴润下，滋阴息风等。

5. 与其他治法的配合

（1）滋阴法与清热法的配合：在温病治疗中清、滋法每多配合使用。清滋合用，如用之恰当，确能起到"清可保阴，清中有滋"，"滋可助清，滋中有清"以及"清而不伤阴，滋而不恋邪"等作用。

（2）根据病情需要，滋阴还常与解表、通下、息风等法配合使用。

6. 运用滋阴法的注意事项

（1）温病阴液虽伤而邪热亢盛者，不可纯用本法。

（2）阴伤而有湿邪未化者，应慎用本法。在治疗中应注意化湿而不伤阴，滋阴而不碍湿。素体阳虚及肠胃虚弱便溏者亦应慎用。

7. 问题的讨论

（1）如何掌握肺、胃、肾阴伤的病候特点？肺、胃、肾阴伤在程度上是有轻重之分的，其病候特点也有一定的界限可分。肺阴伤必有肺经见症，如干咳、气促、胸痛、舌上可见薄苔。胃阴伤有胃经症状，如不饥不食或纳少，便秘，一般无咳嗽,但咽干口燥,舌光红少苔。叶天士说:"舌绛而光亮,胃阴亡也。"肾阴伤,多见舌干绛或干枯而痿。叶天士说:"绛而不鲜,干枯而痿者,肾阴涸也。"

(2)必须权衡邪热与阴伤之轻重:在温病过程中,邪热与阴伤二者自始至终都存在,但要注意其侧重,以确定清与滋之主次。如只是阴伤而已无邪热或有邪甚少,即"邪气已去八九,真阴仅存一二"。此时治疗以滋阴为主,阴复而热自退。如阴伤而邪未尽或邪热仍盛,治疗时滋阴必须配合祛邪。

(3)滋阴不可忽略阳气:戴天章指出:"疫邪为热病,伤阴者多,然亦有用药太过反伤阳者,则补阴补阳又当酌其轻重,不可偏废。"因而温病中出现阳气受伤,在需要滋阴时,不可忽视阳气,即既要注意不可损伤阳气,还要对有阳气受伤者及时投用温运阳气之法。如吴鞠通说:"至调理大要,温病后一以养阴为主,……间有阳气素虚之体质。热病一退,即露阳亏,又不可固执养阴之说而灭其阳火。"

(十) 固脱法

1. 定义

通过固摄津气与阳气以治疗虚脱的方法。

2. 作用

固脱法总的作用是急固正气外脱,包括固其外脱之津气及外亡之阳气。换言之,固脱法有大补元气、收敛津气、回阳救逆等作用。

3. 主治病证

本法主要适用于正气外脱的病变。正气外脱又可分为两类:一为阳气外亡,一为津伤气脱。

在温病过程中,虽以伤阴为主,但也可伤及阳气,甚至会发生亡阳气脱之变。在温病中耗伤阳气的因素较多,除素体阳虚者外,有寒凉伤阳的,有汗、下太过伤及阳气或阴虚而及阳的,有湿邪伤阳等。因此,温病中出现亡阳气脱证者并不少见。

4. 分类运用

(1) 益气敛阴

1) 定义:益气生津敛阴以固脱。

2) 适应证:温病气阴两伤,正气欲脱之证。症见身热骤降,汗多气短,体倦神疲,脉细无力或散大无力,舌质嫩红少苔等,即"亡阴证"。

3) 代表方:生脉散。

4) 运用要点;本法的作用重点是益气与敛阴两方面。用人参补益元气,且能生津。若津气受伤较甚,以西洋参易人参更佳。此外,方中所用的麦冬、五味子取酸甘化阴以敛津。吴鞠通指出："守阴所以留阳,阳留汗自止。"可见本法主在敛阳,不可用辛热回阳药物。

（2）回阳固脱

1）定义：以辛热温补阳气以固脱救逆。

2）适应证：用于温病阳气暴脱证。症见四肢逆冷,汗出淋漓,神疲蜷卧,面色苍白,舌淡而润,脉象细微欲绝等,即"亡阳证"。

3）代表方：参附龙牡汤。

4）运用要点：本法重点在温补阳气,佐以固摄。对于因出汗、下泄、出血过多等阴液耗伤而导致亡阳者,当首在补益阳气。以失血为例：气为血帅,血为气母,下血过多,气失依附,气随血脱,有形之血不能速生,无形之气所当急固,此时治疗当以回阳益气,救逆固脱为急务。常用药物如人参、附子、干姜、肉桂之类。但亡阳同时每有亡阴,所以也可配合麦冬、五味子等酸甘敛阴之品。又常见亡阴时阳浮于外,亦可加固摄之品如龙骨、牡蛎等。

5. 与其他治法的配合

固脱法中除了益气敛阴与回阳固脱每可相互配合外,如其人正气欲脱而神志昏沉,手厥阴心包经症状仍著者,此为内闭外脱之证,当配合开窍法。

6. 运用固脱法的注意事项

（1）固脱为急救法,用药当快速及时。

（2）根据病情掌握给药次数、间隔时间、用药剂量。

（3）一旦阳回厥止,应及时停用,然后根据病情辨证论治,还应注意有无火复燃,阴液欲竭的现象。

（十一）外治法

外治法是通过皮肤、九窍给药以治疗温病某些病证的一种治法,适用于温病各阶段的多种病证。人体的皮肤、九窍与内在脏腑及全身的功能活动密切相关,因而通过皮肤、九窍给药也可以起到祛除病邪、调整脏腑及全身功能活动等作用。温病由于传变迅速,变化多端,许多传统的内服汤剂往往用之不及,此时如能不失时机地使用外治法,可望能收到立竿见影的效果。正如清代外治法大师吴师机在《理瀹骈文》中所说："谓温证传变至速,非膏药所能及。不知汤丸不能一日数服,而膏与药可一日数易,只在用之心灵手敏耳。"温病外治法的种类繁多,对于难以内服药物的昏迷患者或小儿患者等,尤为适用。外治法的作用机理,除了药物可通过皮肤、黏膜吸收而发挥疗效外,还与药物对皮肤及穴位的刺激而起到调整体内免疫功能、促进毒素排泄、增强散热机制和调节脏腑功能活动等作用有关。温病中较为常用的外治法举例于下：

1. 洗浴法

本法是用中药的煎剂进行全身沐浴或局部浸洗,以发挥散热、透疹、托毒外出等作用。主治温病表证无汗、热势壮盛或疹出不畅之证。如小儿麻疹,疹色淡红、隐而不透时,可用鲜芫荽煎汤外洗。感受风热病邪而致高热,无汗,可用荆芥、薄荷各等份煎水擦浴等。此外,对高热而无恶寒者,还可采用 25～35℃ 30% 的酒精擦浴,或用 32～34℃ 温水擦浴,都有明显的散热降温效果。

2. 灌肠法

本法是把根据辨证论治所确定的方剂,煎成一定浓度的汤液作保留灌肠或直肠点滴以发挥疗效。主治病证范围较为广泛,对较难口服煎剂的患者,如小儿及昏迷者尤为适用。具体用法,如风温病肺胃热盛者用白虎汤加千金苇茎汤煎汤灌肠,痢疾用白头翁汤煎汤灌肠等。现代临床上治疗流行性出血热或其他急性传染病引起的急性肾衰竭,用泻下通瘀合剂作高位保留灌肠,取得了较好的效果。灌肠用的中药煎液应滤去渣,温度保持在 38℃ 左右,患者取侧卧位(左侧卧为宜),肛管插入 20～30cm,将药液灌入,灌肠次数依病情而定。

3. 敷药法

本法是用药物制成膏药、搽剂、熨剂等在病变局部或穴位作外敷。主治各种温病在局部出现热毒壅滞症状者,也可治疗其他一些病证。如温毒所发的局部肿痛,可用水仙膏外敷,如敷后皮肤出现小黄疮如黍米者,改用三黄二香散。又如温病热盛衄血,可用吴茱萸、大蒜捣敷于涌泉穴,以引热下行而止衄;还有用二甘散(甘遂、甘草各等份)外敷神阙等穴或用毛茛捣烂敷内关穴以治疟疾等敷药外治方法。

4. 擤鼻法

本法是把药物研成细末,抹入鼻孔少许,使药物通过鼻腔黏膜吸收,或使病人打喷嚏以达到治疗目的。如用皂角、冰片按 6∶1 比例研细,取少许放入鼻孔以取嚏,可治严重的鼻塞呼吸不畅,高热头痛或神昏等症。又有用蟾酥、冰片、雄黄各 2g、细辛 3g、牛黄 1g 研细,取少许放入鼻孔以取嚏,可治疗中暑昏迷、卒倒、牙关紧闭之证。

温病的外治法还有许多,如熏蒸、发泡、点眼、吹耳、雾化吸入等。这些外治法多数可以与内服药合并运用,使用得当,可以取得相得益彰的效果。外治法使用灵活、奏效较快、毒副作用较少,值得进一步研究推广。

外治法在使用时应注意以下几点:①外治法在方药的选择上也要注意辨证论治,不可一概机械搬用。②部分外治药物对皮肤、黏膜有一定的刺激性,因而必须注意剂量、用药时间、外用部位和使用方法,以免造成不必要的皮肤、黏膜损害。

四、温病兼夹证的治疗

温病病情的复杂性还表现在往往会有许多兼夹证,这一方面是由于患者的体质各不相同,或素有痰湿,或素有瘀血等,另一方面是在温病过程中,除了作为致病主因的各种温邪起着重要作用外,还往往会形成一些病理产物,如痰饮、食滞、气郁、瘀血等,从而出现某些兼夹证。这些病理因素的存在会对温病的病理演变、病情发展和预后造成重要的影响,因而对兼夹证的治疗也是温病治疗中的重要一环。以下讨论温病几种常见兼夹证的治疗。

(一)兼痰饮

痰和饮同出一源,都是体内津液不能正常布化而酿成,只是在性状上有浊稠者为痰、清稀者为饮的区分。温病过程中常兼夹有痰饮的存在,其原因主要有以下几个方面:一是患者素有停痰宿饮,一旦感受温邪后,外邪与痰湿互结,出现痰饮阻遏气机的兼夹证。二是在温病过程中,由于肺、脾、肾等脏腑功能失常,水液运化分布失司,或邪犯三焦而致三焦气化失司、水道不利,从而导致津液不能正常布化而酿为痰饮,痰饮内阻而与温邪相互作用,出现痰饮的兼夹证。三是由于热邪炽盛,熬炼津液而化为痰热,痰热生成后即可引起有关的兼夹证。温病中常用的针对痰饮兼夹证的治法主要有如下几种:

1. 化痰燥湿

即用行气化痰燥湿之品以治疗痰湿阻遏气机的一种治法。主治温病兼夹痰湿内阻者,症见胸脘痞闷,泛恶欲吐,渴喜热饮,胃脘拒按,舌苔黏腻。代表方如温胆汤。

2. 清化痰热

即用具有清化痰热作用的药物治疗温病兼夹痰热的一种治法。温病兼夹痰热的临床表现因痰热所在部位不同而各异:如痰热壅肺,症见发热,咳喘,咳吐黄稠浓痰,胸闷胸痛,苔黄黏腻等;如痰热结胸,症见发热,胸下按之痛,苔黄腻滑,脉洪滑等。其他如痰热闭阻心包、热盛动风等证,因常兼有痰热为患,在治疗时应在开窍和息风方剂中配以清化痰热之品。治疗痰热的代表方剂如小陷胸汤、雪羹汤等。

对兼夹痰饮者的治疗,应根据痰饮所在部位、化热的程度等情况而灵活选用相应的药物,并注意与其他治疗方药的相互配合。

(二)兼食滞

温病过程中兼夹食滞,主要有两方面的原因:一是发病之前胃肠之内已有未消化之食物停滞。二是在发病后脾胃运化功能减弱而勉强进食,以致食滞不化

而内停,这种情况尤其多见于温病的恢复期。根据食滞部位侧重的不同,温病中常用的针对食滞兼夹证的治法主要有以下两种:

1. 消食和胃

即用消化食滞以和胃的方法治疗食滞于胃的一种治法。温病过程中食滞于胃,症见胸脘痞闷胀满,吞酸嗳腐,恶闻食臭,苔厚垢腻,脉滑实。代表方剂如保和丸。

2. 导滞化食

即用通导肠腑食滞的方法治疗食滞于肠而腑气不通的一种治法。温病过程中食滞于肠腑,症见腹胀肠鸣,矢气频转,其气臭秽,或大便稀溏腐臭,苔浊腻,脉沉涩或滑。代表方剂如枳实导滞丸。

在临床上,食滞可涉及胃与肠,所以上述二法也常结合起来运用。另外,温病兼有食滞者,如邪热未去,仍当配合祛除邪热的方药,如夹有湿热者,则应配合清化湿热之品。

(三) 兼气郁

温病过程中,气郁是一种常见的病理变化,其原因除了因邪热壅滞、痰湿内停、瘀血阻滞等造成气机不畅外,还可因情志失调而引起气机郁结。这里所讨论的温病兼气郁则主要指后者而言。

温病兼气郁的临床症状主要有:胸胁满闷或胀痛,时时叹息或嗳气,泛恶,不思饮食,脉沉伏或细弦。对该证的治疗,可加入理气解郁、疏肝理脾之品,代表方剂如四逆散,同时,应针对患者情志不遂的原因进行语言等方面的疏导劝慰。

本证多见于温病邪热不甚或邪热已减者,如邪热较甚则应主以清解邪热,不可滥用辛香理气之品。

(四) 兼瘀血

温病过程中,瘀血是较为多见的一种病理变化,其产生后又往往与热邪互结而形成瘀热。瘀血产生的原因较为复杂,其中有的是因其他疾病或外伤而致瘀伤宿血积于体内,有的则与以下因素有关:邪热深入血分后损伤血络,血溢脉外成瘀;邪热煎熬阴血而成瘀;阴血耗伤后,脉络涸涩血行不畅而成瘀;脏气虚衰致血行无力而成瘀;或妇女患者在温病过程中适逢月经来潮,热陷血室而致热瘀互结等。对温病中瘀血的治疗,在前面"温病常用治法"中已有论及,如凉血散血、通瘀破结等法实质也是针对热瘀而设。除此以外,根据温病过程中瘀血产生原因和所在部位不同,还有一些相应的治法。

1. 消散宿血

即针对体内原有瘀伤宿血的一种治法。主治患者体内原有瘀伤宿血而又感受温邪发为温病者,症见身热,胸胁或脘腹刺痛或拒按,舌质有瘀斑或紫晦,扪之湿润。可加入活血散瘀之品,如桃仁、红花、赤芍、丹参、归尾、延胡、山楂等。

2. 清化血室

即针对热入血室的一种治法。主治妇女温病适逢经来经断而热入血室者,症见小腹胀满,昼日明了,暮则谵语,壮热或寒热往来。可用小柴胡汤加延胡、归尾、桃仁等。

五、温病瘥后调理

温病瘥后调理是指在温病邪热已退而进入恢复阶段时的一些药物调理方法。在这一阶段,虽然邪热多已解除,但机体尚未完全恢复正常,有的病证还有复发或迁延成慢性的可能,所以此时采取有效而适当的调理措施,对于促进病体尽快地恢复健康,防止病情反复、迁延,具有重要的意义。温病瘥后调理的范围甚广,除了要注意精神、饮食、起居等方面的调摄外,药物调理也是一个重要环节。以下按温病瘥后较为常见的临床表现分别介绍其药物调理方法。

(一) 体虚未复

在温病过程中,由于邪热亢盛而耗伤了人体阴液、正气,加上在病中人体脏腑化生水谷的能力减弱,气血津液的生成减少,所以在病后经常有体虚未复的表现。临床上应根据所虚部位及性质不同而采取不同的治法。在前面常用治法中所讨论的温病后期治疗阴虚证的滋养肺胃、增液润肠、填补真阴等,也属于治疗体虚未复的治法。此外,根据所虚不同,还有一些调理的治法。

1. 调补气血

即是针对温病后气血亏损而采用的治法。主治温病后所出现的气血不足证,症见面色少华,气弱倦怠,声音低怯,语不接续,舌质淡红,脉虚无力。代表方剂如集灵膏。

2. 益气养液

即是针对温病后气液两伤所采用的治法。主治温病后所出现的气液两虚证,症见精神委顿,不饥不食,睡眠不酣,口渴咽燥,舌干少津。代表方剂如薛氏参麦汤、三才汤。

3. 补益津液

即是针对温病后胃肠津液耗伤所采用的治法。主治温病后所出现的胃阴或肠液大伤证,症见口干咽燥或唇裂,大便秘结,舌光红少苔。治以益胃生津,或增液润肠,代表方剂如益胃汤、增液汤。

（二）余邪未尽

温病邪热消退后，在正气虚衰的同时，还可能有一些未尽之余邪，此时需在适当调补正气的同时，根据余邪的种类不同而分别采取各种祛除余邪的治法。

1. 清解余热

即针对温病后余热未清而采用的治法。主治温病后气阴已虚而余热未尽之证，症见低热不退，口干唇燥，或有泛恶不思饮食，舌光红少苔，脉细数。应根据余热所在部位及程度而选用不同的方药，代表方剂如竹叶石膏汤。

2. 芳化醒胃

即针对温病后湿热余邪困胃，胃气不醒而采用的治法。主治湿温后仍有湿热余邪困胃，胃气不醒之证，症见身热已退而脘闷不畅，知饥不食，舌苔薄白微腻。代表方剂如薛氏五叶芦根汤。

3. 健中化湿

即针对温病后中虚湿困所采用的治法，主治温病后，脾气大伤，湿邪不化之证，症见饮食不香，食后化迟，四肢无力，大便溏薄，苔薄白而腻，脉虚弱，甚者可见肢体水肿。代表方剂如参苓白术散。

4. 温阳利水

即针对温病后湿胜阳微所采用的治法。主治温病后，因阳气大伤而不能化水，水湿内停之证，多见于湿热性温病之后，症见形寒肢冷，神疲乏力，心悸头眩，面浮肢肿，小便短小，苔白舌淡，脉沉细。代表方剂如真武汤。

此外，在温病瘥后，由于余邪滞留、调理失当、失治误治或病情过重等原因，还可以出现某些如肢体瘫痪、失明、失聪、痴呆等后遗症，久不消失，有的甚至终生不复，称之为温病后遗症。对其治疗的方法可参见有关的康复专著，此处不作讨论。

第七章
温病的预防

预防是指在疾病发生之前就采取一定的措施以防止疾病的发生。"预防为主"是我国卫生工作方针之一，由于温病多具有一定的传染性和流行性，所以应认真贯彻预防为主的方针，重视对温病的预防。

一、温病预防的意义

温病是一类急性外感热病，其中多数具有传染性、流行性，而且起病急骤，来势较猛，病情较重，有的还会造成难以恢复的后遗症，因而严重地影响人群的健康，甚至威胁生命，对社会和家庭造成严重的危害，所以温病的预防具有十分重要的意义。我国把"预防为主"作为卫生工作的方针之一，50多年来，大力开展以除害灭病为中心的群众性爱国卫生运动，推广了预防接种，取得了巨大的成就，温病的发生率明显下降。目前，天花、鼠疫、脊髓灰质炎等急性传染病已被消灭，还有许多严重危害人民健康的传染病，如流行性脑脊髓膜炎、霍乱、疟疾、猩红热等，发病率也大为下降。事实证明，温病是必须预防，又是可以预防的。我们要继续总结经验，进一步掌握温病发生和流行的规律，采取各种切实有效的措施，包括发掘中医学和民间的方法，更好地预防温病的发生。

二、我国古代预防温病的成就

我国古代医家对温病的预防早就有所论述，这是中医学"治未病"思想的体现。早在两千多年前，中医学已奠定了关于疾病预防思想的基础。如《素问·四气调神大论》说："圣人不治已病治未病，不治已乱治未乱，此之谓也。夫病已成而后药之，乱已成而后治之，譬犹渴而穿井，斗而铸锥，不亦晚乎?"充分表明当时对无病早防重要性的深刻认识。同时，还观察到某些疾病可以传染并造成流行。如《素问·刺法论》指出："五疫之至，皆相染易，无问大小，病状相似。"在此基础上又进而提出预防疫病的方法："如何可得不相移易者? ……不相染者，正气存内，邪不可干，避其毒气。"即主张预防疫病的方法，一方面要保持机体正气的强盛，以抵御病邪的侵袭，另一方面应设法避免与病邪的接触，以防染病。这些论述现在看来，仍然具有一定的指导意义。

《黄帝内经》以后，历代医家通过大量的实践，在对温病的传染性和流行性认识进一步深入的基础上,积累了丰富的预防知识。如关于传染的概念,早在《汉书》中就有"天行疫疠,人相传染"之说。刘河间在《伤寒标本心法类萃》一书中,把疫疠称为"传染",并把"传染"列为专节讨论。此外,古代医家又明确提出了外邪可以通过皮肤、呼吸道、消化道等途径侵犯人体。如《灵枢·百病始生》说:"虚邪之中人也,始于皮肤,皮肤缓则腠理开,开则邪从毛发入。"其后《诸病源候论》中还论及水毒病、射工病等是由于"人行水上及以水洗浴"而感染,即通过皮肤而感受病邪。北宋《太平圣惠方》也载:"刀箭所伤,针疮所裂,冒触风寒毒气外邪,从外所中,始则伤于血脉,又则攻于脏腑",说明皮肤创伤可感染疾病,外邪由表而入里。明代虞抟《医学正传》说:"其侍奉亲密之人,或同气连枝之属,熏陶日久,受其恶气,多遭传染。"清代王清任《医林改错》则认为"遇天行触浊气之瘟疫,由口鼻而入气管,由气管达于血管"。这些论述阐明了通过呼吸道可以传染疾病。《诸病源候论》指出:"人有因吉凶坐席饮啖,而有外邪恶毒之气,随饮食入五脏。"《备急千金要方》则更明确指出:"原夫霍乱之为病也,皆因饮食,非关鬼神。"这些是属于通过消化道而传染疾病的。宋代以后的医家从传统认为外邪从皮毛而入的认识,逐渐重视病邪从口鼻侵袭人体而致病。如杨士瀛《仁斋直指方》说瘴气可以通过口鼻而入犯人体。吴又可在《温疫论》中更明确提出疠气(杂气)"从口鼻而入",并说:"邪之所着,有天受,有传染。"其后叶天士有"温邪上受"之说。以上这些都强调温病可通过呼吸道或消化道而传染。薛生白在《湿热病篇》中提出:"湿热之邪从表伤者十之一二,由口鼻入者十之八九。"较为全面地指出了皮肤、呼吸道、消化道都是温病的传染途径。

对于昆虫、动物与疾病发生的关系,古代医家也认识到蚊、蝇、鼠是某些温病的传播媒介。如在宋代彭乘《读墨客挥犀》载有鼠涎"滴器中,食之者得黄疾,通身如蜡,针药所不能疗"。张杲《医说》中也提及"鼠泪坠器中,食之得黄疾"。贾铭《饮食须知》中则有"鼠粪有小毒,食中误食,令人目黄成疸"之说。都指出鼠的分泌排泄物污染了食物可使人发生黄疸。清代洪稚存《北江诗话》中说:"时赵州有怪鼠,白日入人家即伏地呕血死。人染其气,亦无不立殒者。"指出了老鼠在传播某种烈性传染病(鼠疫)中所起的作用。稍晚成书的汪期莲《温疫汇编》中说:"忆昔年入夏,瘟疫大行,有红头青蝇千百为群,凡入人家,必有患瘟而死亡者。"指出了苍蝇与瘟疫的发生有关。

正因为古代医家对温病的传染性有一定的认识,对温病的传播途径和传播媒介有所了解,所以采取了一系列预防温病发生、流行的有效措施。

一是注意环境和个人卫生。我国是一个有五六千年文明史的国家,早在商代的青铜器上已有洒扫人的象形铭文。在周代《礼记·内则》说:"凡内外,鸡初鸣……,洒扫室堂及庭",说明当时已有清晨打扫室内外环境卫生的习惯。在城市公共卫生设施方面,历代都很重视疏通沟渠,建立排水系统。如在河北易县挖掘到的战国时代燕国下都的陶质阴沟管道,即为我国早期的地下排水设备,证明我国早已建有城市排水系统。再从发掘到的汉代文物"箕帚俑"来看,至少在汉代,城市中已有了专门从事清洁卫生的职业人员。又据《后汉书·张让传》载,在当时有毕岚"作翻车渴乌施于桥西,用洒南北郊路",即用抽水洒水器具以减少路面尘土的飞扬,保持道路清洁。在后汉邯郸淳《笑林》中又载,当时城市中设有"都厕",即为公共厕所,这对于保持城市环境卫生,管理粪便,减少传染病的发生具有重要的作用。为了保持环境卫生,早在唐代《备急千金要方》中就有"常习不唾地"之说,即要求人们不要随地吐痰。在此同时,我国人民有良好的个人卫生习惯,如沐浴、勤换衣报、刷牙漱口等。战国时代的诗人屈原《楚辞·渔父》中有"新沐者必弹冠,新浴者必振衣"的记载,可见当时人们很重视个人卫生。在元代郭金玉《静思集》有"南州牙刷寄来日,去腻涤烦一金直"之句,说明当时已有使用植毛牙刷清洁牙齿的习惯。又据《马可·波罗行记》载:元制规定,向大汗献食者,皆用绢巾蒙口鼻,以防唾沫污染食品。这是使用口罩的较早记录。这些良好的个人卫生习惯对于预防温病的发生有重要的意义。

二是重视饮食卫生。在了解"病从口入"的基础上,我国古代人民很早就很强调保持饮食卫生。如在饮水方面,至少在商代,我国已广泛使用水井,并在甲骨文中有了"井"字。到周代,已用砖块垒井壁,设置井栏,上有井盖。并且定期进行"浚井改水",同时还有一些用药物消毒井水的方法。这些措施对于保持井水的洁净、预防某些疾病的发生有重要的作用。此外,为了保持水源的洁净,后人还注意到对水源的管理,如王孟英《霍乱论》中提出:"平日即留意或疏浚河道,毋使积污,或广凿井泉,毋使饮浊,直可登民寿域。"另一方面,我国人民历来就有不喝生水的习惯,如《吕氏春秋·本味篇》提出:饮水必须"九沸九度"。宋代庄绰在《鸡肋篇》中说:"纵细民在道路上,亦必饮煎水。"不饮用生水对于防止许多消化道传染病的发生有重要的意义。在食品卫生方面,古人很重视保持食物的新鲜、清洁。如《论语·乡党》中说:"鱼馁而肉败不食,色恶不食,臭恶不食。"即指出不可食用已腐败变质的食品。汉代王充的《论衡》中明确提出:"饮食不洁净,天之大恶也。"在张仲景《金匮要略》中提出了许多不可食用的食品,如"猪肉落水浮者"、"六畜自死"等,即指不能食用病死或腐败的肉类。在《诸病源候论》中提出"勿食鼠残食",在《备急千金要方》中说"勿食生肉"等,都表明了古代已十分强调注意饮食卫生以预防疾病的发生,其中尤其对预防消化道传染病的发生有重要的作用。

三是注意防害除害。由于认识到一些昆虫、小动物可以传染疾病，所以我国自古以来就注意防害除害，创造了许多具体的方法。如在周代就设有除害防疫的专职人员，运用各种药物驱杀虫害。在敦煌石窟中还保存着一幅"殷人熏火防疫图"，即描述了殷商时代以火燎、烟熏的方法来杀虫、防疫的情景。特别要提出的是，明代赵学敏《本草纲目拾遗》中，把"蝇、蚊、虱、蚤、臭虫"列为夏日"五大害"，为人们驱杀的对象。如对苍蝇，人们为防止其污染食物，早就普遍采用了食罩。如南宋陈元靓《岁时广记》引《岁时杂记》中载："都人端午作罩子，以木为骨，用色纱糊之以罩食。"此外还使用蝇拂、竹帘等以驱蝇、防蝇，并用一些药物擦拭器具以辟蝇。在历代本草书中还记载了用百部、藜芦、苦楝子、矾水、藁本等药物灭蝇，用草乌、芥子、皂荚等药物灭蛆的方法。对于蚊子，我国至迟在后汉时期就较普遍地使用蚊帐。而在周代以前，人们已知道用药草、烟熏驱蚊，如《月令辑要》中引《千金·月金》所载："浮萍阴干和雄黄些少，烧烟去蚊。"南宋时，南昌地区已有专门从事"货蚊药以自给"的店家，说明当时蚊药的使用已相当普遍。对于虱子，古人早就知道经常洗浴、更衣可有效地消灭虱子及其卵——虮子。如《淮南子》中说："汤沐具而虮虱相吊。"历代本草书中记载了用雌黄、草蒿、藜芦、牛扁、百部、白矾、轻粉等药物杀虱子及虮子。对于跳蚤，也有采用菖蒲、芸草等药物驱杀的方法。对于臭虫则有采用楝花米、黄柏、木瓜、荞麦秸、百部、雄黄、辣蓼、浮萍、菖蒲等药物驱杀的方法。

四是实施严格隔离。古代医家基于温病具传染性的认识，在《黄帝内经》提出的"避其毒气"原则指导下，采取了各种严格的隔离措施。据史书记载，我国晋代就有"朝臣家有时疾染易三人以上者，身虽无疾，百日不得入宫"这一严格的隔离措施，即不仅注意与有病之人的隔离，而且还注意到对已与病人有接触但尚未发病者的隔离。明代肖大享《夷俗记》载，在内蒙一带的少数民族有"凡患痘疮，无论父母、兄弟、妻子，俱一切避匿不相见"的习惯。早在汉代，在疫病发生时，有把患者集中起来治疗的做法，可视为我国早期的临时传染病医院。清初设有"查痘章京"一职，专司检查京城的天花患者，一旦发现，即令其迁出四、五十里以外。并开始对外来海船实行海关检疫，以防痘疮（天花）等病传入国内，可视为我国早期的检疫制度。与此同时，古代医家还提出与疫病患者接触时应注意的一些问题，如熊立品《瘟疫传症全书》说："当合境延门，时气大发，瘟疫盛行，递相传染之际，……毋近病人床榻，染具秽污；毋凭死者尸棺，触其臭恶；毋食病家时菜，毋拾死人衣物，……"

五是采用药物预防。我国古代医家一直在寻求能够预防温病的药物、方剂。早在《山海经》中就载有预防疫病的药物、食品，如"箴鱼食之无疫疾"。到《诸病源候论》更明确提出,对伤寒、时气、温病等可"预服药"以预防。《备急千金要方》也认为:"天地有斯瘴疠,还以天地所生之物防备之。"至于具体的方法,早在《黄帝内经》的《素问·刺法论》中就有用小金丹预防疫病的记载。在晋代《肘后备急方》、唐代《备急千金要方》等古医籍中都列有辟温方,即以药物预防温病的发生。如《备急千金要方》中有雄黄丸、赤散、太乙流金散、雄黄散、杀鬼烧药、虎头杀鬼丸、金牙散等,分别采用药囊佩带、熏烧、内服或作用于体表等方法来预防温病的发生。元代滑寿则主张在麻疹流行期间用消毒保婴丹、代天宣化丸等来预防发病。

六是保护和增强人体正气。在"正气存内,邪不可干"思想的指导下,古代医家非常强调通过保护和增强人体的正气来预防温病。如《素问·金匮真言论》说:"夫精者,身之本也,故藏于精者,春不病温。"即指出了保护体内阴精对预防温病发生的重要意义。同时提出应注意顺应外界的自然气候变化,避免外界的寒凉、炎暑、雨露等因素影响体内的正气。如《素问·移精变气论》指出:"失四时之从,逆寒暑之宜,贼风数至,虚邪朝夕,内至五脏骨髓,外伤空窍肌肤,所以小病必甚,大病必死。"还应注意生活有规律,防止劳欲过度,保持精神愉快,以保护体内正气,能抗御外邪的入侵,预防疾病的发生。

预防传染的最积极有效的措施为接种免疫,这也是增强人体正气的方法。我国至少在明代以前就已发明了种痘法以预防天花,开创了世界人工免疫之先河,这是医学科学上的一项重大成就。当时采用的是人痘接种术,据《医宗金鉴》记载,已有痘衣法、痘浆法、旱苗法、水苗法等。种痘术的发明,不仅对当时保护人民健康起了很大作用,而且为 1798 年英国人琴纳发明牛痘疫苗预防天花,以至经过世界性的努力在全球消灭天花奠定了基础。

由此可见,中医学对温病的预防有较为深刻的认识,并创造出许多既有民族特色,又有一定效果的预防方法,对中华民族的繁衍昌盛起了重要的作用。当然,限于历史条件,我国古代在对温病预防的方面,还不能完全控制温病的发生,所以还应与现代的各种预防措施结合起来。

三、温病的预防方法

现代研究表明,温病的发生和传播必须具备三个基本环节,即传染源(体内有病原体生存、繁殖并能将病原体排出体外的人或动物)、传播途径(病原体从传染源传染给其他易感者所经过的途径)、易感人群(对某种传染病容易受感染的人群)。这三个环节同时存在并相互联结,如缺少其中任何一个环节,就不可能发生传染,形成流行。针对这些环节,预防工作要采取综合措施,如经常性地开展爱国卫生运动,并应根据不同病种特点和当时当地的具体情况,抓住关键环节,采取重点措施,如发动群众除"四害",保护水源,妥善处理粪便、污水、废气、垃圾,搞好饮食卫生等。一旦发生疫情,应立即按规定上报,并采取各种防疫措施,以减少或杜绝其传染和形成流行。

预防温病的具体方法很多,其中尤其是免疫接种等特异性措施,对一些传染病有肯定的预防作用,其具体内容参见《传染病学》,此处不予详述。以下介绍具有中医药特色的一些预防温病的方法。

(一) 培固正气,强壮体质

"邪之所凑,其气必虚",增强人体正气,就可以提高机体抗御温邪入侵的能力,从而使温邪不能侵犯人体,或即使感受了温邪也不会发病,或即使发病其病情也较轻微,易于治愈、康复。培固正气,强壮体质的方法甚多,以下列举几个方面:

1. 锻炼身体以增强体质

我国人民创造了许多保健强身的方法,如气功、太极拳、五禽戏、八段锦、保健按摩及各种其他武术运动等,都可以增强体内正气。现代的各种体育运动也同样可以增强体质。可以根据自身的年龄、职业、居住条件、爱好等,选择锻炼项目,持之以恒,可提高自身抵抗力,有助于抵御外界温邪的侵袭。

2. 顺应四时气候变化

人类生存在自然界中,与自然环境息息相关,如这些条件的改变超过了人体的适应能力,会导致温病的发生与流行。人们在日常生活中,应根据季节的变化和气温的升降,合理安排作息时间、及时调整衣被和室内温度。冬日不可受寒,但也不宜保暖过度;夏日不可在炎日下过分劳作,但也不宜贪凉露宿、恣食生冷。这对于小儿来说尤为重要,因小儿在生活上自理能力较差,加上脏腑娇嫩,容易受外界气候变化的影响,更应重视适应四时气候的变化。顺应四时气候变化是保护人体正气的重要方面,如忽视了这一点,人体往往会减弱对温邪的抵御能力而患病。

3. 避免过度消耗正气

人体内的阴精对于抵御外来温邪的侵袭有重要的作用。因而必须注意保护阴精。保护阴精实质就是保护体内防御温邪侵入的正气,除了要避免房劳过度,不宜早婚、早育外,还要注意日常生活的劳逸结合,保持心情舒畅、情绪稳定等。正如吴鞠通《温病条辨》中所说:"不藏精三字须活看,不专主房劳说,一切人事之能摇动其精者皆是。"

4. 注意环境、个人、饮食卫生

应经常保持生活和工作环境的整洁卫生,居处要空气新鲜、阳光充足、温度适宜。养成良好的个人卫生习惯,不随地吐痰,饭前便后洗手。在饮食上不食用腐败变质的食物,不过食辛辣炙煿之品,不嗜烟酒等。

现代开展的大规模人工免疫接种,也可以看做是增强人体正气的一项有效措施。

(二)及时诊治,控制传播

对具有传染性的温病患者,必须早期发现、早期隔离、早期诊断治疗,及时向有关防疫部门报告,使防疫部门能随时掌握疫情,采取相应措施。这不仅有利于患者及早得到诊治,有利于治疗和恢复健康,同时也有助于及早控制疾病的传播,防止发生流行。

为了有效地控制传染性温病的传播,除了对患者进行隔离外,还可对曾经接触过患者的人进行必要的检疫或其他检查,有时还要采取措施控制人群的流动。患者在隔离期,应避免与健康人或其他疾病患者接触。如需接触时应有一定的隔离措施,如戴口罩、隔离帽、穿隔离衣、鞋等。在病室及其周围采取一定的消毒处理措施。患者的痰液、呕吐物、粪便、血液等都不可随便向外排放,应集中起来消毒处理。患者的衣物及其他生活用具也要经过消毒处理。

根据温病的感受途径不同,对各种温病可采取不同的措施来阻断其感染传播的途径。如对通过呼吸道传播者,可在流行期间进行室内空气消毒,并保持公共场所的空气流通,尽量避免或减少去公共场所,外出时可戴口罩。对通过消化道传播者,应特别注意饮食和环境卫生,不饮生水,注意饮食用具的消毒,勤剪指甲,消灭苍蝇等害虫,管理好水源、粪便等,以防"病从口入"。对于通过蚊子、跳蚤、虱子、老鼠等动物传播者,则要采取各种方法进行防虫、驱虫、杀虫或捕杀老鼠等。

(三)预施药物,防止染病

预施药物是指在温病流行期间,于一定范围内,对可能感染温邪的人群使用药物,以防止温病的发生与传播。目前较多使用的预防方法有以下几种:

1. 熏蒸法

即用药物加温燃烧烟熏,或煮沸蒸熏。此法一般适用于以呼吸道为传播途径的温病预防。如在流行期间,用食醋按每立方米空间 2～10ml 加清水一倍,在居室内煮沸蒸熏一小时,主要用于流行性感冒的预防。又如采用苍术、艾叶烟熏剂在室内燃烧烟熏,可用于腮腺炎、水痘、猩红热、流感等传染病的预防。

2. 滴喷法

即用药物滴入鼻孔,或喷入咽部。此法一般也用于呼吸道传染病。如在流

119

行期间,把食醋用冷开水稀释后滴鼻可预防流行性感冒、流行性脑脊髓膜炎等。或用白芷 3g、冰片 1.5g、防风 3g,共研细末,取少量吹入两侧鼻孔,或放在口罩内任其慢慢吸入,也有预防作用。又有在白喉流行时,用锡类散喷入咽喉部,有一定预防作用。

3. 服药法

即用一味或多味中药煎服,或制成丸、散剂内服。如预防流感可选用银花、连翘、野菊花、桉树叶、贯众、螃蜞菊、黄皮叶等;预防流行性脑脊髓膜炎可选用大蒜、银花、连翘、九里光、贯众、野菊花、蒲公英、鲜狗肝菜、鲜鬼针草等;预防流行性乙型脑炎可选用大青叶、板蓝根、牛筋草等;预防肠伤寒可选用黄连、黄柏等;预防猩红热可选用黄芩、忍冬藤等;预防麻疹可选用紫草、丝瓜子、贯众、胎盘粉等;预防传染性肝炎可选用板蓝根、糯稻根、茵陈等;预防痢疾可选用马齿苋、大蒜、食醋等。在使用时,可选其中一味或数味煎汤内服,每日一剂,连服 2~4 天。

此外,还有不少流传于民间的简便易行的预防温病的方法,有待于进一步挖掘。

120

第八章

风　温

一、概述

风温是感受风热病邪所引起的以肺卫表热证为初起证候特征的急性外感热病。本病特点是初起以发热，微恶风寒，咳嗽，口微渴，苔薄白，脉浮数等肺卫病变为主要症状，随着病情的发展，出现邪热壅肺等气分证候，若患者素体虚弱或感邪较重时，易发生逆传心包，出现神昏谵语，舌謇，肢厥等危重证候，本病后期多表现为肺胃阴伤证候。本病一年四季均可发生，但多见于春冬两季，发于冬季的又称为冬温。

1. 病名沿革

风温的病名，首见于《伤寒论》："太阳病，发热而渴，不恶寒者，为温病；若发汗已，身灼热者，名曰风温。"这里所说的"风温"，实际是指热病误用辛温发汗后的坏证。唐代孙思邈《备急千金要方》引《小品方》的葳蕤汤作为治疗《伤寒论》所述风温的主方。宋代医家庞安常对风温的病因、病变部位、症状、治法提出了新的看法。他在《伤寒总病论》中说："病人素伤于风，因复伤于热，风热相搏，则发风温。四肢不收，头痛身热，常自汗出不解。治法在少阴厥阴，不可发汗，汗出则谵语。"认识到风温的发病并不是误用汗法的结果，而是感受风邪，复感热邪，风热相搏引起的，治疗不可以用辛温发汗的方法。清代叶天士更明确提出："风温者，春月受风，其气已温。《经》谓：'春气病在头'，治在上焦。肺位最高，邪必先伤。此手太阴气分先病，失治则入手厥阴心包络，血分亦伤。"这不仅明确了风温是感受时令风温之邪所致的春季新感温病，而且还阐明了其病机特点、传变趋向以及治疗原则。直到清代陈平伯风温专著——《外感温病篇》问世，才对风温的病因、病机和证治作了系统的论述。如陈平伯明确提出："风温为病，春月与冬季居多，或恶风，或不恶风，必身热，咳嗽，烦渴"，即指明了本病的发生季节和初起的临床特点。至此，对风温一病有了理法方药系统、完整的专篇论述。此外，清代的一些著名医家如吴鞠通、吴坤安、王孟英等，都在叶天士等理论基础上从不同方面对风温病的因、证、脉、治作了阐述和补充，从而进一步丰富了风温病辨证论治的内容。

2. 风温与西医学疾病的关系

根据风温病发病季节和临床表现,现代医学中的细菌性肺炎、病毒性肺炎,或冬春季节的上呼吸道感染、流行性感冒、急性支气管炎等,可参考本病辨证论治方法进行治疗。

二、病因病机

(一)病因与发病

风热病邪为本病致病原因。春季风木当令,阳气升发,气候温暖多风,最易形成风热病邪,叶天士说:"春月受风,其气已温。"吴鞠通也说:"风温者,初春阳气始升,厥阴行令,风夹温也。"就是针对春季的气候特点和风热病邪而言的。若人体与这一外界环境不相适应,或素禀不足,正气虚弱,卫外不固,或因起居不慎,寒温失调,往往容易感受风热病邪而致病。冬季虽属寒气当令,但如果气候反常,应该寒冷而反温暖,或冬初气暖多风,也可导致风热病邪的形成,当人体正气不足时,风热病邪即可入侵而发病,正如吴坤安所说:"凡天时晴燥,温风过暖,感其气者,即是风温之邪。"指出了风温病是在"温风过暖"的条件下发生的。因此,风温的病因是感受春季或冬季的风热病邪。

(二)病机

1. 风热病邪首犯肺卫

风热病邪属阳邪,其性升散、疏泄,多从口鼻侵犯人体。肺位居高,为五脏六腑之华盖,外邪入侵,首当其冲,所以本病初起以邪犯肺卫,病在上焦肺经者为多见。由于肺主气属卫,与皮毛相合,卫气敷布皮毛,风热外袭,正邪相争,导致卫气开合失司,肺气郁而不宣,则病变初起即见发热、恶风、咳嗽、口微渴等症状。

2. 传变有"顺传"和"逆传"的不同,以肺经为病变重心

风温初起邪在肺卫,如感邪不甚,并经及时治疗,则可终止病变发展,获得早期治愈。如肺卫之邪不解,则其发展趋向大致有两种情况:一是顺传于胃,二是逆传心包。叶天士所说:"温邪上受,首先犯肺,逆传心包",不仅明确了风温初起的病位所在,而且指明了本病的传变特点。风热之邪由卫入气,顺传于胃,可见阳明邪热炽盛或热结肠腑之证;由于风热病邪易于损伤肺经,所以在风温病中风热之邪传入气分,更常见邪热犯肺的病变,如邪热壅肺而出现痰热喘急,或肺热移肠而致下利稀便、色黄热臭,或肺热窜入血络而外发红疹。如邪热逆传心包,则出现神昏、谵妄等神志异常见症。

3. 后期多表现为肺胃阴伤

风温病至后期,邪热损伤肺胃阴液,多呈肺胃阴伤之象,临床常见低热、干咳少痰,口干咽燥,舌红少苔,脉细数等。

综上可见,风温的病因是外感风热病邪,发病季节以春季和冬季为多,病变部位以肺经为主。初起以肺卫表热证为特征,肺卫之邪内传,既可顺传气分,壅阻肺气,或传入阳明,亦可直接内陷心营。病变过程中易化燥伤阴,后期多肺胃阴伤病变。

风温病机演变图:

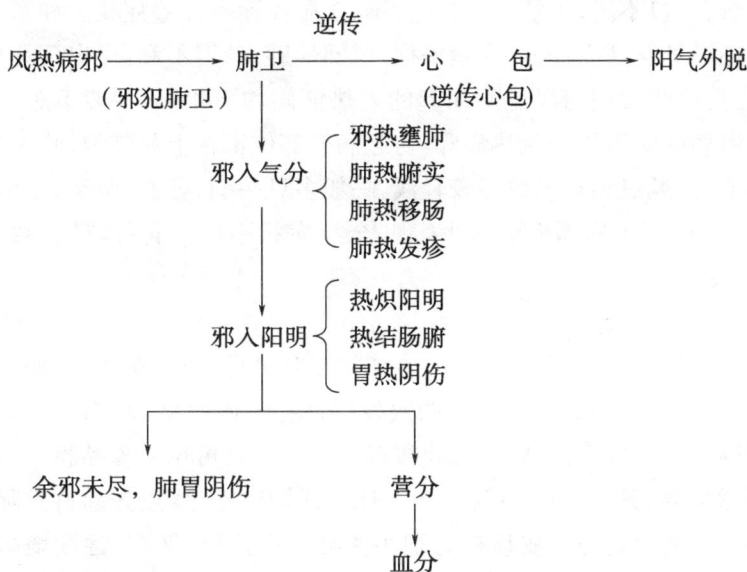

```
                          逆传
风热病邪 ———————→ 肺卫 ————————→ 心    包 ———————→ 阳气外脱
       (邪犯肺卫)       │        (逆传心包)
                        │
                        ↓      ┌ 邪热壅肺
                   邪入气分 ┤ 肺热腑实
                        │      │ 肺热移肠
                        │      └ 肺热发疹
                        │
                        ↓      ┌ 热炽阳明
                   邪入阳明 ┤ 热结肠腑
                        │      └ 胃热阴伤
                        │
              ┌─────────┴─────────┐
              ↓                   ↓
    余邪未尽,肺胃阴伤            营分
                                  │
                                  ↓
                                 血分
```

风温的病理要点:

(1)致病主因是风热病邪。

(2)以肺经为病变重心。

(3)初起证候为风热犯于肺卫。

(4)后期多为肺胃阴伤,余邪未净。

三、诊断与鉴别诊断

(一) 诊断依据

1. 本病一年四季均可发生,但以春季和冬季为多见,故发生于春、冬两季的外感热病,应考虑到风温的可能性。

2. 发病较急,初起表现为发热、恶风、咳嗽、口微渴、舌苔薄白、舌边尖红、脉浮数等肺卫见症,继而出现壮热、咳嗽、气喘、胸闷胸痛、舌红苔黄、脉数等邪热壅肺等气分证候,疾病后期多致肺胃阴伤,为诊断本病的主要依据。

3. 病变过程中,部分病例可出现发热、神志异常(神昏、谵语)等热陷心包症状。

（二）鉴别诊断

1. 感冒

感冒分风寒、风热两大类。风寒感冒为风寒外袭肌表所致,虽然与风温初起相似,可见发热、恶风等卫表证候,但风寒感冒证属表寒,所以初起临床表现特点为恶寒重而发热轻,口不渴,无汗,苔白而舌不红,脉浮而不数等症状。如寒邪偏胜,外束肌表,还可见身痛无汗、脉浮紧等症;风邪偏胜,营卫不和,可出现汗出恶风、脉浮缓等症。这些表现与风温病初起的表热证候均不相同,一般不难区别。风热感冒与风温病的病因均为风热病邪,初起病变部位都在上焦肺卫,临床表现初起均见表热证,但风热感冒病情多较轻浅,一般多见头痛、鼻塞、咳嗽、咽痛、发热不甚、微恶风等肺卫失宣、清窍不利表现,全身症状不重。病程较短,数日即愈,很少发生传变。

2. 麻疹

麻疹与风温病都可发生于冬春两季,麻疹初起时可见发热、恶风、头痛、咳嗽等肺卫症状,与风温较为相似。但麻疹两眼发红、怕光、眼睑微肿、涕泪增多、鼻塞、打喷嚏。发病2～3日后,口腔颊黏膜接近第一白齿处可见麻疹黏膜斑,这是麻疹具有诊断意义的特殊体征。起病3～4日后开始出疹,疹点先起自发际、耳后,继而遍布全身,至手足心。皮疹初为细小淡红色斑丘疹,散在,逐渐增多,呈鲜红色,以后融合成暗红色。一般皮疹为充血性,压之退色,疹间仍保持正常皮肤。麻疹以儿童为多见,每易发生流行。

3. 肺痈

肺痈是肺生脓痈,多为风热之邪上受,侵犯于肺,血热壅聚,血败为脓所致。初起与风温极为相似,颇难区别。肺痈初期症状较重,常见寒战高热,持续不退,咳吐浊痰,常在病程第2周后大量咳吐脓血痰,味腥臭。X线检查肺部可见大片边缘模糊、密度较均匀的致密影,也可出现液平的空洞。此时与风温不难鉴别。

四、辨证论治

（一）辨证要点

风温以手太阴肺为病变中心,初起即见发热恶寒、头痛、咳嗽、口微渴、苔薄白、舌边尖红、脉浮数等肺卫表证。继则邪热壅肺,症见身热,咳喘,汗出,口渴,若伤及肺络,可见胸痛,咳吐血痰。邪热壅肺阶段还应重视肺经与相关脏腑病变的辨析,如肺热移胃,症见壮热,汗出,口渴,脉洪大;肺热移肠,其热结者,可见潮热,便秘;肺热下迫大肠者,可见下利色黄热臭;肺热波及营分,扰及血络者,则见肌肤红疹。邪热由肺卫传入肺、胃、肠腑,热势虽盛,但邪尚在气分;若出现神志异常、神昏谵语,多为邪热逆传心包,病情较重,应注意辨别其性质是热闭心包,还是内闭外脱。风温后期往往导致肺胃阴伤。

(二)治则治法

风温以肺经为病变中心,其病理损害为邪热炽盛于肺经,所以清肺泄热是风温病的治疗原则。风温初起邪在肺卫治宜辛散凉泄,透邪外达;其表邪已解,肺经邪热壅盛者,治宜清热宣肺平喘。肺经邪热里传胃肠,其在阳明之经者,犹可辛透寒泄,达邪出表;其下迫肠腑,下利热臭者,治宜苦寒清热止利;其热结而腑气不通者,治宜苦寒攻下,导热下行。肺热波及营络,肌肤红疹者,治当用宣肺泄热,凉营透疹之法。邪传心包,闭阻机窍者,以开窍为急;阳气外脱者,以固敛阳气为要。风温后期肺胃阴伤者,治宜甘寒清养肺胃之阴。

叶天士《三时伏气外感篇》所说:"此证初因发热、喘嗽,首用辛凉清肃上焦,如薄荷、连翘、牛蒡、象贝、桑叶、沙参、栀皮、蒌皮、花粉……若色苍,热胜烦渴,用石膏、竹叶辛寒清散,痧症亦当宗此。若日数渐多,邪不得解,芩、连、凉膈亦可选用。至热邪递传入膻中,神昏目瞑,鼻窍无涕泪,诸窍欲闭,其势危急,必用至宝丹或牛黄清心丸。病减后余热,只用甘寒清养足矣。"即是对本病各阶段的治疗进行了具体而系统的论述。

(三)证治分型

1. 邪袭肺卫

【临床表现】发热,微恶风寒,无汗或少汗,头痛,咳嗽,口微渴,苔薄白,舌边尖红,脉浮数。或但咳,身不甚热,微渴。

【病机分析】本证为风温初起,邪袭肺卫。风热病邪侵袭肺卫,卫气与邪气相争则发热;卫气被郁,不能温养分肉,则微恶风寒;卫气开合失司,可见无汗或少汗;头为诸阳之会,卫气郁阻,经脉不利则见头痛;由于肺主气属卫,卫气被郁而致肺气失于宣畅则出现咳嗽,一般此时咳嗽很少痰浊或仅有少量黏痰;风热之邪易伤津液,但在病变的初起,津伤不甚故口微渴;舌苔薄白,舌边尖红,脉浮数,均为风热袭表的征象。此外,本证初起因邪郁于肺系,因而有的患者咽喉部稍显红赤并感疼痛。

如风温初起,感邪较轻而病机偏于肺气郁阻,则临床表现以咳嗽为主要症状,发热、口渴、头痛等症状都较轻微,一般没有恶风恶寒感觉。

【治疗方法】辛凉解表,宣肺泄热。

【代表方剂】银翘散(《温病条辨》)

银花 10g,连翘 10g,桔梗 8g,竹叶 10g,生甘草 3g,荆芥穗 10g,淡豆豉 10g,

薄荷 8g,牛蒡子 10g,鲜芦根 30g,水煎服。

银翘散是辛凉解表的代表方剂,具有轻清宣透肺卫之邪的作用。方中重用银花、连翘,具有辛凉透表,清热解毒的功效,能够透解卫分风热之邪;薄荷、牛蒡子疏散风热,清利头目,且可解毒利咽;荆芥穗、淡豆豉辛而微温,助银花、连翘发散表邪,透热外出,此两药虽属辛温之品,但辛而不烈,温而不燥,与大队辛凉药配伍,可增强辛散透表作用;竹叶轻清泄热;芦根甘寒生津止渴;桔梗轻宣肺气以止咳嗽;甘草既可调和诸药,护胃安中,又可合桔梗清利咽喉。本方的配伍特点:一是辛凉之中配伍少量辛温之品,既有利于透邪,又不悖辛凉之旨;二是疏散风邪与清热解毒之品相配,具有外散风热,透邪解表,兼清热解毒之功。所以吴鞠通称本方为辛凉平剂,用于风热客表而发热恶寒、无汗者最为合适。

桑菊饮(《温病条辨》)

杏仁 10g,连翘 10g,薄荷 5g,桑叶 10g,菊花 8g,苦桔梗 8g,生甘草 3g,芦根 15g,水煎服。

桑菊饮具有疏风清热、宣肺止咳的作用。方中桑叶疏散上焦风热,清宣肺热止咳,菊花散风热,清利头目而肃肺为主药;配伍连翘清热解毒,薄荷辛凉轻透,疏散风热,桔梗、甘草、杏仁宣开肺气以止咳嗽,芦根以生津止渴。

【临床运用】桑菊饮与银翘散均为辛凉解表方剂,皆可用于风热侵犯肺卫之证,但银翘散中有荆芥、豆豉辛散透表之品,其解表力强。而桑菊饮内所用大多为辛凉之品,且药量较轻,其解表之力较逊于银翘散,故吴鞠通称之为"辛凉轻剂",但桑菊饮中用杏仁以降肺气,其止咳功能较银翘散为优。

运用银翘散时,如恶寒已解,则可去荆芥、豆豉;如因风热灼津而口渴较甚者,加花粉、石斛以生津清热;若热势较高,邪热化火者,可加入青蒿、虎杖、鸭跖草等清热泻火;兼夹温毒而颈肿咽痛者,可加马勃、玄参以解毒消肿;因肺失宣降而致咳嗽较甚者,可加杏仁、橘红、川贝、瓜蒌等,以宣肺利气、化痰止咳;肺热盛而咳痰浓稠者,可加黄芩、鱼腥草等以清肺化痰;鼻衄者去荆芥、豆豉,加白茅根;若见胸膈满闷者,可加藿香、郁金;如热盛津伤而小便短少者,宜加知母、黄芩、栀子之苦寒与麦冬、生地之甘寒,以清热化阴。

若风热病邪侵袭肺卫出现以咳嗽为主要症状者,宜用辛凉轻剂桑菊饮。临床运用时,若兼见热入气分而气粗似喘者加生石膏、知母以清气分之热;肺热甚则加黄芩以清肺热;热盛伤津口渴者,可加花粉以生津。

本病初起忌辛温发汗,一则劫夺心液,二则耗散心阳,以防导致昏谵。

本病初起也不可过用寒凉,以免冰伏卫气,阻碍气机,致邪热难于外达,反而内陷。

第八章 风 温

2. 邪入气分

（1）邪热壅肺

【临床表现】身热，汗出，烦渴，咳喘，或咳痰黄稠，或带血，或痰呈铁锈色，胸闷胸痛，舌红苔黄，脉浮数。

【病机分析】本证为风热之邪入里，热壅肺气所致。邪热入里，里热炽盛，则身热而不恶寒，舌苔亦由白转黄。此时身热一般都较风温初起邪在卫分时更为显著，但也有因热郁于里而体表反不甚热者。里热郁蒸，津液耗伤，所以汗出而烦渴引饮。邪热壅肺，肺气失于宣降则胸闷。胸膈为肺脏所居之地，肺热气滞，脉络失和则出现胸痛。肺热灼液为痰则咳痰黄稠；如热伤肺络，则可见痰中带血，或痰呈铁锈色。舌红苔黄，脉数为里热征象。本证为邪热传入气分，病变部位虽然在肺，然与风温初起邪袭肺卫而有恶寒、无汗或少汗，且口渴不甚，苔薄白者显然有别。

【治疗方法】清热宣肺平喘。

【代表方剂】麻杏石甘汤（《伤寒论》）

麻黄（去节）6g，杏仁（去皮尖、碾细）10g，石膏（碾）30g，甘草（炙）3g，水煎服。

方中麻黄辛温，宣肺平喘；石膏辛寒，清泄肺热。麻黄得石膏寒凉之制，则其功专于宣肺平喘，而不在解表发汗；石膏得麻黄，则其功长于清泄肺热。二药的用量，通常石膏多于麻黄5～10倍，使全方不失为辛凉之剂，并可根据肺气郁滞及邪热之轻重程度，调节其药量比例。杏仁苦平，降利肺气而平喘咳，与麻黄相配则宣降相因，与石膏相伍则清肃协同。甘草生津止咳，调和诸药。

【临床运用】临床运用时，如热毒炽盛者，可加银花、连翘、黄芩、鱼腥草、知母、金荞麦等以助清肺化痰之力。如胸部疼痛较甚者，可加桃仁、郁金等以活络止痛；痰多气急者可加葶苈子、苏子等以降气化痰；咯血者加茜草炭、白茅根、侧柏炭、仙鹤草、焦栀子等以凉血止血。如属咳吐腥臭脓痰者，还可用千金苇茎汤（苇茎30g，薏苡仁15g，冬瓜仁12g，桃仁10g），以清热化痰、逐瘀排脓。对已形成肺痈而咳吐大量脓痰者，可加入银花、连翘、黄芩、败酱草、鱼腥草、贝母、赤芍等，以增强清热祛痰排脓之效。

（2）肺热腑实

【临床表现】潮热便秘，痰涎壅盛，喘促不宁，苔黄腻或黄滑，脉右寸实大。

【病机分析】本证为肺经痰热壅阻，肠腑热结不通的肺肠同病证候。痰涎壅盛，喘促不宁，为热盛于肺，灼津液为痰，肺气失于肃降的表现；阳明腑实热结，腑气不通则潮热，便秘；痰热阻肺，正气未衰，抗邪有力，则右脉实大；痰热内阻，故舌苔也多见黄腻或黄滑。由于肺与大肠相表里，肺气不降则腑气不易下行；肠腑中热结不通,则肺中之邪也难以外泄。所以咳痰喘促与潮热便秘同时出现为本证特有之征,实为肺与大肠之邪互相影响、互为因果所致。

【治疗方法】宣肺化痰,泻热攻下。

【代表方剂】宣白承气汤(《温病条辨》)

生石膏 30g,生大黄 10g,杏仁粉 6g,瓜蒌皮 8g,水煎服。

本方取麻杏石甘汤合承气汤之意加减变化而成。方中以生石膏清肺胃之热;杏仁、瓜蒌皮宣降肺气、化痰定喘;大黄攻下腑实。腑实得下,则肺热易清;肺气清肃,则腑气易通。四药合用,共奏清热宣肺,泻热通腑之效。正如吴鞠通所说:"以杏仁、石膏宣肺气之痹,以大黄逐肠胃之结,此脏腑合治法也。"肺属金,主白色,因本方具有宣肺通腑之效,所以称为宣白承气汤。

【临床运用】如痰多而喘促较甚者,可加葶苈子以泻肺逐痰;潮热、便秘较甚,可加芒硝,以通腑泻热。

(3)肺热移肠

【临床表现】身热,咳嗽,口渴,下利色黄热臭,肛门灼热,腹不硬痛,苔黄,脉数。

【病机分析】本证为肺胃邪热下移大肠所致。热在肺胃,肺失清肃,胃阴受灼,则见身热咳嗽,口渴;肺胃邪热不解,下迫大肠,津液渗下,故下利色黄热臭,肛门灼热;苔黄、脉数均为里热之征。本证见下利热臭、肛门灼热,与热结旁流之腑实证颇为相似,其区别在于本证为热移大肠,下利多为黄色稀便而不是稀水。又因为本证内无燥屎,所以按其腹部并无硬痛感觉。而热结旁流的腑实证则为燥屎内结,粪水从旁而流下,所以下利多恶臭稀水,腹部必按之作痛。

【治疗方法】苦寒清热止利。

【代表方剂】葛根黄芩黄连汤(《伤寒论》)

葛根 15g,甘草(炙)6g,黄芩 10g,黄连 10g,水煎服。

方中重用葛根甘辛而平,解肌清热,生津止渴,升清气而止泄利;黄芩、黄连苦寒清热,坚阴止利;甘草甘缓和中,调和诸药。

【临床运用】

临床应用时,若肺热较甚,可加入银花、桑叶、桔梗等以清肺宣气;如腹痛较甚,可加白头翁以清热止痢;如呕吐恶心者,可加藿香、姜竹茹以化湿止呕。

(4)肺热发疹

【临床表现】身热,咳嗽,胸闷,肌肤发疹,疹点红润,苔黄,舌质红,脉数。

【病机分析】本证为肺经气分热邪波及营络所致。邪热内郁于肺,肺气失于宣降则身热、咳嗽、胸闷;肺热波及营络,外发肌表,则肌肤出现红疹,疹点红润,一般以头面、前胸为多见;热在肺经气分,故苔黄、脉数。正如陆子贤在《六因条辨》中所说:"疹为太阴风热。"因风温病变中心在肺,所以在病变过程中易于外发红疹,这种红疹的特征多粒小而稀疏,按之可暂退,当与麻疹、烂喉痧等相区别。

【治疗方法】宣肺泄热,凉营透疹。

【代表方剂】银翘散去豆豉,加细生地、丹皮、大青叶,倍玄参方(《温病条辨》)

连翘 12g,银花 12g,苦桔梗 8g,薄荷(后下)8g,竹叶 12g,生甘草 3g,荆芥穗 8g,牛蒡子 10g,细生地 10g,大青叶 10g,丹皮 9g,玄参 10g,水煎服。

肺热发疹是肺经邪热波及营络而有外泄之机,治疗大法宜因势利导,助其透泄,使里热从外透解,所以治用银翘散加减。银翘散为辛凉解表、宣肺泄热之剂,用于邪在肺卫之证,以外解表邪。本证邪不在表,故去解表之豆豉;因肺热波及营分,窜入血络而发疹,所以加入生地、丹皮、大青叶、玄参以凉营泄热,解毒透疹;不去荆芥,是借助其透疹外达的作用。诸药合用,共奏宣肺泄热,凉营透疹之效。

【临床运用】本方荆芥为透邪外达之用,在于透邪而不在解表,若无表邪见症,则可去荆芥,以免助热伤津;皮疹明显者,则可加入蝉蜕、浮萍等以透疹。

本证肺热发疹,只宜宣肺达邪,凉营透疹,不可妄用辛温升提。

疹子将出未出之际,不可用大寒之剂,以免凉遏邪气,导致邪无外达之机,加重病情。

本证不可妄用滋补,以滋助邪气,壅遏气机,使邪无出路而内攻。

(5) 热炽阳明

【临床表现】壮热,恶热,汗大出,渴喜冷饮,苔黄而燥,脉浮洪或滑数。

【病机分析】此为阳明里热亢盛、无形邪热弥漫之候。阳明热盛,里热蒸腾,故身壮热,恶热,苔黄而燥,脉浮洪或滑数;里热蒸迫,津液外泄,故汗大出。胃热阴伤,故渴喜冷饮,苔燥。苔黄,脉浮洪或滑数皆里热炽盛之象。总之,壮热、汗大出、渴饮、脉大,为阳明无形邪热炽盛的"四大主症",也是本证的辨证关键。

【治疗方法】清热保津。

【代表方剂】白虎汤(《伤寒论》)

生石膏(研)30g,知母 15g,生甘草 10g,白粳米 30g,水煎服。

白虎汤是清泄阳明里热的主方。方中生石膏辛寒,入肺、胃经,能清热解肌,达热出表,可除气分之壮热;知母苦寒而性润,入肺胃二经,清热养阴。知母配石膏,可增强清热止渴除烦之力。生甘草泻火解毒,配粳米又可保养胃气,配石膏则可甘寒生津。本方四药相配,共奏清热保津之功。

【临床运用】热毒盛者,可加银花、连翘、板蓝根、大青叶等清热解毒之品。里热化火者,可佐以黄连、黄芩等以清热泻火。如津伤显著者,可加石斛、天花粉、芦根等以生津。如热盛而津气耗损,兼有背微恶寒,脉洪大而芤者,可加人参以益气生津。如见肺热壅盛而咳喘者,可加杏仁、瓜蒌皮、银花、鱼腥草等以清肺化痰。

白虎汤善清阳明气分之热,用之得当,见效很快,但如应用不当,危害也大。吴鞠通说:"白虎慓悍,邪重非其力不能举,用之得当,有立竿见影之妙;若用之不当,祸不旋踵。"因此,在临床运用时,必须注意它的忌用范围。吴鞠通提出白虎汤有"四禁",即:"脉浮弦而细者,不可与也;脉沉者,不可与也;不渴者,不可与也;汗不出者,不可与也。"其主要精神是表邪未解,或里热未盛,或病非阳明实热的,都应该忌用。但在临床上也不必完全拘泥于上述"四禁",须根据具体情况灵活掌握。

(6) 热结肠腑

【临床表现】日晡潮热,时有谵语,大便秘结,或纯利恶臭稀水,肛门灼热,腹部胀满硬痛,苔老黄而燥,甚则灰黑而燥裂,脉沉有力。

【病机分析】本证乃气分热邪与阳明积粪相结而形成的阳明腑实证。邪热内结,里热熏蒸则日晡潮热;邪热与肠中糟粕相结,传导失职,所以大便秘结不通;若是燥屎内阻,粪水从旁流下,则可表现为纯利稀水,称为"热结旁流"。其所下之水必恶臭异常,且肛门有灼热感。不论便秘还是热结旁流,皆因燥屎内结,腑气不通,所以多伴有腹胀硬痛,或按之作痛。热结于内,里热熏蒸,神明被扰,则时有谵语;高热伤津则苔老黄而燥,甚则灰黑而燥裂;里热迫津外泄则汗出;脉沉有力亦是里实气滞之征。

【治疗方法】软坚攻下泻热。

【代表方剂】调胃承气汤(《伤寒论》)

甘草(炙)10g,芒硝(后下)15g,大黄(去皮,清酒洗)10g,水煎服。

方中以大黄苦寒攻下泻热,芒硝咸寒软坚润燥,甘草以缓硝黄之峻,使其留中缓下,则燥结郁热俱可从下而解。本方不仅能攻下大肠热结,还有泄胃中积热以调胃气之功,所以名为调胃承气汤。因其方中不用枳实、厚朴而加甘草,是三承气汤中攻下力最缓者,可称之为缓下热结之法。

【临床运用】临床运用时,如见腹胀满较明显,可加枳实、厚朴以行气破坚,但这两味药性偏温燥,津伤严重者当慎用。如见苔灰黑而燥,为津液损伤已甚,可加玄参、生地、麦冬等以攻下泻热,生津养液。

3. 热入心包

（1）热陷心包

【临床表现】神昏谵语，或昏聩不语，身体灼热，四肢厥冷，舌謇，舌色鲜泽，脉细数。

【病机分析】本证多由邪在手太阴肺卫时失治、误治，或因心气素虚，以致邪热内陷，逆传心包而成。本证发生急骤，来势凶险，属危重之证。邪热内陷，阻闭包络，堵塞窍机，扰乱神明，则见神昏，或昏聩不语；心包热盛，营阴耗损，心之苗窍不利则舌謇而舌色鲜泽；营阴耗损则脉象细数；邪热内闭，阻滞气机，阳气不达于四肢，故见四肢厥冷。其热闭浅者，则肢厥较轻，热闭愈重则肢厥愈甚，即所谓"热深厥亦深，热微厥亦微"。

【治疗方法】清心凉营，泄热开窍。

【代表方剂】清宫汤送服安宫牛黄丸或紫雪丹、至宝丹。

清宫汤（《温病条辨》）

玄参心 10g，莲子心 3g，竹叶卷心 6g，连翘心 6g，水牛角屑 30g，连心麦冬 6g，水煎服。

安宫牛黄丸（《温病条辨》）

牛黄一两，郁金一两，犀角一两，黄连一两，朱砂一两，冰片二钱五分，麝香二钱五分，真珠五钱，山栀一两，雄黄一两，黄芩一两。

上为极细末，炼老蜜为丸，每丸一钱，金箔为衣，蜡护，每服一丸，大人病重体实者，日再服，甚至日三服，小儿服半丸，不知再服半丸。

紫雪丹（《温病条辨》）

滑石一斤，石膏一斤，寒水石一斤，磁石二斤（水煮），捣煎、去滓，入后药：羚羊角五两，木香五两，犀角五两，沉香五两，丁香一两，升麻一斤，玄参一斤，炙甘草半斤，上八味，并捣挫，入前药汁中微火煎，去滓，入后药：朴硝、硝石各二斤。提净，入前药汁中，微火煎，不住手将柳木搅，候汁欲凝，再加入后二味：辰砂三两（研细），麝香一两二钱（研细入煎药拌匀）。合成，退火气。冷水调服一、二钱。

局方至宝丹（《温病条辨》）

犀角一两（镑），朱砂一两（飞），琥珀一两（研），玳瑁一两（镑），牛黄五钱，麝香五钱。

以安息香重汤燉化、和诸药为丸一百丸，蜡护。

清宫汤专清心包络的邪热，由于包络为心的宫城，所以清心包之热称为清宫。方中用水牛角代犀角以清心凉营；玄参心、莲子心、连心麦冬可清心滋液；竹叶卷心、连翘心清心泄热。诸药合用，共奏清心泄热、凉营滋阴之功，促使心包邪热向外透达而解。

【临床运用】安宫牛黄丸、至宝丹、紫雪丹三方均为清心开窍的成药,具有通络开窍、苏醒神志之功,属凉开之剂,是传统治疗温病神昏的要药,俗称为"三宝"。三方药物组成不同,其功效也各有差异:安宫牛黄丸长于清热兼能解毒,紫雪丹长于止痉息风、泻热通便,至宝丹则长于芳香辟秽。但由于三方中皆用了犀角等目前已明文禁用的药物,所以原方不能再用,有待以相应的代用品制出新的成药。

邪入心包者,每见痰热阻于气道,喉中有痰声而咳唾不易,可于清宫汤中加鲜竹沥、瓜蒌皮、川贝粉,窍闭甚加石菖蒲,如用鲜品捣汁,效果更好。

热陷心包,机窍阻闭,病情较为严重,应积极抢救治疗。可用清开灵注射液30ml或醒脑净注射液(由牛黄、黄连、黄芩、栀子、广郁金、麝香、冰片等制成)20ml加入5‰葡萄糖液中静滴。两者均是以安宫牛黄丸为基础而改成的新剂型,使用方便,疗效可靠。病情严重时,必须中西医结合进行治疗。

(2)热入心包兼阳明腑实

【临床表现】身热,神昏,舌謇,肢厥,便秘,腹部按之硬痛,舌绛,苔黄燥,脉数沉实。

【病机分析】本证为手厥阴心包与手阳明大肠同病之证。热陷心包,闭阻包络,堵塞窍机则身热、神昏、舌謇肢厥、舌色绛。阳明腑实,燥屎内结,故腹部按之硬痛。苔黄燥,脉数沉实,则为热结肠腑之征。

本证所见的身热、神昏、肢厥等症,在一般的阳明腑实证亦能出现,但单纯的阳明腑实证不致舌謇而言语不利,神昏程度亦较轻,此为辨证的关键。

【治疗方法】清心开窍,攻下腑实。

【代表方剂】牛黄承气汤(《温病条辨》)

即用安宫牛黄丸二丸,以水化开,调生大黄末9g,先服一半,效果不显著者再服。

本方以安宫牛黄丸清心开窍,生大黄攻下阳明腑实。

【临床运用】从病情来说,热入心包较阳明腑实更为危急严重,所以热入心包兼有腑实的治疗,一般都是开窍与攻下同用;心包证严重者,也可先予开窍,然后再行攻下腑实。若先予攻下,则可致内闭甚而外脱。热结肠腑,须用苦寒攻下,大黄为寒下要药,运用得当可使邪热由下而出,常能立竿见影,此时大黄宜生用后下,效果明显。如燥结津伤甚者,可加入芒硝、玄参、鲜首乌等,以软坚润燥,滋阴生津。

4. 后期证治

余邪未净,肺胃阴伤。

132

【临床表现】低热或不发热,干咳或痰少而黏,口舌干燥而渴,舌干红少苔,脉细。

【病机分析】本证多见于风温病恢复期。因尚有未净余邪,所以可有低热,但也可不发热;肺阴耗伤,不能润养肺金,则咳嗽不已而无痰,或痰少而黏;胃津损伤,则出现口舌干燥而渴;舌干红少苔,脉细均为肺胃阴伤、阴液不足的征象。

【治疗方法】滋养肺胃,清涤余邪。

【代表方剂】沙参麦冬汤(《温病条辨》)

沙参 10g,玉竹 8g,生甘草 3g,冬桑叶 5g,麦冬 10g,生扁豆 8g,天花粉 10g,水煎服。

方中以沙参、麦冬、玉竹、花粉甘寒生津,润养肺胃津液;生扁豆、甘草和养胃气;桑叶轻清宣透以散余邪。诸药相配,共奏清养肺胃之功。

【临床运用】肺经热邪尚盛者,加知母、地骨皮;胃阴伤明显者,加石斛、芦根;咳嗽明显可加杏仁、炙百部;纳呆者加谷麦芽、神曲等。本证还可佐以饮食疗法,如进食雪梨饮、荸荠汁、石斛茶等,常有较好疗效。并注意避免过早进食油腻和辛辣食物。

五、护理预防

患者生病期间要注意休息,发热时要卧床,不要当风而卧,保持室内空气流通。以流质食物为主,食物要易于消化,少食肥腻油甘(尤其是在发热期间),多喝开水。医护人员要注意患者病情变化,对严重病人要定期进行血压观察,及时发现病情转变的种种征兆,以便随时进行妥善处理。

发热较甚,体温较高者,不宜覆盖过厚衣被,同时采取物理降温措施,如酒精擦浴,或以紫苏叶、葱白浸渍白酒,外擦四肢、胸腹、躯干等,可使体温有所下降。对邪闭心包而昏迷的患者,尤其应该精心护理,并及时清除呼吸道的分泌物,防止痰涎阻塞气道,引起窒息,而导致变证。

对风温的预防首先重在增强人体质,提高防御风热病邪能力。主要是加强身体锻炼及注意个人起居,随时令季节变化,气温改变,合理增减衣被,切忌过冷或过热。保持居室清洁及空气流通。注意劳逸结合,防止过劳而耗损正气。总之,要使正气内存,不使病邪入侵。同时,要尽量避免和减少与病邪接触的机会,如在风温流行的季节,尽可能不去或少去公共场所活动。此外,在风温流行时,可采用药物预防,如在居室以食醋熏蒸,或用苍术、贯众、艾叶、雄黄燃烟,可起到消毒空气的作用。对于易感人群可用板蓝根、忍冬藤、贯众、黄芩等煎汤内服,进行预防性治疗。

第九章 春 温

一、概述

春温是由温热病邪内伏所致，以初起即见里热证候为特征的急性热病。本病多发生在春季或冬春之交或春夏之际，初起多以发热、心烦、口渴、舌红苔黄等里热证候为主要表现，临床表现多发病急骤，病情较重，变化较多，严重者可以出现神昏痉厥等危重症状。

1. 病名沿革

本病在历代医学文献中论述较多，由于初起即见里热证候，故历代医家均将其视为伏气温病。《素问·阴阳应象大论》："冬伤于寒，春必温病"和《素问·金匮真言论》："夫精者，身之本也，故藏于精者，春不病温"都是阐述春温病因病机的基本理论依据。后世医家在此基础上，不断深化对本病的认识。如晋王叔和在《伤寒例》中指出："冬时严寒……中而即病者，名曰伤寒，不即病者，寒毒藏于肌肤，至春变为温病。"唐代《外台秘要》阐发《黄帝内经》之论，推出温热病名，谓"春夏多温热病者，皆由冬时触冒寒气之所致"，强调该病是冬季感受寒邪，隐伏体内，郁而化热，待春阳升发之令而发病。由于本病多发生在春季，故宋代郭雍将其称之"春温"。他在《仲景伤寒补亡论·温病六条》中说："然春温之病，古无专治之法，温疫之法兼之也。"又说："此春温之病，乃谓非伤寒成温者。"并根据"春必病温"之论，将春温的发生分为三种：一为"冬伤于寒，至春发者"；二为"冬不伤寒，而春自感风寒温气而病者"；三为"春有非节之气，中人为疫者"。这就是说，春温的发生有伏邪所致，也有新感为患。到了元末明初，王安道明确指出本病是热邪自内达外所致，因伏邪内发而呈现里热之证，强调春温病在治疗上不同于一般外感风寒，确立了"清里热"为主的治疗原则。至清代著名温病学家叶天士，也认为春温系伏邪为病，在他所著的《三时伏气外感篇》中指出："春温一证，由冬令收藏未固，昔人以冬寒内伏，藏于少阴，入春发于少阳。"在治疗方面强调"昔贤以黄芩汤为主方，苦寒直清里热，热伏于阴，苦味坚阴乃正治也"，从而确立了用苦寒清里热的黄芩汤治疗春温初起发于气分之证的治法。清代俞根初总结了前人经验，从临床实践进行阐述："伏温内发，新寒外束，有实有虚，实邪多发于少阳募原，虚邪多发于少阴血分，阴分。"雷少逸在《时病论·春温》中指出:"春温之病,因于冬受微寒,伏于肌肤而不即发,或因冬不藏精,伏于少阴而不即发。皆待来春加感外寒,触动伏气乃发焉。"都指出了春温病的发生既有伏邪自发,又有新感引动而发。在有关文献中,对春温的认识,在概念上也不尽一致。如邵仙根在《伤寒指掌》的评语中说:"春温病有两种,冬受寒邪不即病,至春而伏气发热者,名曰春温;若春令太热,外受时邪而病者,此感而即发之春温也。"此处所指其感而即发之病,实属新感温病的风温。总之,直到清代,温病学说成熟之后,对春温一证的理法方药始较完备,后世才有绳墨可循。

2. 春温和现代疾病的关系

发生在春季的重型流感、流行性脑脊髓膜炎以及其他化脓性脑膜炎、败血症等可参考本病进行辨证论治。

二、病因病机

(一) 病因和发病

本病是冬日感受寒邪,郁而化热,至春外发,或为感受温热病邪,内因是阴精先亏,正气不足。由于正虚邪袭,病邪在里,故起病即见里热炽盛表现。若兼见表证者,为时亦很短暂。根据本病初起临床表现的不同,可把其发病类型分为两种:一是初起即呈里热炽盛之证的,称为"伏邪自发";二是兼有恶寒、头痛等卫表证的,称为"新感引发"。

至于春温发病的内因,早在《黄帝内经》中即有"冬不藏精,春必病温"之说。清代医家柳宝诒在《温热逢源》中也指出:经曰冬伤于寒,春必温病。又曰:冬不藏精,春必病温。分而言之,则一言其邪之实,一言其正之虚。合而言之,则唯其冬不藏精而肾气先虚,寒邪乃得而伤之。显然,肾气先虚乃是其内在因素。但此处所言肾气先虚,就一般而论,应以阴精亏损为主,而肾阳亏损者,也不能完全排除。故柳宝诒进一步说:寒邪潜伏少阴,寒必伤阳;肾阳既弱,则不能蒸化而鼓动之。每见有温邪初发而肾阳先馁,因之邪机冰伏,欲达不达,辗转之间,邪即内陷,不可挽救,此最难着手之危证。若小儿稚阴稚阳之体,则更为突出,一旦呵护失当,或为阴伤,或为阳损,甚或阴阳皆虚,则更易感寒而伏藏,至春而发病,更是变证蜂起,甚至不可挽救。即使救治脱险,部分患者尚可留有后遗之症。故对机体内在因素的认识,即应重视阴精不足这一主要因素,但也不能忽视阳气亏损在春温发病中的重要地位。

寒邪伏于体内何处,历来医家看法不一。有的从邪气特征考虑,认为寒邪入内,当伏于少阴寒水之脏;有的则认为当因体质而异,劳作体健之人,正气相对较盛，寒邪多伏于肌肤、膜原、三焦、胆腑等部位；若在禀赋素弱之体，则寒邪伏之较深，如在少阴、厥阴等处。以上看法皆有其合理内涵，值得进一步研究。而从临床角度来研究这个问题，则一般春温发病之初，以里热首先发于少阳为多见，即可认为寒邪所伏部位在少阴，而病发于少阳。这种看法虽不一定准确，但对辨证施治有一定指导意义，故当前仍为多数医家习用。

对于春温的病因，现代有医家提出春温亦可直接感受温热病邪而发病。所谓温热病邪，也是春季的一种温邪，但它不兼具风、暑、湿、燥等病邪的特点，而具有温热性质显著的特征。此说也具有一定临床意义。

（二）病机变化

春温初起病理变化以邪郁内发或新感引发、里热炽盛为特点。近代医家张锡纯于《医学衷中参西录·医论》中阐述道："是以寒气之中人也，其重者即时成病，即冬令之伤寒也。其轻者微受寒侵，不能即病，由皮肤内侵，潜伏于三焦脂膜之中，阻塞气化之升降流通，即能暗生内热，迨至内热积而益深，又兼春回阳生能发其热，或更薄受外感以激发其热，是以其热自内暴发而成温病，即后世方书所谓伏气成温也。"由此可见，寒邪转化为热，或邪热内郁是春温发病的关键所在。内有伏热，如复感春令时邪，内外相引亦可发病，其临床表现除里热见症外，尚兼发热恶寒，无汗头痛，苔薄白，脉浮数等卫表证。

在病变过程中，由于人体感邪有轻重，机体正虚又有微甚，因此，起病之初有邪热郁发气分和邪热郁发营分之别。热邪郁发气分的，邪虽盛，正亦强，其病情较郁发营分的证候为轻，如病势发展，则可向营、血分深入。热郁营分，为热邪深伏，营阴亏耗，病情较郁发气分为重。其病势发展有二途，如兼见气分证，说明邪尚有向外透达之机，其转归较好；如深入血分，或耗伤下焦肝肾之阴，则说明阴竭正虚，预后较差。由于本病里热炽盛，邪热极易侵犯心包而发生神昏；又由于本病患者阴精先亏，加之病变过程中里热炽盛，阴液更易耗损，故多见热盛动风之证；病变后期，多见肝肾之阴被劫烁而成邪少虚多之候。

春温病机演变图见下页：

春温的病理要点：

（1）温热（寒邪）是致病主因，素体阴亏是发病条件。

（2）里热炽盛是初期证候特点，且有在气分和营分的不同。

（3）病变中容易出现窍闭神昏、动风抽搐之变证。

（4）肝肾阴损是病变后期的主要病理变化。

外因 ——— 温热病邪 ——— 邪热内伏

内因 ——— 阴精亏耗

郁热伤阴 ⇵ 阴伤热炽

里热炽盛

阳盛邪实 → 热郁气分 → 阳明热炽 { 热炽阳明 / 热结肠腑 }

→ 气营(血)两燔

阴虚邪实 → 热郁营分 → 热在营分 { 热灼营阴 / 卫营同病 }

热盛动风 ← 热深入血 { 热盛动血 / 热与血结 }

热闭心包 / 内闭外脱 / 阳气暴脱 } 邪陷正虚

热灼真阴 { 真阴亏损 / 阴虚风动 / 阴虚火炽 }

邪留阴分

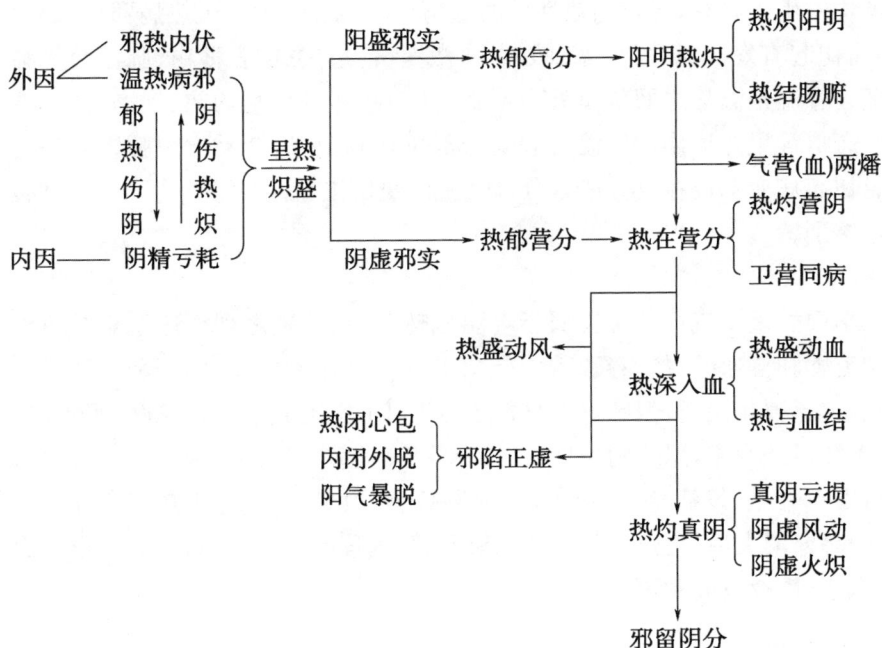

三、诊断与鉴别诊断

(一) 诊断依据

1. 凡发于春季或冬春之交的急性外感热病,主要表现为里热外发,具有发病急、病情重、变化快等发病特点者,均应考虑本病的可能性。

2. 本病初起即见里热炽盛证,如突然高热、头痛、呕吐、项强,或躁动不安以及神志改变等;少数病例亦可伴见恶寒头痛、无汗或少汗等卫表见症。其体征可见皮肤黏膜瘀点、瘀斑,脑膜刺激征阳性即布氏征(+),克氏征(+),小儿前囟隆起等。

3. 本病在病变过程中极易出现斑疹、痉厥、神昏等危重证候,后期易出现肾阴耗竭、虚风内动等表现。如皮肤、黏膜出现瘀斑、瘀点以及脑膜刺激征要考虑本病。

4. 本病根据感邪轻重、患者阴精先亏的程度以及其临床表现,可以分为里热初发证、热结肠腑证、热在营血证、热盛动风证、热灼真阴证和邪陷正衰证等不同证型,在临床上有上述的一般表现结合其他证候表现即可作出诊断。

(二) 鉴别诊断

1. 风温

二者均发生于春季,同是温热性质的温病。但风温病因是风热病邪,感邪后即发,因而初起有发热、微恶风寒、咳嗽、口微渴、舌边尖红、苔薄白、脉浮数等肺卫表热证。春温是温热之邪伏里外发所致,其初起即可见身灼热、烦渴,甚则神昏、痉厥、斑疹等里热证候。风温初起病变部位在肺卫,后期易出现肺胃阴伤之象。春温初起病变部位在气分或营分,病情重、变化快,后期常见肝肾阴伤证候,二者不难鉴别。

2. 感冒

西医学中的重型流行性感冒属于春温范畴,不在鉴别之列。这里需要鉴别的是轻型流感和普通感冒。春温若为新感引发者可伴见恶寒、无汗和少汗等表证,易与这类感冒相混淆,但感冒不只发于春季,四季皆可发生,以咳嗽、喷嚏、流涕、咽痛等肺卫证为主,恶寒消失后,其发热等症亦随之减轻,一般5～7天即愈。春温则特发于春季,发病急,病情重,以突发高热、烦渴、尿赤等里热炽盛证候为主,短暂的恶寒消失后,里热证候仍然羁留不解,病程明显长于感冒,甚至很快出现神昏、斑疹、惊厥或厥脱等症。

四、辨证论治

(一) 辨证要点

1. 首先应辨析伏热外发的部位。发于气分者,高热、不恶寒、烦渴、尿赤、苔黄;发于营分者,身热夜甚、心烦、谵语、舌赤红绛;发于血分者,斑疹显现、多部位及多腔道急性出血、舌质深绛;若发于气营,则气营诸证同现。

2. 春温若系新感引发者,应辨析新感外邪之属性。若为风寒,一般兼见恶寒、头痛项强、肢体酸痛;若为风热,则见微恶风、咳嗽、口渴、咽痛。

3. 春温伏热内发,最易损伤正气而险象环生,所以必须注重辨析邪正之间的关系,若热势虽烈,而正气损伤较轻者,一般预后尚可;但若正气虚亏,尤其是真阴真阳亏损较甚,则可迅速出现内闭外脱、虚风内动、正衰邪陷等证,甚至阴阳离决而导致死亡。

(二) 治则治法

1. 春温病总以清泄里热为其基本治疗原则。因其邪热在里,如在气分、在营分,尚须注意透邪外出,使伏热由阴出阳,由深出浅,由里达外,而不致羁留于内,或步步深陷于内。

2. 春温病若系新感引动,表证尚在者,原则上应先解外,而后清里。如叶天士说:"若因外邪先受,引动在里伏热,必先辛凉以解新邪,继进苦寒,以清里热。"现代医家根据临床经验提出本病初起应治以表里双解法;若里热炽盛,也有清里而表自解者。但须注意,解表切忌大剂辛温发汗,恐过汗反致心阴心阳耗散,或真阴灼竭而发生昏聩等变证。

3. 春温病热势燎原,最易灼伤阴液,阴液一伤,往往变证蜂起,故其治疗又当步步顾护阴液。

4. 在整个治疗过程中,应注重使用清(热)、养(阴)、透(邪)三法,同时尚须根据病情灵活掌握和运用其他治法。例如,出现阳虚欲脱时,则不可固执养阴一法,而改用回阳固脱。又如透邪外出,一般先用轻清宣透之品,但若热结肠腑,则当咸寒攻下;至若神昏、斑疹、抽搐,则当配以开窍、凉血、息风;兼食、兼痰、兼瘀,又当参用消食、化痰、活血。更有邪气深伏,病邪层出不尽,则应随机应变,或清或透,或扶正达邪,务使邪尽正复,不留后患。

5. 春温病为伏热外发所致,证候复杂多变,有时还可见舌脉之象与证候不符的情况,正如柳宝诒所说:“然邪深伏下焦,而舌底不见紫绛者,亦间有之,迨邪热郁极而发,脉之细弱者,忽变浮大弦数;舌之淡白者,倏变灰黑干绛,则势以燎原,不可响迩。至此而始图挽救,恐热邪炽盛,脏腑枯烂,虽有焦头烂额之客,而已无及矣。”对这种情况,可根据证情,试用“截断疗法”。

总之由于本病为素体阴精亏虚,内有蕴热之人复感温邪发病,邪热内郁,初起即表现为里热炽盛,呈现高热烦渴之象,故其治疗当以清泄里热为主,并须注意透邪外出,顾护阴精。若热在气分则予苦寒清泄里热;若热在营分则予清营解毒,透热外出;若兼表邪则同时佐以疏表透邪。邪热在里,很快会出现发斑、神昏、抽搐的严重证候。如为热盛动血,迫血妄行,见斑疹或出血者,治宜清热凉血解毒;如为热盛动风而致抽搐者,则宜凉肝息风;一旦邪陷正衰,热毒内陷、气阴耗竭,导致亡阳虚脱,此时急当扶正固脱。在后期肝肾之阴损伤者则宜滋养肝肾阴精。总的来说,春温属里热伤阴的急性热病,治疗多以清泄里热、顾护阴液为主。在病变的各个阶段,可选用清宣气热、直清里热、清泄营热、清透伏热、清解血热、清热养阴等不同方药。

(三)证治分型

1. 初发证治

(1)气分郁热

【临床表现】身热,口苦而渴,干呕心烦,小便短赤,胸胁不舒,舌红苔黄,脉象弦数。或见身热不甚,心烦懊恼,坐卧不安,欲呕不得呕,舌苔微黄不燥,脉数。或见身热不已,烦躁不安,胸膈灼热如焚,唇焦咽燥,口渴或便秘,舌红苔黄(或黄白欠润),脉滑数。同时可兼有恶寒、头痛等表现。

【病机分析】本证为气分郁热,因邪热所郁部位有所不同,其临床表现亦各有差异。

邪热郁于胆腑,胆火上扰,则口苦心烦;胆热犯胃,胃失和降,则发干呕;里热伤津,故见口渴而小便短赤;胸胁为肝胆经脉所循之处,邪郁胆腑,经脉不畅,故胸胁不舒,舌红苔黄,脉象弦数为里热郁于胆经之征。

邪热郁于胸膈,里热未盛,郁而不宣,津液未伤,故见身热不甚,心烦懊𢙐;胸膈之热,上扰于心,下干于胃,则出现坐卧不安,欲呕不得呕,脉数等症。由于本症里热未甚,津液未伤,多身热不甚,舌苔微黄不燥,而无舌燥口渴等症。

邪热炽盛于胸膈,邪热亢盛,故身热不已;热灼胸膈,故烦躁不安,胸膈灼热如焚;腑气不通,则见便秘;热炽上焦,津液已伤,则口唇干焦,咽燥;舌红苔黄或黄白欠润,脉象滑数,均为里热炽盛之象。

若因感受时令之邪诱发者,邪郁肌表,可兼有恶寒,头痛等症。

【治疗方法】热郁胆腑治宜苦寒清热,宣郁透邪。热郁胸膈治宜清宣郁热。热灼胸膈治宜清解膈热。

【代表方剂】黄芩汤加豆豉玄参方(《温热逢源》)

黄芩 12g,淡豆豉 9g,玄参 12g,赤芍 6g,大枣 3 枚,甘草 3g。

本方是以苦寒之品直折里热,兼佐宣郁透邪。方以黄芩为君,苦寒泻火,清泄胆热,芍药、甘草酸甘化阴以生津液,玄参咸寒养阴,清热解毒;佐以豆豉宣发郁热,透邪外达。此方可达一面泄热、一面透邪的目的,故柳宝诒认为:"用黄芩汤加豆豉、玄参,为至当不易之法。"

栀子豉汤(《伤寒论》)

栀子 10g,淡豆豉 10g,水煎服。

本方以栀子清解膈热,豆豉宣郁达邪,合用以清宣胸膈郁热。

凉膈散(《太平惠民和剂局方》)

炒山栀 12g,条黄芩 12g,大连翘 9g,薄荷叶 3g(后下),生大黄 6g(后下),甘草 3g,芒硝 12g(冲),水煎服。

方中以连翘、薄荷、竹叶宣透里热,栀子、黄芩清热泻火,大黄、芒硝、甘草通腑泄热,诸药共奏清泄胸膈邪热之效。

【临床运用】黄芩汤用于春温初起热郁胆腑证,若伴见头痛恶寒,无汗或少汗者,为兼有表邪,加葛根、蝉蜕、薄荷以透达卫表之邪。伴寒热往来,胸胁胀闷,心烦明显者,为胆经郁热之候,加柴胡、栀子以疏解胆经郁热。若呕吐较甚者,为胆热炽盛,可加龙胆草、黄连、竹茹、代赭石以降逆止呕。发热、心烦、口渴甚者,注意热邪伤阴,应及时补充水分。

栀子豉汤能够清宣胸膈郁热。临床应用时,若津伤口渴者,加天花粉以生津止渴;气逆呕吐者,加枇杷叶、姜竹茹以降逆止呕。

凉膈散清泄胸膈邪热,"以下为清"是该治法的特色之一,这里"下"仅仅是手段,是导无形之热以下行,并非专为便秘而设。因此,春温病程中但见胸膈灼热,无论有无便秘,均可投用。若大便秘而烦躁、口渴、唇焦者,去芒硝,加天花粉、芦根以生津除烦。

此外,若伏邪发于里,又兼新感风寒之邪,而成表寒里热之证,见发热恶寒,无汗或少汗,头项强痛,肢体酸痛,腹胀,大便干燥,唇焦,舌苔黄燥,脉象滑数或弦数等症状者,治疗当疏风解表,清热通腑,可用增损双解散(荆芥、防风、炙僵蚕、姜黄、薄荷叶、黄连、炒山栀、生石膏、生大黄、芒硝、滑石、炙甘草)加减治疗。

(2)热灼营阴

【临床表现】身热夜甚,心烦躁扰,甚或时有谵语,斑疹隐隐,咽燥口干而反不甚渴,舌质红绛,苔薄或无苔,脉细数。

【病机分析】本证可见于春温初起,营阴素虚而受邪较重的患者。发病之初即见营热较盛、营阴受损、心神被扰之证。热入营阴,阴损热炽,则身热夜甚,咽干不甚渴,舌绛无苔而脉细数;热毒入营,心神被扰,则心烦躁扰,甚则时有谵语,此与阳明热盛、腑实的昏谵不同,可从是否有大渴、大汗及大便是否燥结,腹部有无满痛,舌上有无苔垢等方面进行鉴别。热毒入营,走窜血络,可见斑疹隐隐。舌质红绛,苔薄或无苔,脉细数均为热灼营阴,营阴受伤的表现。

【治疗方法】清营泄热。

【代表方剂】清营汤(《温病条辨》)

水牛角 15g,生地 15g,玄参 10g,竹叶心 10g,麦冬 10g,丹参 6g,黄连 4g,银花 10g,连翘(连心用)10g,水煎服。

本方为清泄营分邪热的主方。方中以水牛角易犀角,咸寒以清心营;黄连苦寒与水牛角相配有清热解毒之效;生地、玄参、麦冬清营热而滋营阴;银花、连翘、竹叶为轻清透泄之品,伍于清营之品中,可清透泄热,使营分邪热转出气分而解,此即叶天士所说的"入营犹可透热转气"之法;丹参活血,清脉络瘀热。诸药配合,共奏凉营清心,透热转气之功。

【临床运用】使用清营汤,应注意观察舌象。吴鞠通说:舌(苔)白滑者不可与也。舌绛苔白滑,表明热重,湿邪亦重,湿重忌用滋阴柔润之品,如用之邪必难解。必须舌绛而干,无苔或为少苔,方为热灼营阴,可用本方。兼表者,加豆豉、薄荷、牛蒡子等以宣透表邪。若黄苔尽退,舌转深绛,为热毒由营渐传入血,可去掉银、翘等气分药。若见神昏谵语,舌蹇肢厥,可加用安宫牛黄丸,或紫雪丹。热盛神昏者可用清开灵注射液或用醒脑净注射液加入静脉补液中点滴。

141

若春温初起外感时令温邪引动营分伏热，致春温初发即表现为卫营同病之证，可见发热，微恶风寒，咽痛，咳嗽，口渴，肌肤斑疹隐隐，心烦躁扰，甚或时有谵语，舌红绛，苔白黄相兼，脉象浮弦数。治疗应当泄卫透营，方用银翘散去豆豉加细生地、丹皮、大青叶倍玄参方。方中银花、连翘，具有辛凉透表，清热解毒的功效，能够透解卫表温邪；薄荷、牛蒡子疏散风热，清利头目，且可解毒利咽；荆芥穗辛而微温，助银花、连翘发散表邪透热外出；竹叶轻清泄热；桔梗轻宣肺气以止咳嗽；加生地、玄参、丹皮、大青叶凉营泄热，解深伏营分之热毒；甘草既可调和诸药，又可合桔梗利咽止痛。诸药合用既可外解卫表温邪，又可内清营分伏热。

2. 阳明热炽

（1）阳明胃热

【临床表现】壮热，面赤，汗多，心烦，渴喜凉饮，舌质红苔黄而燥，脉洪大或滑数。

【病机分析】伏热盛于气分，热在阳明，正邪剧争，故见壮热；阳明之脉荣于面，邪热循经上蒸，则面赤；热盛逼津外泄，故见汗多；热盛扰乱心神则心烦，热盛津伤则渴喜凉饮，舌苔黄燥，脉象洪大或滑数均为热盛津伤之征。

【治疗方法】清热保津。

【代表方剂】白虎汤(方见风温章)。

【临床运用】用白虎汤治疗春温热炽津伤证，可加玄参、麦冬、石斛、芦根之类，以增强生津之力。若见壮热、烦渴、口苦而渴、小便黄赤、舌红苔黄、脉象滑数，为阳明热炽化火，治当清热解毒泻火，用白虎汤合黄连解毒汤治疗。

由于当前临床上对高热患者经常用补液法，在这种情况下，热盛阳明以壮热、脉洪大为最常见，而大汗与大渴则较少见，故在具体运用时，不可因汗之多寡与口渴程度而迟疑使用白虎汤。

（2）热结肠腑

【临床表现】身热，腹满便秘，口干唇裂，舌苔焦燥，脉象沉细；或伴见口干咽燥，倦怠少气，撮空摸床，肢体震颤，目不了了，苔干黄或焦黑，脉沉弱或沉细；或伴见小便涓滴不畅，溺时疼痛，尿色红赤，时烦渴，舌红脉数。

【病机分析】春温病胃热不解可下移大肠与肠中积滞相结，形成阳明热结证，其临床表现及治法方药与风温病之阳明热结相同。但由于春温病患者每有阴精亏虚，且在病变过程中里热炽盛，多耗灼阴气，故临床还可兼有阴液亏损、气液两虚及小肠热盛，其临床表现又同中有异。阳明热结，阴液亏损者，阳明腑热外蒸则身热；热在大肠则肠中燥屎不行而便秘；燥热结聚，气机阻滞则腹满时痛；阴液亏损则口干唇裂，舌苔焦燥；脉沉细则为腑实阴亏之象。阳明热结，气液亏

142

虚者,由于热结腑实故身热,腹满便秘,苔焦黑;阴液亏损故口干咽燥,唇裂舌焦;元气虚衰,神无所主,则见倦怠少气,撮空摸床,目不了了,脉沉弱或沉细。阳明腑实,小肠热盛者,阳明腑实则身热,便秘,腹满;热盛津伤,水不上承,则心烦,口渴,舌红;小肠热盛,下注膀胱,则小便涓滴赤痛,脉沉实。《黄帝内经》以左尺候小肠,今小肠热盛,故左尺牢坚。

【治疗方法】阳明热结,阴液亏损,治宜增液滋阴,攻下腑实。

阳明热结,气液两虚,治宜攻补兼施,正邪合治。

热结肠腑,小肠热盛,治宜通大便之秘,泻小肠之热。

【代表方剂】增液承气汤(《温病条辨》)

鲜生地30g,玄参15g,麦冬12g,生大黄6g(后下),元明粉12g(冲),水煎服。

本方由增液汤加大黄、芒硝而成。方中玄参咸寒,滋阴降火;生地、麦冬甘寒,滋阴润燥,三药相合有养阴生津润燥通便之效;大黄、芒硝泻热软坚,攻下腑实。

新加黄龙汤(《温病条辨》)

生地15g,麦冬12g,玄参12g,生大黄6g(后下),芒硝12g(冲),当归9g,党参9g,生甘草3g,姜汁三滴(冲),海参两条(洗),水煎服。

本方由陶节庵(《伤寒六书》)黄龙汤加减变化而成,原方为伤寒热结气血两虚而设,吴鞠通则于该方去枳、朴,加麦冬、生地、海参、玄参制成新加黄龙汤。全方以大黄、芒硝泻热软坚,攻下燥屎,为阳明腑实结热寻一出路;以人参、甘草大补元气;麦冬、生地、玄参滋阴润燥;海参滋补阴液,咸寒软坚;当归行血分之滞,和畅气血;并加姜汁宣畅气机,鼓舞胃气,诸药合用既除阳明气机之结滞,又无耗气伤阴之弊,共成扶正攻邪,邪正合治之剂。

导赤承气汤(《温病条辨》)

生地15g,赤芍9g,黄连6g,黄柏6g,生大黄6g(后下),芒硝12g(后下),水煎服。

本方以导赤散、调胃承气汤加减组合而成,故名导赤承气汤,方中以赤芍、生地凉血养阴,大黄、芒硝攻下大肠热结,黄连、黄柏清泄小肠火热。形成二肠同治之法,大小肠邪热得去,则膀胱之热亦解,二便自然通利。

【临床运用】增液承气汤适用于阳明热结,阴液亏损之证,如服本方后,大便虽通而热未退,或退而未尽,口燥咽干,舌苔干黄,或金黄色,脉沉实有力,为热邪复聚之象,可以本方去芒硝,加牡丹皮、知母以撤其热;若用本方下后,燥结已去而仅有津枯之象,可继用增液汤滋润增液,且用量宜大,不可再用硝黄,以防克伐伤正。《温病条辨·中焦篇》说:"津液不足,无水舟停者,间服增液,再不下者,增液承气汤主之。"可作临床参考。临床运用时对腑有热结,阴液亏损证情较为严重,口干、口渴明显者,应及时补充水分。

阳明热结,气液两虚证情较为险重,而治疗又甚为棘手,阳明结热,本应攻下,但攻之则几微之气液不胜攻伐;元神将脱,本应滋补,但补之则邪热愈炽,故本证若治不及时或治疗不当,常可致阴竭阳脱而死亡。唯以新加黄龙汤治之,方可险中求生。使用时必须攻补兼施,寒下与益气养阴药物并施,并注意根据具体病情,调整寒下、益气、养阴三者的比例。服药后,若大便通,为邪退正存的佳兆,方可停用本方,改用大队滋阴益气之剂,如益胃汤加人参,以求逐步向愈。若大便仍不解,可继服本方,或用蜜煎导法,使燥热早出一时,而多留一分气阴。腑有热结,气阴亏损证情较为严重,口干渴,倦怠少气,甚至撮空摸床者,应及时补充水分,必要时给予生脉注射液加入补液中静脉点滴。

导赤承气汤治疗阳明腑实兼小肠热盛证。热结肠腑,须用苦寒攻下,大黄为寒下之要药,用之得当使邪热由下而出,但由于本证还有小肠邪热注入膀胱,寒下时须同时清泄小肠,可用淡竹叶或金银花泡服频饮。临床若见小便赤色有血,可加白茅根、小蓟;口渴甚者,可加玄参、芦根,并及时补充水分;若热炽阴伤,舌红而干者,加知母、花粉;心烦不寐较甚者,可加琥珀少许。

3. 热燔气营(血)

(1) 气营(血)两燔

【临床表现】壮热,口渴,头痛,烦躁不安,肌肤发斑,甚或吐血、衄血,舌绛苔黄,脉数。

【病机分析】本证由于伏热内发,盛炽于气营(血),导致热毒内盛,扰动心血而成气营(血)两燔之证。气分邪热炽盛,则壮热、头痛、口渴、苔黄;营血热盛,扰及心神,灼伤血络,迫血妄行,故见发斑、吐衄、烦躁、舌绛、脉数。

【治疗方法】气营(血)两清,即辛寒清气合凉营(血)解毒。

【代表方剂】玉女煎去牛膝、熟地加细生地、元参方(《温病条辨》)

生石膏 60g(先下),知母 12g,元参 12g,生地 12g,麦冬 9g,水煎服。

此方系吴鞠通根据张景岳玉女煎加减而成。方中石膏、知母清气泄热;玄参、生地、麦冬清营滋阴。吴鞠通对本方的作用分析如下:"气血两燔,不可专治一边……去牛膝者,牛膝趋下,不合太阴证之用,改熟地为细生地者,亦取其轻而不重,凉而不温之义,且细生地能发血中之表也。加元参者,取其壮水制火,预防咽痛失血等证也。"

化斑汤(《温病条辨》)

生石膏 30g(先下),知母 12g,生甘草 6g,玄参 9g,水牛角 30g(先下),水煎服。

本方即白虎汤加犀角(水牛角代)、玄参而成。斑属胃,胃主肌肉,阳明热毒内郁营血,外郁肌表,故用白虎汤清气解肌,泄热救阴;由于热毒较重,逼迫营血而致斑疹显露,故用犀角、玄参清营血以解毒化斑。

清瘟败毒饮(《疫疹一得》)

生石膏 60g(先下)、生地 15g,黄连 12g,水牛角 30g(先下),山栀 9g,黄芩 9g,知母 9g,赤芍 6g,桔梗 3g,玄参 12g,丹皮 6g,连翘 9g,竹叶 12g,生甘草 3g,水煎服。

本方系白虎汤、凉膈散、黄连解毒汤及犀角地黄汤四方组合而成,具有诸方协同作用。方内石膏、知母大清阳明气热;犀角、生地、玄参、丹皮、赤芍等清营凉血解毒;黄连、黄芩、栀子、连翘泻火解毒,竹叶清心除烦,甘草解毒利咽。

【临床运用】以上三方皆为气营(血)两清之剂。气营(血)两燔之证,不可专治一边,而应两者兼治,其中要注重清气,气热得清,营(血)分邪热可顺势外透而解,方药使用上要重用石膏。如余师愚所说:(清瘟败毒饮)此大寒解毒之剂,重用石膏则甚者先平,而诸经之火自无不安矣。具体而言:

玉女煎去牛膝、熟地加细生地、元参方用于气营同病而热毒尚不过甚者为宜。因其清热解毒之力较弱,故对于热毒较盛之证,运用时应加黄连、黄芩等清热解毒之品。

化斑汤主要用于热毒炽盛于气(营)血分而斑疹显露者,临床运用时可加丹皮、大青叶、赤芍凉血散血,竹茹、蝉衣清热化斑解毒。若以疹为主者,可加银花、连翘以泄热透疹;如果斑疹青紫,宛如浮萍之背,宜加紫草、红花、桃仁以活血凉血;若斑出昏聩者,加服紫雪丹、安宫牛黄丸之类,以清心开窍。

清瘟败毒饮大清气血,适用于热毒充斥气血的气血两燔重证。如吐衄较重者,去桔梗、甘草加白茅根、小蓟;斑疹紫黑者,可重用生地、赤芍,加紫草、丹参、红花、归尾;大便秘结,腹胀满,舌焦起刺者,加大黄、芒硝;神昏者,加服紫雪丹或安宫牛黄丸。

(2)热盛动血

【临床表现】身体灼热,躁扰不安,甚或昏狂谵妄,斑疹密布,色深红甚或紫黑,或吐衄便血,舌质深绛,脉数。

【病机分析】本证为血分热毒炽盛,迫血妄行,扰乱心神所致。热盛于营血故身体灼热;心主血、藏神,热陷血分,扰乱神明,则躁扰不安,甚或昏狂谵妄;血热炽盛,迫血妄行,损伤脉络,可见不同部位出血。若伤阳络,血上溢,则吐血、衄血,若伤阴络,血下溢,则便血、溺血,表络伤,血溢肌肉,瘀于皮下可见斑疹密布,稠密成片;斑色紫黑,舌质深绛,脉数为血分热盛毒重之象。

【治疗方法】凉血散血,清热解毒。

【代表方剂】犀角地黄汤(《温病条辨》)

水牛角 30g,大生地 12g,生白芍 12g,丹皮 6g,水煎服。

方中以水牛角代犀角清心肝之热而凉血解毒,生地清血热且可生津益阴,芍药和营泄热,丹皮凉血散血。诸药共奏凉血散血,清热解毒之效。

【临床运用】临床运用时水牛角要量大久煎。其中方内的芍药如取赤芍重在和营清热、活血散血,而阴伤较甚则用白芍为宜。热毒重而热势高者,可加大青叶、知母以增强清热解毒之力;斑色紫赤者,加大青叶、玄参、丹参、紫草以增强解毒活血化瘀之效;神昏谵妄明显则加服安宫牛黄丸以清心开窍醒神;衄血加茅根、侧柏叶炭;尿血加小蓟、茅根;便血加地榆、槐花、白头翁;吐血加茜草炭、白茅根等。斑疹密布和多部位出血,可加用三七粉或云南白药。

(3)热与血结

【临床表现】少腹坚满、按之疼痛,小便自利,便结或大便色黑,神志如狂,或清或乱,口干而漱水不欲咽,舌绛紫色暗或有瘀斑,脉象沉实而涩。

【病机分析】本证为热毒内陷血分,热与血结,蓄于下焦所致。瘀热搏结,蓄于下焦,故见少腹坚满,按之疼痛,便结或大便色黑;邪在少腹不在膀胱,故患者小便自利;心主血,血分瘀热上扰心神,则神志如狂,或清或乱;热灼营血,津液耗伤故口干,热蒸营阴上潮故口干而漱水不欲咽。瘀热互结,气血运行不畅,故见舌绛紫色暗或有瘀斑,脉沉实或涩。

【治疗方法】泻热通结,活血逐瘀。

【代表方剂】桃仁承气汤(《温病条辨》)

生大黄 12g(后下),芒硝 9g(冲),桃仁 9g,赤芍 9g,丹皮 6g,当归 9g,水煎服。

热瘀相结,若独清热则瘀不去,独祛瘀则热不解,故当清热祛瘀并用。方中大黄、芒硝泻热软坚,攻逐瘀结;丹皮、赤芍、桃仁清热凉血消瘀;当归和血养血,并行血中之气。本方是以《伤寒论》桃核承气汤化裁而成,因本证热盛故去辛温的桂枝、甘缓的甘草,加丹皮、芍药、当归以凉血散血。本方的作用在于破散下焦蓄血,而以通下为出路,故用药除采取化瘀之品外,必伍以通泄之品。其目的一是增强破散瘀血之功(如大黄);二是因病在下焦,属有形实邪内结,予以因势利导,导邪下行;三是通下可以泄热。

【临床运用】热盛神昏者可用醒脑静注射液 4~6ml 肌肉注射,或用清开灵注射液或醒脑静注射液加入静脉补液中点滴。本证大便色黑,是里有蓄血之征,但其大便必坚,若便黑而稀,则非桃仁承气汤所宜,而应以凉血散血之犀角地黄汤加减。《温病条辨·下焦篇》指出:"少腹坚满,小便自利,夜热昼凉,大便闭,脉沉实者,桃仁承气汤主之,甚则抵当汤。"可见蓄血重证可考虑投用抵当汤治疗。热入血分,血络瘀滞,而无明显的瘀血蓄结之证者,不宜使用逐瘀破结之法。如血热瘀滞中、上二焦(特别是上焦),逐瘀破结也当慎用,当以凉血活血为主。

4. 热盛动风

【临床表现】高热、烦渴,手足躁扰,甚则狂乱,神昏痉厥,或见颈项强直、角弓反张,舌红苔黄,脉象弦数,或者舌红绛,脉细弦数。

【病机分析】本证为热陷厥阴,引动肝风所致。阳明热盛,内外俱热,损伤津液则见高热、烦渴;热盛引动肝风,筋脉挛急,故手足躁扰,发痉,甚至表现为颈项强直,角弓反张;邪气内阻,气机郁闭,阴阳气不相顺接则四肢厥逆;邪热扰乱神明,则为神昏、狂乱;如热盛动风未伤及营血则见舌红苔黄,脉象弦数,若伤及营血时可见舌红绛,脉细弦数。本证由于邪热炽盛,内陷厥阴,以致肝风内动,通常称为"风火相煽"。在临床上,常见于流行性脑脊髓膜炎脑膜炎型。

【治疗方法】清热凉肝息风。

【代表方剂】羚角钩藤汤(《通俗伤寒论》)

羚角片 6g(先下),川贝母 9g,霜桑叶 6g,鲜生地 15g,钩藤 12g(后下),滁菊花 9g,生白芍 9g,鲜竹茹 15g,生甘草 3g,茯神 12g,水煎服。

本方用羚羊角、钩藤为主凉肝息风止痉;菊花、桑叶轻清宣透,以助羚羊角、钩藤平肝息风,透热外出;用生地滋阴养液;白芍、甘草酸甘化阴,滋阴柔肝,濡润筋脉以缓挛急;茯神安神镇惊,川贝、竹茹清热化痰通络。诸药合用以奏清热凉肝、息风止痉、化痰通络之效。

【临床运用】阳明无形邪热炽盛,以致肝风内动,在小儿尤其多见,此时一般只须治其气分之热,投用白虎汤,热退风自息。如风动较甚者,可在羚角钩藤汤中加石膏、知母以清泄气热;兼腑实便秘者,加大黄、芒硝等以攻下泻热;兼营血分热盛见肌肤发斑者,加水牛角、板蓝根、丹皮、紫草等凉血解毒;角弓反张或抽搐较重者,加全蝎、地龙、蜈蚣等以息风止痉,或加用羚羊角粉口服;神昏不醒,予紫雪丹、安宫牛黄丸,也可用醒脑静注射液 4～6ml 肌肉注射,或用清开灵注射液或醒脑静注射液加入静脉补液中点滴;痰涎壅盛者,加竹沥、姜汁以清热涤痰。

5. 邪陷正衰

(1)热闭心包

【临床表现】身灼热,神昏谵语,或昏聩不语,或痰壅气粗,舌謇肢厥,脉弦数或弦滑数。

【病机分析】本证系营分热毒深陷,内闭心包所致。里热壅盛,故身灼热,热毒闭遏,阴阳之气不相顺接,故四肢厥冷;热灼津液成痰,痰热内盛,堵闭清窍则神昏谵语或昏聩不语;舌为心之苗,痰热内阻心窍,则舌謇;热灼津液成痰,痰热内盛,阻于气道,故痰壅气粗,脉弦数或弦滑数。

【治疗方法】清心开窍。

【代表方剂】清宫汤送服安宫牛黄丸或紫雪丹、至宝丹。(方见风温章)

【临床运用】本证身热、神昏、舌绛常与便秘同时并见。身热、神昏、肢厥在阳明腑实证亦能出现,但单纯的阳明腑实证神昏症状较轻,并且不致舌謇而言语不利,舌红苔黄与舌绛有别,此为辨证的关键。

热陷心包,机窍阻闭,病情较为严重,应积极抢救治疗。应注意神志和血压的变化。临床可用清开灵注射液 30ml 或醒脑静注射液 20ml 加入 5％葡萄糖液中静滴。两者均是以安宫牛黄丸为基础改成的新剂型,使用方便,疗效可靠。病情严重时,可采取中西医结合进行治疗。

(2) 内闭外脱

【临床表现】身热骤降,神昏谵语或不语如尸厥,躁扰不安,气短息促,手足厥冷,冷汗自出,舌绛色暗,欲伸无力,苔干燥起刺,脉细疾或沉弱。

【病机分析】本证由热毒内闭,开泄不及时或不得法,致使邪热阻遏而津气严重损耗,阳气外越而脱导致热毒内闭、阳气外脱之候。因阳气暴脱、津气耗竭故身热下降;热毒内陷,机窍郁闭则神昏谵语或不语如尸厥,四肢厥冷;气虚欲脱则气短息促,脉弱;心之气阴欲脱则冷汗,舌伸无力,脉象细疾,血压低;热毒炽盛津伤故见舌绛起刺。本证为热毒内闭而正气外脱之危候。

【治疗方法】开闭固脱。

【代表方剂】生脉散或参附汤送服安宫牛黄丸或至宝丹。(方见风温章)

【临床运用】热闭心包与阳气暴脱并存者,也可用 10％生脉注射液或参麦注射液 10～30ml,加入 50％葡萄糖液 20～30ml,静脉推注,15～30 分钟一次,以血压稳定回升为度。

阳气暴脱之候明显,如面色苍白,四肢厥冷,神智昏聩,气短脉微,宜单用参附汤回阳救逆,或以参附注射液 10～20ml 加入 50％葡萄糖液 30～40ml 静脉推注 1～2 次,其后视病情以参附注射液 40～80ml 加入 5％葡萄糖液 250～500ml 静滴,其效果更良好。

内闭外脱证每常兼有瘀血阻塞心窍的病理变化,临床表现为甲青唇黑,舌质紫暗等症,治疗除开闭固脱外,还应加用活血化瘀之品,如丹参、赤芍、桃仁、红花等。

第九章　春　温

本证病情危重,必要时采取中西医结合方法进行救治。

（3）阳气暴脱

【临床表现】突然热势下降,四肢冰凉,面色青灰,冷汗,皮肤见花纹,斑疹成片,色紫暗,肢端青紫,呼吸弱,血压低,脉微细欲绝。

【病机分析】本证由于邪毒过盛,正气不足以御邪所致。阳气骤然外脱,故热势突然下降;阳气暴脱,不能达于四肢,故四肢冰凉;阳气无力推动,脉络不通,则肢端青紫;阳气不布,气不外固,故面色青灰,冷汗淋漓;阳气脱而血不能行,脉络凝滞,故皮肤出现花纹,若血液离经妄行,则斑疹成片;阳气脱而不能使肺司呼吸和心主血脉之功能正常进行,则呼吸弱,血压低,脉微细欲绝。

【治疗方法】回阳救逆。

【代表方剂】回阳救急汤

熟附子9g,干姜3g,肉桂6g(后下),人参12g,茯苓12g,炙甘草6g,生龙骨30g(后下),生牡蛎30g(后下),麝香0.03g(冲),白术9g,陈皮6g,五味子6g,生姜三片,水煎服。

方内用熟附子、干姜、肉桂回阳救逆,麝香开窍以鼓舞阳气之运行,人参、茯苓、甘草补益心气、温养心阳,龙骨、牡蛎、五味子固脱,白术、陈皮、生姜温运脾阳。

【临床运用】阳气暴脱,证情危重,治疗需急救回阳。在运用回阳救逆汤的同时,也可用参附注射液10～20ml加入50％葡萄糖液30～40ml静脉推注1～2次,其后视病情以参附液40～80ml加入5％葡萄糖液250～500ml静滴,其效果更好。必要时亦须采取中西医结合方法进行救治。

6. 热灼真阴

（1）真阴亏损

【临床表现】身热不甚、逗留日久不退,午后面部潮红颧赤,手足心热甚于手足背,咽干齿黑,或心悸,或神倦耳聋,舌质干绛,甚则紫暗痿软,脉虚软或结代。

【病机分析】本证为春温病后期,伏热久羁,耗伤肝肾真阴,所致邪少虚多之候。阴虚不能制阳而虚热内生,故身热不甚,逗留日久不退;虚热浮上则午后面部潮红颧赤,虚热自内外蒸,则手足心热甚于手足背;阴液枯涸不能上滋,故咽干齿黑;真阴亏耗,心失所养,故心悸;肾精亏损,不能上滋则神倦耳聋,此属虚证耳聋,正如《灵枢·决气》说:"精脱者耳聋",与少阳邪热上扰和湿浊上蒙之实证耳聋有别;阴血亏虚,血脉不畅,脉络凝滞,故舌干绛紫暗痿软,脉虚软结代。

【治疗方法】滋补肝肾,润养阴液。

【代表方剂】加减复脉汤（《温病条辨》）

炙甘草 15g,大生地 12g,生白芍 18g,焙麦冬 12g,阿胶 9g(烊冲),大麻仁 9g,水煎服。

本方是从《伤寒论》之复脉汤(炙甘草汤)化裁而来,方内的药物是辛甘温热与甘咸凉润并用,以奏滋阴养血、益气通阳之功,可使悸动止而心神安,结代除而脉复常,故又名复脉汤。今温热病之真阴亏损而虚热内生,无需温通阳气,故于复脉汤中去参、桂、姜、枣、酒之辛甘温药物,加入酸甘敛阴养液之白芍而成。方中地黄、阿胶、麦冬、白芍滋养肝肾阴血,炙甘草、麻仁扶正润燥,全方共奏滋阴退热,养液润燥之功。如吴鞠通所说:"在仲景当日,治伤于寒者之脉结代,自有取于参、桂、姜、枣以复脉中之阳,今伤于温之阳亢阴竭,不得再补其阳也。用古方而不拘用古方,医者之化裁也。"

【临床运用】因误治发汗不当,耗伤心气,以致汗自出,心无所主,震震悸动者,宜去麻仁加生牡蛎、生龙骨,名救逆汤,以滋阴敛汗,摄阳固脱。若攻下不当而兼见大便溏者,去麻仁加生牡蛎,成一甲复脉汤以滋阴固摄。如虚风将起兼见手指蠕动者,加生牡蛎、生鳖甲,成二甲复脉汤以防痉厥。如虚衰至极而见脉虚大欲散者,更加人参(另炖服)以补益元气,增加固脱之力。

加减复脉汤是针对真阴损伤而设,若邪热尚盛者,不宜使用,以防滋腻恋邪难解。

(2)阴虚风动

【临床表现】手指蠕动,甚或瘛疭,口角颤动,两目上视或斜视,筋惕肉瞤,心中憺憺大动,甚则心中作痛,时时欲脱,形消神倦,齿黑唇裂,舌干绛少苔或光绛无苔,或焦干紫晦,如猪肝样,脉虚弱或细促。

【病机分析】本证系伏热久耗真阴所致的水不涵木、虚风内动证候,多见于春温后期。肝为风木之脏,藏血而主筋,筋之能柔润,屈伸如常,全赖肝血肾阴的涵养,伏热深入下焦,灼烁肝肾阴血,筋脉失于濡养而拘挛不舒以致出现手指蠕动,甚或瘛疭,口角颤动,筋惕肉瞤之虚风内动表现;阴虚水亏,心失所养,故见心中憺憺大动,慌乱不适;甚则心络失养,拘急挛缩,而致心中作痛,神失所养,则神倦欲眠;阴液枯涸,不能濡养肌肤,故见形体消瘦;肝开窍于目,肝风内动循经引发,则两目上视或斜视;阴竭至极,阳无所附,阴阳离决,则可见时时欲脱;齿黑唇裂,舌干绛少苔或光绛无苔,或焦干紫晦,如猪肝样,脉象虚弱或细促为肝肾阴亏,失养失润所致。

【治疗方法】滋阴养血,潜阳息风。

【代表方剂】三甲复脉汤(《温病条辨》)

炙甘草 15g,大生地 18g,生白芍 15g,麦冬 15g,阿胶 9g,麻仁 9g,生牡蛎(先下)15g,生鳖甲(先下)20g,生龟甲(先下)30g,水煎服。

本方为加减复脉汤加生牡蛎、生鳖甲、生龟甲而成,在滋养肝肾的基础上,同时加三甲以潜阳息风,养心安神。

大定风珠(《温病条辨》)

生白芍 18g,阿胶 9g,生龟甲(先煎)30g,大生地 15g,麻仁 6g,五味子 3g,生牡蛎(先煎)15g,麦冬 18g,炙甘草 15g,生鳖甲(先煎)15g,鸡子黄(冲)2 枚,水煎服。

如果误治导致阴竭至极而出现时时欲脱,纯虚无邪者,应该用大定风珠以敛阴留阳,而防虚脱之虞。本方系三甲复脉汤加鸡子黄、五味子而成,以大队"血肉有情之品"填补真阴,是救阴的重剂,为治疗肝肾阴虚,虚风内动重证的主方。鸡子黄为血肉有情之品,滋补心肾,以增强滋阴息风之效,五味子补阴敛阳以防厥脱之变,合加减复脉汤滋补肝肾真阴,三甲滋阴潜阳息风。

【临床运用】《温病条辨·下焦篇》:"下焦温病,热深厥甚,脉细促,心中憺憺大动,甚则心中痛者,三甲复脉汤主之。""热邪久羁,吸烁真阴,或因误表,或因妄攻,神倦瘛疭,脉气虚弱,舌绛少苔,时时欲脱者,大定风珠主之。"准确论述了三甲复脉汤和大定风珠各自的适应证,在临床上可根据不同证候进行选用。

肺气将绝而喘息气微者,急加人参培元固本;若气虚不能固表将成阴阳两脱之势而兼见自汗的,加龙骨、人参、浮小麦以益气敛汗固脱;若心阴心气大伤,兼见心悸的,加人参、茯神、小麦以益气养心安神。

本病为春温病后期阴虚风动之证,肝肾阴液亏耗严重,可服用麦味地黄口服液、羚羊角粉,以加强养阴息风的力量,阴伤严重者也可用生脉注射液加入静脉输液中点滴。

本方药物味厚滋补,针对真阴损伤严重、虚风内动而设,但有恋邪之弊,必须在纯虚无邪的情况下才能使用,若邪热尚盛的,不得与之,以防滋腻恋邪难解。正如吴鞠通所说:"壮火尚盛者,不得用定风珠、复脉。"

(3)阴虚火炽

【临床表现】身热,心烦不得卧,舌红苔黄或薄黑而干,脉细数。

【病机分析】本证为热伤肾阴,心火亢盛之候。吴鞠通在《温病条辨·下焦篇》中指出:"少阴温病,真阴欲竭,壮火复炽,心中烦,不得卧者,黄连阿胶汤主之。"由于邪热深入少阴,煎熬肾阴,肾阴亏损,水火不能相济,阴虚火炽则身热,扰乱心神则心烦不得卧,舌红苔黄,脉细数为阴虚火炽之征。

【治疗方法】清热降火,育阴安神。

【代表方剂】黄连阿胶汤(《温病条辨》)

黄连 6g,黄芩 9g,炒白芍 15g,阿胶 9g,鸡子黄(冲)2 枚,水煎服。

本方为《伤寒论》黄连阿胶汤用量进行缩减而成。方中黄连、黄芩苦寒清热,泻心火,坚真阴;鸡子黄交通心肾,养心而滋肾,并能安中焦,补精血;阿胶、白芍滋肝肾,养真阴,抑亢阳。吴鞠通对该方作了很好的分析:"以黄芩从黄连,外泄壮火而内坚真阴,以芍药从阿胶,内护真阴而外捍亢阳。名黄连阿胶汤者,取一刚以御外侮,一柔以护内主之义也。"而鸡子黄在方中能"上通心气,下达肾气",起到交通心肾的作用。

【临床运用】真阴亏损证为肾阴亏损,虚多邪少之候,其发热为阴虚内热,而非邪热亢炽,故治疗只宜养阴退热,不能苦寒泄热,阴复则热自退。本证则肾阴虽虚,但心火亢炽,故治疗不可一味滋补肾阴,加用芩连清泄邪热。故吴鞠通说:"相火尚盛者,不得用定风珠、复脉;邪少虚多者,不得用黄连阿胶汤。"

7. 邪留阴分

【临床表现】夜热早凉,热退无汗,能食形瘦,舌红苔少,脉沉细略数。

【病机分析】本证为春温后期余邪留伏阴分的证候。其临床表现特点是夜热早凉,热退无汗。对于"夜热早凉"的机理,吴鞠通认为是"夜行阴分而热,日行阳分而凉,邪气深入阴分可知。热退无汗,邪不出表,而仍留阴分,更可知矣。"这是以《黄帝内经》"卫气日行于阳,夜行于阴"的卫气循行理论为依据而阐述的。卫气行于阴则与阴分之留邪相搏,故夜热;日行于阳,不与阴分之邪相争,故早凉;正邪相争,未能达邪出表,故热退无汗;余邪久留,营阴耗损,肌肤失于充养则见形瘦;伏邪留于体内,阴精亏乏,故舌红苔少,脉沉略数。

【治疗方法】滋阴清热,搜邪透络。

【代表方剂】青蒿鳖甲汤(《温病条辨》)

青蒿 9g,鳖甲(先下)15g,细生地 12g,知母 9g,丹皮 6g,水煎服。

本证为邪气深伏阴分,混处气血之中,故不能纯用养阴之法,但其热又非壮火,所以也不能使用苦燥之品。因此,用青蒿鳖甲汤滋阴透热。方中鳖甲咸寒滋阴,入络搜邪;青蒿芳香,透络清热,两药相配,导邪从阴分而出。生地滋阴养液,丹皮凉血散血中余热,知母清热生津润燥,并清气分之邪热,合而用之使阴分邪热得以透解。故吴鞠通说:"此方有先入后出之妙,青蒿不能直入阴分,有鳖甲领之入也,鳖甲不能独出阳分,有青蒿领之出也。"可见本方的滋阴透邪作用主要在于青蒿与鳖甲的配伍应用。

【临床运用】本证为春温病后期余邪留伏阴分,邪少虚多的证候。若仍有低热可用青蒿素片或用蒿甲醚注射液肌注。若肝肾阴液亏耗严重,可加用麦味地黄口服液,亦可用生脉注射液加入静脉输液中点滴。注意休息静养,防止病情反复。本方载于《温病条辨》下焦篇,在中焦篇也有同名的青蒿鳖甲汤,该方中有桑叶、花粉,而无生地,用于治疗疟病。方名虽同而适应病证各异,临证时当细辨之。

五、护理预防

对春温患者要加强护理工作,体温较高时应注意物理降温,以免高热损伤机体。应让患者卧床休息,宜进流质饮食,多饮温开水。注意清洁口腔。汗出较多时,应勤换衣被和床单。

春温病情较重,应注意积极预防。首先冬日应藏精避寒,《黄帝内经》云:"藏于精者,春不病温。""冬伤于寒,春必温病。"故冬日须注意藏精、避寒。即在冬季应注意保养正气,节制房事及一切能动摇其精的活动;还要注意保暖,但又不宜过于取暖,要适度参加户外体育活动;饮食上,应增强营养并注意合理搭配,勿食辛香燥辣,耗伤阴精。

在生活起居上应有规律,婴幼儿应适当增加睡眠时间;在心理上尤须保持平衡。诚如《素问·四时精神大论》说:"冬三月,此为闭藏,水冰地坼,无扰乎阳,早卧晚起,必待日光,使志若伏若匿,若有私意,若已有得,去寒就温,无泄皮肤,使气亟夺,此冬气之应,养藏之道也。"

153

第十章
暑　温

一、概述

暑温是感受暑热病邪所致，发于夏季，发病急骤，初起即见阳明热盛之证候，病程中暑热亢炽，易致耗气伤津，病情变化迅速，容易出现神昏、动风等危重证候。本病有较明显的季节性，一般发生在夏至至立秋节气。本病有夹湿和不夹湿之别，其中夹湿者又称为暑湿。

（一）病名沿革

在古代文献中很早就有关于暑病的记载，一般把夏月发病而有暑热见症者概称为暑病，但暑温之名的出现却在清代。早在《黄帝内经》中就有暑病的病名，并把暑病作为一种伏气温病，认为暑病是冬伤于寒，至夏而发的一种温热病，而且确定了以夏至作为春季温病与夏季暑病的划分界限。如《素问·热论》所说："凡病伤寒而成温者，先夏至日者为病温，后夏至日者为病暑。"《黄帝内经》还指出了暑病的一些临床特点，如《素问·生气通天论》说："因于暑，汗，烦则喘喝，静则多言，体若燔炭，汗出而散。"汉代张仲景在《金匮要略》中所论述的中暍，即是暑病，并对其病因、临床证候、治法、方药有所论述。如《金匮要略·痉湿暍病脉证治》曰："太阳中热者，暍是也。汗出恶寒，身热而渴，白虎加人参汤主之。"实是暑病证治的最早记载。宋代不少医家把夏暑之病分为"伏寒而发"及"感暑而发"两类。如陈无择提出：冬伤寒至夏而发为热病，夏间即病者即伤暑，二者不同。他在《三因极一病证方论》中指出："伤暑者……，此是夏间即病，非冬伤寒至夏发为热病也。"又说："伤暑中暍，其实一病，但轻重不同。"

元代戴思恭在《丹溪心法》中把暑病分为冒暑、中暑、伤暑三类，从而使暑病的分类及证治更趋全面。张元素以动静分阴暑和阳暑，他指出："静而得之为中暑，动而得之为中热，中暑者为阴证，中热者为阳证。"而明代张景岳则以受寒受热分阴暑和阳暑，他指出："阴暑者，因暑而受寒者也。""阳暑者，乃因暑而受热者也。"王纶在《明医杂著》中又进一步提出暑邪可自口齿而侵犯人体，伤于心包络之经。他说："夏至日后病热者为暑。暑者，相火行令也，夏月人感之，自口齿而入，伤心包络之经。"明末王肯堂指出："若冬伤于寒，至夏而变为热病。此则过时而发，自内达表之病，俗谓晚发是也，又非暴中暑热新病之可比。"认为发于夏季的热病,既有伏寒化热者,也有暴感暑邪为病者。

到了清代,对暑病的认识更加深入。喻嘉言提出暑病均为新感暑邪所致,而非伏寒化热引起。他在《医门法律》中指出:"至夏变为暑病,此一语尤为无据。盖暑病乃夏月新受之病,岂有冬月伏寒春时不发,至夏始发之理乎?"清代著名温病学家叶天士更明确提出了"夏暑发自阳明"及"暑必兼湿"的见解,突出了暑病的病理特点。吴鞠通在《温病条辨》则首次提出了暑温的病名。吴鞠通说:"暑温者,正夏之时,暑病之偏于热者也。"并描述暑温的临床症状"形似伤寒,但右脉洪大而数,左脉反小于右,口渴甚,面赤,汗大出者名曰暑温。"虽然后世有的医家认为暑温之名不够确切,但暑温作为暑病中的一种温热病,是有其独特的发生发展规律的。吴鞠通对其证治的阐述,较前人之论无疑是前进了一步。自吴鞠通创暑温之名后,关于暑温的证治内容不断丰富,并成为四时温病中的重要内容之一。

(二) 暑温与西医学疾病的关系

根据暑温的发病季节和临床表现,西医学中发生于夏季的流行性乙型脑炎,应属本病范围,其他发生于夏季的传染病如登革热和登革出血热、钩端螺旋体病、流行性感冒等亦可参考本病辨证论治。

二、病因病机

(一) 病因与发病

暑温的病因是感受了暑热病邪。暑热病邪是在夏季气候炎热的条件下形成的,正如朱丹溪所说:"暑乃夏月炎暑也,盛热之气火也。"雷少逸也指出:"其时天暑地热,人在其中,感之皆称暑病。"

暑温的发生与人体内在正气不足,不能抵御暑热病邪的侵袭有着直接的关系。在夏月暑热当令之时,人体或因素体虚弱,元气不足;或因劳作过度,汗出气伤;或因饮食失节而伤及正气,均可导致暑热病邪乘虚入侵人体而发为暑温。正如王安道所说:"暑热者,夏之令也,大行于天地之间,人或劳倦,或饥饿,元气亏乏,不足以御天令之亢热,于是受伤而为病。"喻嘉言还认为体内有湿之人,较易感受暑邪。他说:"体内多湿之人,最易中暑,两相感之故也。外暑蒸动内湿,两气交通而中暑。"这里所说的中暑即是指感受暑邪为病。

(二) 病机演变

1. 初起多见暑盛阳明之象

暑热病邪具有火热之性,其性酷烈,传变迅速,故病邪侵犯人体多直接入于气分,一般没有明显的卫分过程,初起即见壮热、汗多、口渴、脉洪等阳明气分热盛证候。叶天士所说"夏暑发自阳明",即指出本病发病的病理特点。由于本病初起即见里热炽盛证候,所以前人有把暑病看作伏气温病的,即认为本病是因冬季感受寒邪伏至夏季而发。但更多的医家从本病发病时所具有的暑热特性出发,认为其发生是夏季感受暑邪所致,并非伏邪为病,仍属新感温病。

2. 易伤津耗气,闭窍、动风、动血

暑性炎热酷烈,所以其侵入人体后,传变极速,变化多端,常易产生种种严重证候。由于暑为火热之邪,火性燔灼,故其致病极易耗伤人体正气,尤多耗伤津气。因而在本病热盛气分阶段,每常伴有津气耗损,甚则出现津气欲脱的危候。暑为火邪,心为火脏,"暑气通于心",所以在病变过程中暑热病邪极易深入心营,内闭清窍。同时,热极易生风,所以在暑热亢盛阶段又易引动肝风,导致风火相煽,出现痉厥之变。由于暑性炎热,且传变极速,故病程中暑热病邪又易内迫血分,损伤血络,从而出现热盛迫血之变,如暑伤肺络可致咯血,迫血外溢肌肤可外发斑疹等。

3. 易兼湿夹寒

夏季炎热,天暑下迫,地湿蒸腾,暑热既盛,湿气较重,暑湿相搏,土润溽暑,易于郁阻气分,故叶天士说:"长夏湿令,暑必兼湿。暑伤气分,湿亦伤气。"如属暑温夹湿之证,则初起病机除热盛阳明气分外,还伴有湿邪困阻的病变。如因暑令之季,贪凉饮冷太过,而又夹湿兼寒者,则又可有暑湿内阻而寒邪外遏的病机变化。

4. 后期正虚邪恋,痰瘀滞络可出现后遗症

暑温后期,暑热渐退而津气未复,多表现为正虚邪恋证候,如偏于气阴亏损者,可见低热久留、心悸、烦躁,甚或因虚风内动而见手指蠕动;病程中曾出现闭窍、动风,而昏痉时间较长的病例,其瘥后每因痰热留伏包络,使机窍不灵而见痴呆、失语、耳聋等症;若痰瘀阻滞经络,筋脉失利,则可见手足拘挛、肢体强直或瘫痪等后遗症。

暑温病机演变图:

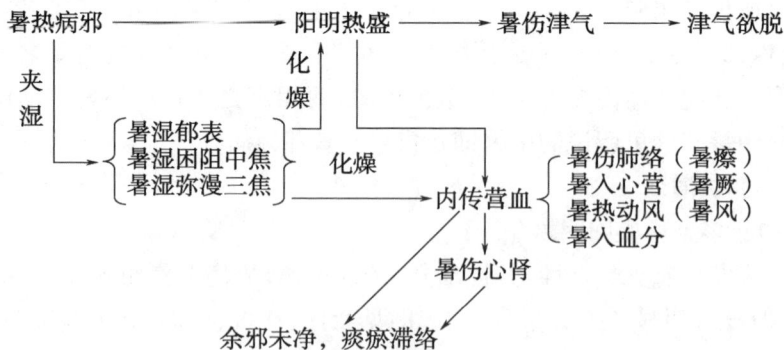

暑温的病机要点：

（1）病因为暑热病邪,发病因素为元气亏损。

（2）初起即见暑入阳明,阳明热盛之证。

（3）病变中易于伤津耗气,易于内陷生变,易于兼夹湿邪。

（4）后期多见暑伤心肾,并可因痰瘀滞络而出现后遗症。

三、诊断与鉴别诊断

（一）诊断依据

1. 本病多发生于夏末秋初之季,有明显的季节性,这段季节气候炎热,雨湿较甚,凡此时发生的急性外感热病,应考虑本病的可能。

2. 发病前,若素禀体质虚弱,或脾胃损伤,或为劳倦,或为潺暑淋雨,或为贪凉饮冷,均为本病的诱发因素,要考虑本病。

3. 本病起病多急骤,初起较少卫分过程,发病即见高热、汗多、烦渴、脉洪等暑入气分、里热炽盛的典型表现。

4. 病程传变迅速,变化较多,可有化火、生痰、生风等较多的病理变化,极易产生津气欲脱、暑热闭窍、化火动风、伤络动血等严重病理变化。

（二）鉴别诊断

1. 湿温

两者都是夏季常见温病,但湿温为感受湿热病邪所致,多发于夏末秋初雨湿较盛,气候炎热之时;发病较缓,起病之时以湿重热轻为主,且持续时间较长;入气,则以湿热困阻脾胃为病变中心,多在气分留恋,以致缠绵难愈,病程较长;若湿热化燥化火,亦可深入营血和损伤阴液,以肠络损伤便血为主;若患者素体阳气不足,湿热久留易寒化,损伤脾肾阳气,则是湿温较为独特的变化。

2. 中暑

中暑亦是夏季常见暑病。卒中暑热或感受暑湿秽浊之气,以陡然昏倒,不省人事或突然烦躁神昏为主要证候,本病和暑温之暑入心营证颇为相似。两者的区别在于中暑乃突发神昏肢厥,经妥善处理,神志较易苏醒;暑温暑入心营证,多为暑热病邪由气分深入心营,神昏不如中暑陡然,神志恢复亦较困难。

3. 疟疾

疟疾中的暑疟、瘴疟发于夏季或夏秋之交,严重时,亦有高热、神昏、抽搐,易与暑温混淆。但暑疟和瘴疟多具反复发作,高热烦渴随汗出而退的特点,外周血及骨髓涂片可发现疟原虫,故与暑温亦不难鉴别。

四、辨证论治

（一）辨证要点

1. 本病发病急骤，传变迅速，初起多见高热、汗多、口渴、脉洪大等阳明气分热盛证候，卫表证候大多非常短暂，常常不表现出来，易被忽视，而少数病例出现明显表证，往往又易误诊为一般暑月感冒。故于夏季，特别是当暑温流行之时，若见发热、恶寒、身痛、苔薄白、脉浮数等肺卫证候者，应予高度警惕，并考虑暑温表证之可能，以免漏诊。但若症见高热、背部恶寒、汗出烦渴、脉洪大者，则又不可因其背部恶寒而误诊为表证。其背部恶寒，实为暑温阳明邪热过盛，汗出太多，阳气随汗而泄所致，辨证时宜注意。

2. 本病最易损耗气阴，导致多种凶险变证，故对气阴耗损程度应予高度重视。凡口渴引饮，舌干少津即为津伤；神倦脉虚即为气耗，二者同见，即为津伤气耗。如进而出现消渴不已，或口渴不欲咽水，舌光绛而干，脉细数，则为肝肾真阴受灼。兼见咳血，则为肺阴灼伤，络脉受损；若汗出淋漓，喘喝脉散，则为元气欲脱。

3. 本病之神昏、抽搐往往突然发生，为了掌握治疗上的主动，故对其先兆应详加辨析。凡见嗜睡，进而沉睡，或烦躁不寐，静而多言者，均为神昏之兆；手足不时微微抽动，惊惕肉瞤，项强者，则应防其风动。

（二）治则治法

暑温病邪属火热之邪，因而治疗的基本原则是清暑泄热。在具体运用时又须根据病变发展过程、病理变化及其证候表现，制定各种相应的治疗大法。叶天士在《三时伏气外感篇》中引用张凤逵的话说："暑病首用辛凉，继用甘寒，再用酸泄酸敛。"这基本概括了暑温邪在气分阶段的治疗大法。即暑温初起暑伤气分时，治当以辛寒清气，涤暑泄热；如进而暑伤津气，则宜甘寒之剂清热生津；后期暑热渐解，津气耗伤未复者，则宜予甘酸之品以益气敛津，酸苦之品以泄热生津。至于明代王纶在《明医杂著》中所说的："清暑之法，清心利小便最好"，则是针对"暑气通于心"的病理特点以及心与小肠相表里的生理特点而提出的治暑大法。其目的在于通过清心涤暑，导火下行，使暑热有外出之机。在暑温病的病变过程中，阳明热盛者治以清暑泄热，暑伤津气者治以清热生津，津气欲脱者治以益气敛津固脱，暑入心营者治以清营开窍，暑热动风者治以凉肝息风，暑入血分者治以凉血解毒，暑伤肺络者治以清热凉血解毒。此外，针对暑温兼夹的不同治疗上亦有相应措施：夹湿者治以清暑化湿，暑湿兼寒者治以涤暑化湿透表散寒。在暑温后期，如属余邪未清，气阴未复者，治以益气养阴，清泄余邪；如属痰瘀阻络者，治以化痰祛瘀通络;如属暑伤心肾,治以清心滋肾。有后遗症则应根据病情辨证施治,并配合针灸、推拿等疗法。

(三)证治分型

1. 暑犯气分

(1)暑入阳明

【临床表现】壮热汗多,口渴心烦,头痛且晕,面赤气粗,或背微恶寒,苔黄燥,脉洪数或洪大而芤。

【病机分析】本证见于暑温初起,为暑热之邪侵入阳明气分,邪正剧烈交争所致。邪热炽盛、阳明里热蒸腾于外则壮热;暑邪内扰于心,则心烦;热邪上蒸头目,则头痛且晕,面赤气粗;热邪迫津外泄,则汗多;邪热炽盛耗伤津液,故口渴引饮;热盛津伤故见齿燥,苔黄燥、脉洪数为阳明热盛之征。若汗泄过多,津气耗伤,腠理疏松则背微恶寒。若汗多津气耗伤过甚,则可见脉洪大而芤。

本证的背微恶寒,须与卫分表证之恶寒相鉴别:本证背微恶寒为汗出过多,肌腠疏松,卫气受伤所致,伴见热盛,大汗,烦渴,苔黄燥,脉洪数;卫表证的恶寒为邪侵肌表,卫阳被郁而致,伴见无汗,苔薄白,脉浮等症。二者一属里证一属表证,不可混淆。本证的苔黄燥,应与阳明腑实之黄苔相区别:本证见黄燥苔是属热盛津伤之象,黄苔之质地较薄,虽干燥但不裂也不起刺;阳明腑实证之黄燥苔为热与燥屎内结肠腑而致,黄苔之质地大多较厚,燥而焦裂起刺。

【治疗方法】清泄暑热。津气受伤者兼以益气生津。

【代表方剂】白虎汤(方见风温章)

白虎加人参汤(引《温病条辨》)

生石膏 30g(研),知母 15g,甘草 6g,白粳米 10g,人参 10g,水煎服。

暑入阳明,热盛于内而蒸腾于外,内外俱热,故治以白虎汤清暑泄热,透邪外达。吴鞠通说:"白虎本为达热出表",即含此意。若阳明热盛而津气耗伤者,则须于清热中佐以益气生津之品,在白虎汤中加人参,即白虎加人参汤。本证治疗不宜滥用苦寒之品,宜透泄热邪为主。

【临床运用】临床治疗本证时,在白虎汤中可酌情加入银花、连翘、竹叶、荷叶、西瓜翠衣等药,以增清暑透泄热邪之力。若发病之初兼有暑湿而见微恶寒、胸痞、呕恶、苔腻者,可酌加藿香、佩兰、滑石或六一散等芳化之品。若邪遏卫表而见微恶风寒,身灼热无汗者,可加香薷、大豆卷等以疏解表邪。大便不通,热结肠腑的,酌加大黄、玄明粉等以通腑泻热。嗜睡者加鲜菖蒲、郁金等芳香开窍之品。

(2)暑伤津气

【临床表现】身热心烦,小溲色黄,口渴自汗,气短而促,肢倦神疲,苔黄干燥,脉虚无力。

【病机分析】本证属暑热仍盛而津气耗伤亦较显著。暑热郁蒸,故身热、心烦、小溲色黄;暑为阳邪,主升主散,迫津外泄,故汗多;汗泄太过,伤津耗气,故口渴、苔燥、气短而促、肢倦神疲、脉虚无力。

【治疗方法】清热涤暑,益气生津。

【代表方剂】王氏清暑益气汤(《温热经纬》)

西洋参 10g,石斛 10g,麦冬 6g,黄连 3g,竹叶 10g,知母 10g,荷梗 10g,甘草 3g,粳米 10g,西瓜翠衣 12g,水煎服。

本证属暑热仍盛而津气两伤,故治疗时清热涤暑与益气生津并施。方中西瓜翠衣、黄连、竹叶、知母、荷梗清热涤暑,西洋参、石斛、麦冬、甘草、粳米益气生津。

【临床运用】本方与白虎加人参汤、东垣清暑益气汤均为清热解暑、益气生津之剂,临床运用时应注意区别其适应证候:白虎加人参汤证为暑入阳明,暑热较盛而津气耗伤较轻,见于暑温发病初起,临床以壮热汗多,口渴心烦,头痛且晕,面赤气粗,伴见背微恶寒,脉洪大而芤为特征,治疗以白虎汤清涤暑热为主,佐以人参益气生津。王氏清暑益气汤证为暑热稍轻,津气耗伤较甚之候,临床辨证应着眼于壮热、烦渴之暑热内盛及肢倦神疲、自汗、脉虚无力之津气不足两个方面,即属虚实相夹之证,王氏清暑益气汤治疗清泄暑热之力,不及前方,而养阴生津益气力较强。东垣清暑益气汤证则非单纯暑热之邪为患,而是暑热夹湿内困,并见中气受伤,临床除了暑热内盛,津气受伤的表现外,以胸闷气短、四肢困倦、大便溏薄、苔腻为辨识要点,治疗不仅用清暑益气之品,还配有化湿淡渗之品以祛暑湿。

(3)津气欲脱

【临床表现】身热已退,汗出不止,喘喝欲脱,脉散大。

【病机分析】本证为津气耗伤过甚,而致津气欲脱之候。暑热渐退故身热已退;正气耗散过甚,不能固摄于外,津液不能内守,故汗出不止;津气耗伤太过,肺之化源欲绝,则见喘喝欲脱;津液不能内守,正气势欲外脱,则脉散大而无力。本证汗出愈多则津气耗伤愈甚,正气愈伤则汗泄愈多。但本证与阳气外亡而汗出肢冷、面色苍白、脉微欲绝者有所不同。病势也属重险,且进一步发展亦可导致阳气外亡。

【治疗方法】补敛津气,扶正固脱。

【代表方剂】生脉散(方见风温章)。

方中人参补益元气,双补气阴;麦冬、五味子酸甘化阴,有"守阴留阳,阳留则汗止"之效。这样可使元气得固,津液不再外泄,从而使阳气得留而挽回外脱之变。前人治暑温"终用酸敛",即包括了本法在内。

【临床运用】暑温病过程中运用生脉散,要严格掌握其适应证。因本方功在补气敛阴,并非治暑之剂,故只适用于津气欲脱而邪热已去的病证。若暑热仍盛者,即不宜单投本方。正如《温热经纬》中引用徐灵胎所说:"此伤暑之后,存其津液之方也。……用此方者,须详审其邪之有无,不可徇俗而视为治暑之剂也。"

在临床运用时还须注意随证加减。如邪热未尽者,可加入清暑泄热药物,如银花、连翘、石膏、知母之类;如在津气欲脱的基础上又出现阳气外脱,症见四肢厥冷、面色苍白、脉微细欲绝等,则须加用回阳固脱的附子、干姜等,或用参附龙牡汤。

2. 暑热兼湿

(1)暑热夹湿,郁阻肺卫

【临床表现】头晕,寒热汗出,咳嗽,苔薄微腻。

【病机分析】本证为暑湿之邪袭于上焦肺卫所致,其症较轻,又称"冒暑"。初起邪阻卫分,正邪交争,故见寒热汗出;暑湿阻于上焦,清气不升,故头晕;暑湿在肺,肺气失宣,则咳嗽;苔薄白微腻为暑湿之邪犯于肺卫,邪势较浅之征。本证与前证均属冒暑,但本证以肺气失宣为主要特点,卫表的寒热见症较轻;上证以寒邪束表为主要特点,寒热较著。本证一般只限于上焦肺卫,很少发生传变。

【治疗方法】涤暑清热,化湿宣肺。

【代表方剂】雷氏清凉涤暑法(《时病论》)

滑石 10g(水飞),生甘草 3g,通草 3g,青蒿 5g,白扁豆 3g,连翘 10g(去心),白茯苓 10g,加西瓜翠衣一片,水煎服。

本证为暑热夹湿侵袭肺卫而致,病在上焦,邪势轻浅,所以治疗只须轻清宣肺,清透邪热。所用雷氏清凉涤暑法中以青蒿、扁豆、连翘、西瓜翠衣清热涤暑,透邪外达;滑石、甘草、茯苓、通草利湿泄热。

【临床运用】若咳嗽较甚,可加杏仁、瓜蒌皮、枇杷叶等宣肺化痰止咳之品;如暑热较盛,可酌加银花、丝瓜皮、荷叶等,以加强清热涤暑之力。

(2)暑湿内蕴,寒邪束表

【临床表现】发热恶寒,头痛无汗,身形拘急,心烦,脘痞,苔腻。

【病机分析】本证为暑气当令之夏月,先受暑湿之邪蕴阻于内,复因起居不慎,贪凉过度,导致寒邪外束肌表。寒邪束表,卫气郁闭,表气不通,则发热恶寒,头痛无汗,身形拘急;暑热内郁,则心烦;暑湿内阻,气机不畅故脘痞、苔腻。本证外有表寒,里有暑湿,卫气同病,与单纯寒邪伤表和暑温兼湿证均有不同。

【治疗方法】疏表散寒，涤暑化湿。

【代表方剂】新加香薷饮（《温病条辨》）

香薷 6g，金银花 9g，鲜扁豆花 9g，厚朴 6g，连翘 6g，水煎服。

本证外有表寒，里有暑湿，属表里同病，但以表为主，治以解表散寒配合涤暑化湿的新加香薷饮。该方从三物香薷饮化裁而成。方中香薷辛温香透，既可疏表散寒，又能祛暑化湿，故李时珍称之为："夏月之用香薷，犹冬月之用麻黄。"厚朴可燥湿和中，理气开痞；银花、连翘、鲜扁豆花均可清热涤暑。对于鲜扁豆花的功用，吴鞠通认为："鲜扁豆花，凡花皆散，取其芳香而散，且保肺液，……夏月所生之物多能解暑，惟扁豆花为最。"诸药合用，有散寒、化湿、涤暑之效。

【临床运用】本证若外寒甚而见恶寒严重，脉象浮紧者，可加荆芥、蔓荆子以温散表寒；若湿邪较重，卫阳郁遏较甚，可酌加藿香、佩兰、豆卷、滑石、通草等芳香化湿或淡渗利湿之品；若暑热较盛而心烦、口渴较显著的，可酌加淡竹叶、西瓜翠衣、荷叶、生石膏等清热解暑之品。此外，使用本方后，一旦汗出热退，香薷即应停用。因香薷性温发散，用之不当有助热耗气之弊。

（3）暑湿秽浊郁闭

【临床表现】头痛而胀，胸脘痞闷，烦躁呕恶，肤热有汗，甚则神昏耳聋。

【病机分析】暑秽的病因是暑湿秽浊病邪。夏秋之间，天暑下逼，地湿升腾，暑湿交蒸，更兼秽浊之气交混于内，若人起居不慎，暑湿秽浊之邪易侵犯人体，困遏气机而发为本病，又称"暑秽"。秽浊之气阻遏清阳则头痛且胀；暑湿秽浊交阻于中焦，困遏气机则胸脘痞闷，烦躁呕恶；暑湿郁蒸则肤热有汗，但热不甚，汗亦不多；暑湿上蒙，蒙蔽清窍则可出现耳聋、神昏；本证所见耳聋神昏，其程度多较浅，高声呼之可应，且无灼热舌绛、舌謇肢厥等症，与热陷心包之神昏而见舌謇肢厥、灼热舌绛者明显不同；偏于暑热重者，苔多黄腻，且有心烦口渴；偏于湿浊重者，则舌苔白腻，口多不渴。

【治疗方法】芳香辟秽，化湿涤浊。

【代表方剂】藿香正气散，通关散，玉枢丹。

藿香正气散（《太平惠民和剂局方》）

藿香 100g，苏叶、白芷、大腹皮、茯苓各 30g，白术（土炒）、半夏曲、陈皮、厚朴（姜制）、桔梗、炙甘草各 60g，共研细，每用 12g 加姜 2 片、大枣 1 个煎服。

通关散（《丹溪心法附余》）

猪牙皂、细辛等分。

为细末取少许吹鼻取嚏。

玉枢丹（又名紫金锭）（《外科正宗》）

山慈菇、五倍子各 60g,千金子霜 30g,红芽大戟 45g,朱砂、雄黄、麝香各 9g,制成丸药。

本证为暑湿秽浊郁闭于里,故用藿香正气散芳香辟秽、化湿涤浊。该方以藿香辛散风寒,芳化湿浊;半夏曲燥湿降气,和胃止呕;厚朴行气化湿,宽胸除满;苏叶及白芷疏散表邪,芳化湿邪;茯苓、白术健脾运湿,并用大腹皮、陈皮理气化湿宽中,桔梗宣肺利膈;以生姜、大枣、甘草调和脾胃。全方有发散、芳化、辟秽、理气和中之效。若所感秽浊太盛而蒙蔽清窍见神昏者,可先用通关散吹鼻取嚏以苏醒神志,并服玉枢丹以芳香涤浊、辟秽开窍。

【临床运用】由于本证不属热闭心包,故其治疗不可滥用清心开窍之法,"三宝"对于本证并不适宜。

(4)暑湿困阻中焦

【临床表现】壮热烦渴,汗多溺短,脘痞身重,脉洪大。

【病机分析】本证是暑湿困阻中焦,暑热盛于阳明为主,兼有湿困太阴,热重湿轻的证候。阳明胃热亢盛,故见壮热烦渴、汗多溺短、脉洪等症;太阴脾湿困阻,故见脘痞身重。

【治疗方法】清暑化湿。

【代表方剂】白虎加苍术汤(《类证活人书》)

石膏 30g,知母 15g,甘草(炙)6g,粳米 10g,苍术 10g,水煎服。

本方即由白虎汤加苍术而成。暑热夹湿为患,此时清暑的同时必须祛湿。湿热相兼为患,湿性黏腻难解,清热则湿不退,湿祛则热易清,故以白虎汤清阳明胃热,苍术燥太阴脾湿。

【临床运用】若阳明气分邪热亢盛于外,可酌加竹叶、银花等以清透暑邪;若热盛化火,可酌加黄芩、黄连、栀子以清热解毒;如中焦湿邪较盛,加藿香、佩兰、滑石、大豆卷、通草等以芳化渗利。若本证初起兼有寒邪束表而见发热恶寒、头痛无汗、身形拘紧者,可加用香薷以疏解外寒;如证属中焦暑湿俱盛而呈现湿热并重的,可取辛开苦降之法,药用川朴、川连、半夏、黄芩等。若暑湿之邪郁遏肌表,表现为身热,微恶风寒,头痛胀重,身重肢节酸楚,无汗或微汗,脘痞,口不渴,舌光红,苔白腻或微黄腻,脉浮滑数或濡数者,治当透邪达表,涤暑化湿,方用卫分宣湿饮(香薷、青蒿、滑石、茯苓、通草、杏仁、鲜荷叶边、鲜冬瓜皮、竹叶)治疗。

(5)暑湿弥漫三焦

【临床表现】身热面赤,耳聋眩晕,咳痰带血,不甚渴饮,胸闷脘痞,恶心呕吐,大便溏臭,小便短赤,舌质红赤,苔黄腻,脉滑数。

【病机分析】本证为暑湿病邪入里,弥漫三焦气分致气机不畅、三焦失司所致,属三焦俱病,暑湿均盛之候。暑湿内盛,暑热蒸腾故见身热不退;暑热上蒸,暑湿上蒙清窍则面赤耳聋,本证耳聋与少阳耳聋不同,少阳耳聋为胆热上冲所致,必伴有寒热往来,口苦咽干,脉弦等症,故叶天士说:"湿乃重浊之邪,热为熏蒸之气,热处湿中,蒸淫之气上迫清窍,耳为失聪,不与少阳耳聋同例。"暑热弥漫上焦,侵袭于肺,肺气不利,可见胸闷,热损肺络,则见咳痰带血;暑湿困阻中焦,脾胃升降失司则脘腹痞闷而不甚渴饮;湿热蕴结下焦,肠道失于分清泌浊,则见小便短赤,下利稀水,此与热结旁流之下利稀水而有腹部按之硬痛者明显不同;暑湿之邪仍在气分,故见舌红赤,苔黄滑。本证病位涉及三焦,除中焦证外,还有上焦与下焦见症,与白虎加苍术汤证的病位中心在于中焦脾胃不同。

【治疗方法】清热利湿,宣通三焦。

【代表方剂】三石汤(《温病条辨》)

滑石 9g,生石膏 15g,寒水石 15g,杏仁 9g,竹茹 6g(炒),银花 9g,金汁一杯(冲),白通草 6g,水煎服。

本证为暑湿之邪郁蒸,弥漫上、中、下三焦,邪在气分之候,故予三石汤清宣上中下三焦暑湿之邪。方中杏仁宣开上焦肺气,气化则暑湿易化;石膏、竹茹清泄中焦邪热;滑石、寒水石、通草清利下焦湿热;银花、金汁涤暑解毒。

【临床运用】临床治疗暑湿弥漫三焦证时,还当根据暑湿弥漫三焦部位的侧重不同而用药有所选择。如暑湿偏于上焦者,主用杏仁、荷叶、大豆卷、淡豆豉等;偏重于中焦者,主用石膏、竹叶、竹茹、苍术、半夏、川朴等;偏重于下焦者,主用滑石、寒水石、猪茯苓、泽泻、通草等。此外,若心胸烦闷较甚者,可加栀子皮、竹叶心;痰多带血者,可加川贝、竹沥、白茅根;小便色赤热痛明显者,可加车前草、薏苡仁等以加强清利暑湿之功。

(6)暑湿伤气

【临床表现】身热自汗,心烦口渴,胸闷气短,四肢困倦,神疲乏力,小便短赤,大便溏薄,舌苔腻,脉大无力或濡滑带数。

【病机分析】本证为暑湿内郁,耗损元气之候。暑湿病邪化热内郁,热迫津液外泄,则身热自汗;暑热扰心,损伤津液,故心烦口渴;暑热阻滞气机,伤及中气,元气亏损则胸闷气短、四肢困倦、神疲乏力;暑热下迫,湿性下趋,水道清浊不分,则小便短赤、大便溏薄;苔腻为湿邪内蕴,脉大无力为气虚之象,濡滑带数属暑湿内困之征。

【治疗方法】清暑化湿,培元和中。

【代表方剂】东垣清暑益气汤(《脾胃论》)

黄芪 12g,苍术 6g,炒党参 12g,升麻 3g,橘皮 5g,炒白术 9g,泽泻 12g,黄柏

9g,麦门冬 9g,青皮 5g,葛根 6g,当归身 9g,六曲 9g,五味子 3g,炙甘草 3g,水煎服。

本证属暑湿病邪渐去,而暑邪耗气之象渐显,故方内用党参、黄芪、甘草益气固表、扶正敛汗,苍白术健脾燥湿,配泽泻利水渗湿,麦冬、五味子保肺生津,黄柏泻火以存阴,当归养血而和阴,升麻、葛根发散表热,升举清气,青陈皮理气和中,六曲和胃消食。全方药味多而不杂,药力和而不峻,药性平而不偏,从助运和中着眼,补益气阴而治本。

【临床运用】在临床运用时,必须权衡暑湿与津气耗伤两个方面的轻重而灵活加减。若暑热较重,则可重用清涤暑热之品;湿象明显,则重用化湿理气之品;如津气耗伤较甚,则益气生津之品可重用。

3. 暑入心营

【临床表现】灼热烦躁,夜寐不安,时有谵语,舌蹇肢厥,舌红绛,脉细数;或猝然昏倒,不知人事,身热肢厥,气粗如喘,牙关微紧,舌绛脉数。

【病机分析】暑属火热之邪,"暑气通于心",中人最速,极易内陷心营。暑入心营,除可从气分证发展而来外,还有因暑热之邪卒中心营而内闭心包,初病即发昏厥者,临床称之为"暑厥"。暑热内盛则身灼热;暑入心营,心神被扰则烦躁不宁,夜寐不安,时有谵语;热陷心包,清窍被蒙则可见神志昏迷,谵语妄言,或昏聩不语;舌红绛,脉细数为热扰心营、营阴被灼之征。若暑邪卒中心营而内闭心包,则表现为突然昏倒,不省人事。并因暑热内迫而伴见身热气粗,阳热内郁则手足厥冷,此属热厥,热深则厥亦深,切不可一见肢厥而误认为寒证。牙关微紧为热盛而有动风之象。本证与中风相似,但中风多有口眼歪斜、半身不遂,本证则无此见症,且本证多见于夏暑之令,而中风一年四季均可发生,一般不难鉴别。

【治疗方法】清营泄热,清心开窍。

【代表方剂】清营汤(方见春温章)送服安宫牛黄丸、紫雪丹(方见风温章)等。如因卒中暑邪而骤然闭窍昏厥,除服上述清心开窍剂外,还可服用行军散(市售成药),同时配合针刺人中、十宣、曲池、合谷等穴位以加强清泄邪热,苏醒神志的效果。

本证为暑热犯于心营而致,故用清营汤清营分之热,并配合安宫牛黄丸、紫雪丹等清心开窍之品。暑厥卒中暑热之邪而骤然窍闭昏厥者,由于发病急骤,每不及投用煎剂而用成药救治,除了上述清心开窍之品外,还可用成药行军散,以清热辟秽开窍。另配合针刺人中、十宣、曲泽、合谷等穴可加强苏醒神志之力。

【临床运用】本证经用上述方药治疗后,如神清厥回而暑热仍未尽清的,仍可按病机之在气在营,分别施以相应治疗。同时,对于暑热内闭而神昏者,不可滥用寒凉之法,以免暑邪愈遏愈深,不得外解。在治疗时应注意透热与芳化之法合用,使暑热有外泄之机。上述安宫牛黄丸、紫雪丹、行军散中均有透热、芳化之品,即是此意。暑入心营如兼见胸腹灼热,腹满痛,大便秘结等症状,则为热结肠腑,在治疗时当配合通下,使热有外出之路。邪热外泄,则神昏也较易恢复。临床对邪闭心包,神志昏迷者,还可用清开灵注射液30ml或醒脑静注射液20ml加入5%葡萄糖液中静滴。两者均是以安宫牛黄丸为基础改成的新剂型,使用方便,疗效可靠。对病情严重者,必须中西医结合进行积极抢救治疗。

4. 暑热动风

【临床表现】身灼热,四肢抽搐,甚则角弓反张,神志不清,或喉有痰壅,脉象弦数或弦滑。

【病机分析】本证为暑热亢盛,引动肝风之证,以痉厥为特征。如发病初起即见本证,则称为"暑风"。暑为阳邪,火热鸱张,最易内陷厥阴,引动肝风而致痉厥。如薛生白所说:"外窜经络则为痉,内侵膻中则为厥。"暑热亢盛,引动肝风,则身灼热,四肢抽搐,角弓反张,牙关紧闭,脉弦数或弦滑;风火相煽,扰乱神明则见神迷不清;风动生痰,随火上壅则见喉间痰壅。本证病机关键在于风、火、痰交炽为患。热盛化火则动风,风动则痰生,痰随火升则上壅。本证既可见于暑温的病变过程中,亦可因卒中暑热之邪而突然发生,尤多见于小儿患者。吴鞠通说:"小儿暑温,身热,卒然痉厥,名曰暑痫。"其所说暑痫即是暑风。

【治疗方法】清泄暑热,息风定痉。

【代表方剂】羚角钩藤汤(方见风温章)。

暑热引动肝风,其治当主以清热凉肝,息风定痉,羚角钩藤汤为常用之方。方中以羚羊角、钩藤凉肝息风止痉,佐桑叶、菊花透热外出;热甚必伤阴液,故方中重用生地及白芍、甘草以酸甘化阴;方中茯神宁心安神,贝母、竹茹清化痰热而通络。

【临床运用】本方在临床运用时,还应结合具体病情灵活加减。若心营热盛者,可加犀角、玄参、丹皮等清营泄热;阳明邪热亢盛者,加石膏、知母等辛寒之品以清气热;若腑实燥结者可加大黄、芒硝、全瓜蒌通腑泻热;若热毒炽盛者,加板蓝根、大青叶等以清热解毒;如抽搐频繁,难以控制者,加全蝎、蜈蚣、地龙、僵蚕等以加强息风定痉,或加用羚羊角粉口服;若兼邪陷心包者可加紫雪丹、至宝丹等清心化痰之品以息风开窍,或用醒脑静注射液4~6ml肌肉注射,热甚神昏者用清开灵注射液或醒脑静注射液静脉点滴;若见痰涎壅盛的,可加胆星、天竺黄、竹沥等清化痰热。

5. 暑入血分

（1）暑热动血

【临床表现】灼热躁扰,神昏谵妄,斑疹密布,色呈紫黑,吐血、衄血、便血,或兼见四肢抽搐,角弓反张,舌绛苔焦。

【病机分析】本证为暑热火毒燔灼血分,内陷心包,生痰动风之重险证候。热盛动血,迫血妄行,则见身体灼热,斑色紫黑,吐、衄、便血;血分热毒炽盛,内陷心包,扰乱心神,则见躁扰不宁,昏迷谵妄;热盛引动肝风,则可见四肢抽搐,角弓反张;舌绛苔焦为血分热毒极盛的表现。

【治疗方法】凉血解毒,清心开窍。

【代表方剂】神犀丹合安宫牛黄丸。

神犀丹（《温热经纬》）

水牛角 300g,石菖蒲 180g,黄芩 180g,粪清 300g,连翘 300g,真生地 500g,银花 500g（如有鲜者捣汁用尤良）,板蓝根 450g（无则以飞净青黛代之）,豆豉 240g,玄参 210g,花粉 120g,紫草 120g,水煎服。

各生晒研细（忌用火炒）,以犀角、地黄汁、粪清和捣为丸（切勿加蜜,如难丸,可将香豉煮烂）,每丸重三钱。

安宫牛黄丸（方见风温章）

本证属血分热毒炽盛,故方用神犀丹凉血解毒。方中犀角、粪清、银花、连翘、玄参、黄芩、板蓝根、生地、紫草、豆豉凉血解毒透斑;并佐天花粉与生地、玄参共奏生津养阴之功,又加豆豉,配合生地、紫草凉血透斑;石菖蒲芳香开窍醒神。王孟英在《温热经纬》中论及该方功效时说:"温热暑疫诸病,邪不即解,耗液伤营,逆传内陷,痉厥昏狂,谵语发斑等证,但看病人舌色干光,或紫绛,或硬,或黑苔,皆以此丹救之。"但该方清心开窍力较弱,故又配合安宫牛黄丸,以加强开窍醒神之力。

【临床运用】若见动风抽搐则加入羚角、钩藤以凉肝息风,或加服止痉散以增强止痉之效;痰涎壅盛者加天竺黄、胆星、竹沥或送服猴枣散以清化痰热;血热炽甚伴气分热盛者,加生石膏、知母等清气药,或用清瘟败毒饮加减;若发斑兼吐血者,加茅根、知母、茜草;斑色紫黑加生地、紫草、大青叶;热盛神昏严重者可用醒脑静注射液肌肉注射,或用清开灵注射液或醒脑静注射液加入静脉补液中点滴。必要时进行中西医结合抢救。

（2）暑伤肺络

【临床表现】灼热烦渴,咳嗽气粗,咯血或痰中带血丝,烦躁喘促,舌质红苔黄而干,脉象细数。

【病机分析】本证为暑热犯肺,损伤阳络所致,多见于气分暑热炽盛不解之后。暑热内盛,消灼津液则身灼热而烦渴;暑热迫肺,肺气失于宣降则咳嗽气粗;暑热损伤肺络,血从上溢故见咯血或痰中带血丝,甚则可出现口鼻鲜血外涌;暑热上扰心神则烦躁喘促;舌质红苔黄而干,脉象细数,均为暑热内盛而气阴受伤之象。本证多来势较急,严重者可见大量咯血,口鼻血涌,甚或因失血过多而造成气随血脱的危证。由于本证表现以骤然咯血、咳嗽等为特征,颇似痨瘵,故有暑瘵之称。

【治疗方法】凉血安络,清暑保肺。

【代表方剂】犀角地黄汤合黄连解毒汤。

犀角地黄汤(方见春温章)

黄连解毒汤(《外台秘要》)

黄连 90g,黄柏 60g,黄芩 60g,山栀 60g,水煎服。

本证由暑热化火生毒,灼伤肺络所致,治疗当清暑解毒以保肺,凉血清络以止血。故选犀角地黄汤以凉血止血,黄连解毒汤以清暑解毒。

【临床运用】出血较多者,加参三七、茅根、侧柏叶炭、藕节炭等清热泻火、凉血止血;气分热盛者,加石膏、知母等以清气泄热;若出现气随血脱之证,须急投独参汤、参附汤等益气固脱之剂。

6. 暑伤心肾

【临床表现】心热烦躁,消渴不已,麻痹,舌红绛,苔黄黑干燥,脉细数。

【病机分析】本证多见于暑温的后期,为暑热久羁,耗伤肾阴,致水火不济之候。心热烦躁为余热扰心,心火亢炽,心神不安所致;暑热灼耗肾水,肾水不能上济,则见消渴不已;肾阴耗伤,肝阴失养,不能濡养筋脉则肢体麻痹;舌红绛,苔黄燥为阴虚里热之征。本证病机为肾水亏,心火旺。肾水不足,不能上济于心,则心火愈亢;心火愈亢,则热必下劫肾水,而肾水愈虚,两者可互为影响。

【治疗方法】清心泻火,滋肾养阴。

【代表方剂】连梅汤(《温病条辨》)

黄连 6g,乌梅 10g,麦冬 15g(连心),生地 10g,阿胶 6g,水煎服。

本方由《伤寒论》黄连阿胶汤去黄芩、芍药、鸡子黄加乌梅、生地、麦冬而成。方中以黄连苦寒清心火,阿胶、生地滋肾液,麦冬亦属甘寒滋阴之品。方中乌梅与黄连相合,有酸苦泄热之效;乌梅与生地、麦冬相合,有酸甘化阴之功。全方可使心火清而肾水得复。本方虽从黄连阿胶汤化裁而来,但黄连阿胶汤以黄连配鸡子黄,重在育阴清热;本方则以黄连配乌梅、生地、麦冬,重在酸苦泄热,酸甘化阴,也合暑温治疗"终用酸泄酸敛"的大法。

【临床运用】本证若见脉虚大而芤的,属兼有气阴不足,方中可加人参以益气养阴;若口干渴饮者,加石斛、花粉、玉竹以生津,心烦不寐加远志;心火旺加莲子心;头晕目眩加天麻、白芍、何首乌;若肾阴虚甚,或有虚风内动而热势不著的,可用加减复脉汤滋养肾阴为主;大便干者,重用生白芍、何首乌、黑芝麻;低热加白薇、地骨皮;余热不尽,热势久久不退则可用青蒿鳖甲汤加减以滋阴透热。

7. 余邪未净,痰瘀滞络

【临床表现】低热不退,心悸烦躁,手足颤动,神情呆钝,默默不语,甚则痴呆、失语、失明、耳聋,或见手足拘挛,肢体强直等。

【病机分析】本证见于暑温后期,尤其以病变过程中发生过动风、闭窍且持续时间较久的患者更易出现。由于病久不解,余热夹痰、瘀留滞络脉,而致气钝血滞,机窍阻闭所致。余热未净,阴虚内热故低热不退;肾阴亏损,心肾不交,虚风内动,则心悸、烦躁、手足颤动;痰热阻滞包络,清窍失灵则见神情呆钝,甚或痴呆,默默不语;痰瘀留滞经络,筋脉失利则见手足拘挛、肢体强直。痰瘀留滞不去,气血日亏,筋脉失养,可后遗瘫痪等症。

【治疗方法】化痰祛瘀搜络。

【代表方剂】三甲散加减(《湿热病篇》)

醉地鳖虫 6g,醋炒鳖甲 10g,土炒穿山甲 6g,生僵蚕 8g,柴胡 6g,桃仁泥 10g,水煎服。

本证为热、痰、瘀阻滞经络,灵机失运而致,故治用薛生白仿吴又可三甲散而制订的加减方,破滞通瘀、化痰通络以灵动心机。方中柴胡配鳖甲以透散阴分邪热,桃仁配地鳖虫破瘀活血,僵蚕配山甲片入络而搜邪。全方共奏络通脉和、热瘀俱化之效。

【临床运用】本证临床表现比较复杂,其病机亦不尽相同,在具体治疗方法及药物选择上亦应有别。如余热未清,而低热难退者,可酌加青蒿、地骨皮、白薇等;如痰浊蒙闭清窍而致意识不清、神呆、失语、失聪,舌苔腻浊而无热者,可酌用苏合香丸以豁痰开窍;如伴见狂躁、面赤、舌红苔黄者,则多属心肝火旺,可酌加龙胆草、栀子、生地等;如见痰瘀阻络而肢体拘急、强直或手足震颤、不时抽动者,除可加止痉散(全蝎、蜈蚣、地龙、僵蚕)外,还可配合白附子、陈胆星、乌梢蛇、桃仁、红花、白芥子等化痰祛瘀通络之品,同时还应注意配合生地、当归、赤白芍等养血活血之品,既有"治风先治血,血行风自灭"之效,又可防祛瘀化痰药耗伤气血津液之弊;如属肝肾阴亏而致虚风内动者,可用大定风珠,以滋补肝肾,潜镇虚风。

五、护理预防

本病患者应卧床休息,给予流质或半流质饮食。对有出血见症的患者,当令绝对静卧,并密切观察其出血量、血压、脉搏和神态变化。对咯血者,尤须注意保持呼吸道畅通。病室注意通风,适当降低室内温度和湿度。

暑温发于夏季天气炎热之时,为预防其发生,应注意避暑降温,但又不可过分贪凉饮冷。由于本病包括了现代医学之乙脑、登革热等通过蚊子叮咬而传播的疾病,所以应注意灭蚊防蚊。对乙脑还可采用预防接种的方法预防。

暑湿多发于酷暑湿盛之时,故本病的预防,首先要慎于摄生,注意劳逸适度,饥饱相宜,饮食清淡卫生,勿溽暑冒雨或贪凉饮冷,不使精气和脾胃受损,则正气存内,邪不可干。对西医学中属于暑湿范围的钩端螺旋体病,因主要系稻田积水中田鼠尿液传播,应积极消灭田鼠,割稻前一周宜放完积水。疫畜和病人亦是该病重要传染源,应加强家畜管理及外来畜的检疫工作;对病人应做好床边隔离,对其尿、痰等排泄物用生石灰、漂白粉进行消毒;被带菌宿主排泄物污染的水,称为疫水,应予消毒处理,并避免与之接触。

170

第十一章
湿 温

一、概述

湿温是感受湿热病邪所引起的一种外感热病。本病的特点是以脾胃为病变中心，初起以身热不扬，身重肢倦，胸闷脘痞，苔腻脉缓为主要临床表现。发病较缓，病势缠绵难愈，病程较长。病机演变虽有卫气营血浅深层次的不同变化，但主要稽留于气分。病变过程中既可因湿热化燥而伤阴，也可因湿盛困阻而伤阳。本病一年四季均可发生，但以夏秋季节雨湿较盛、气候炎热之时为多。

1. 病名沿革

湿温病名最早见于《难经·五十八难》，该书将其归属于广义伤寒范畴。书中说："伤寒有五，有伤寒，有中风，有湿温，有热病，有温病"，并指出其脉象特点为"阳濡而弱，阴小而急"。其后，晋代的王叔和在《脉经》中初步论述了湿温病的病因、证候和治疗，他说："伤寒有湿温，其人尝伤于湿，因而中暍，湿热相搏，则为湿温。病苦两胫逆冷，腹满叉胸，头目痛苦，妄言，治在足太阴，不可发汗"。宋代朱肱在《伤寒类证活人书》中提出：湿温当用"白虎加苍术汤主之"。金元时期的医家对湿温的认识没有太大的进展，湿温的概念仍隶属于广义伤寒，而且与暑病也未作明确区分，有关记载大多限于对热病夹湿个别证候的体会，没有较为全面的叙述。至清代，随着温病学的迅猛发展，人们对湿温病也有了较为深刻、系统的认识。其中最为突出的是薛生白，他撰写了论述湿温病的专著《湿热病篇》，对湿温病的发生发展、病因病机、辨证治疗作了全面、系统的探讨。此外，叶天士、吴鞠通等医家，对本病亦有不少阐发，如吴鞠通在《温病条辨》中立湿温为专病，详细阐述了三焦分证论治的规律，使湿温作为一种独立的疾病而被确定。至此，奠定了湿温病辨证施治的理论基础。

2. 湿温与西医学疾病的关系

西医学中的伤寒、沙门菌属感染、钩端螺旋体病、某些病毒感染等，与湿温的临床特征相似，可参考湿温辨证施治的方法进行辨治。

二、病因病机

(一) 病因与发病

湿温的主要病因是外感湿热病邪。夏秋季节暑热较盛,雨湿亦重,由于暑热下逼,地湿上腾,湿热交蒸,因而较易形成湿热病邪。湿热病邪侵袭人体,则易导致湿温病的发生。虽然本病的主因是外感湿热病邪,但其发病与脾胃功能也有密切关系。吴坤安指出:"凡暑月淫雨之后,日气煦照,湿浊上蒸,人在湿浊蒸腾之中",脾胃功能大多较为呆滞,内湿易于酿生。若素禀脾胃虚弱,或饮食失慎,恣食生冷,则脾胃更易受损,导致运化失司而加重内湿停聚。此时,若感受外界湿热病邪,则外来之湿便与脾胃内湿相合而引发湿温。正如薛生白《湿热病篇》所说:"太阴内伤,湿饮停聚,客邪再至,内外相引,故病湿热。此皆先有内伤,再感客邪……,或有先因于湿,再因饥劳而病者,亦属内伤挟湿,标本同病"。因此,湿温的发病是内因和外因两方面相互作用的结果,这就是叶天士所谓"外邪入里,里湿为合",吴鞠通所说的"内不能运水谷之湿,外复感时令之湿"。总之,只有内外合邪,才能引起发病。如仅有外感而无内伤,或仅有内伤而无外感,则皆不易发病。

(二) 病机演变

1. 邪从口鼻而入,以脾胃为病变中心

湿热之邪侵犯人体多由口鼻而入,由肌表而伤者仅占少数。正如薛生白所说:"湿热之邪,由表伤者十之一二,由口鼻入者,十之八九。"口鼻者均居于上,其中鼻气通于肺,口气通于胃,湿热上受,多由口而入,直趋中道归于脾胃。因湿为土之气,脏腑之中脾为湿土之脏,胃为水谷之海,同属中土,湿土之气同类相召,故湿热之邪侵犯人体,多阳明、太阴受病,以脾胃为病变中心。

2. 初起多为湿遏卫气,病证性质有湿重于热与热重于湿的不同

由于湿为阴邪,其性重浊黏腻,难以骤化,与热相合,更是如油入面,蕴蒸胶着,缠绵难解,所以湿温病多起病较缓,传变较慢,病势缠绵,病程较长。湿温病发病初起,以湿中蕴热,邪遏卫气为主要病理变化,即湿热外遏肌表,内蕴脾胃。随后,卫表见症逐渐消除,则病机以湿热郁蒸气分为主,病位中心为中焦脾胃。湿热蕴阻脾胃,其病有偏于脾和偏于胃之分。病偏于脾者,在证候上表现为湿重于热;病偏于胃者,在证候上则表现为热重于湿。一般说在病程的前期阶段,多表现为湿重热轻;随着病程的发展,湿邪逐渐化热,则转化成热重湿轻。同时,湿与热的偏轻偏重,还与脾胃的功能即中气的强弱有着密切的关系,也就是说病程中湿热的偏盛,还可因脾胃阳气的盛衰强弱而转化。薛生白云:"中气实则病在阳明,中气虚则病在太阴。"就是指素体中阳比较旺盛的人,邪入中焦易从热化而病变偏于阳明胃,发为热重湿轻;素体中焦阳气较为虚弱的人,则侵入的病邪易从湿化而病变偏于太阴脾,发为湿重热轻。若中阳之盛衰无明显偏颇,则大多发为湿热并重之证。

3. 湿热可蒙上流下,弥漫内外

湿热之邪郁蒸气分,虽然以中焦脾胃病变为主,但因湿邪还有蒙上流下的特性,故病程中尚能弥漫三焦,涉及其他脏腑,出现较为复杂的病证。如湿热蒸腾,蒙蔽于上,清窍壅塞,可引起神志昏昧;如湿邪困阻肠道,气机不利,传导失司,可致大便不通;如湿热下注小肠,蕴结膀胱,则可致小便不利;如湿热蕴毒,内聚肝胆,疏泄不利,则可致身目发黄;如湿热外蒸肌腠,则可发生白痦等。

4. 湿热郁蒸,易于化燥

湿温病湿热郁蒸虽然证候演变有卫气营血的不同,但病变主要集中在气分阶段。若气分湿热郁蒸不解,湿邪消失而热势鸱张,则可表现为但热无湿的全身证候,被称为湿邪"燥化"。气分湿邪化燥化火,既可导致热盛津伤、阳明腑实等病证,也可因热邪内逼营血、内陷厥阴,出现神昏谵语、斑疹、出血、动风发痉等重症,本病尤以热邪损伤肠络、迫血外溢而致的大便下血为多见,严重者常因下血过多,气随血脱而危及生命。

5. 后期主要为脾胃受损,湿热既可化燥伤阴,也可湿胜伤阳

湿温病后期阶段,湿热郁久,损伤脾胃,湿热虽去,但常常出现胃气未醒,脾虚不运的病变,主要表现为脘部微闷,知饥不食等。在病变过程中,气分湿热郁蒸过久,还可出现耗伤津液和损伤阳气的征象。其中热偏盛者易伤津液,湿偏盛者易伤阳气。正如吴鞠通所说:"伤脾胃之阴者,十常八九,伤脾胃之阳者,十居一二。"若湿邪流于下焦,湿胜阳微,则可转化为寒湿。

湿温病理演变图:

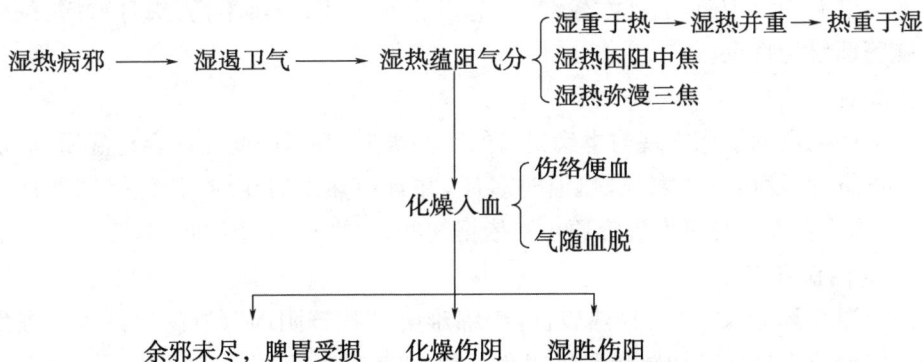

```
                                     ┌ 湿重于热 → 湿热并重 → 热重于湿
湿热病邪 ──→ 湿遏卫气 ──→ 湿热蕴阻气分 ┤ 湿热困阻中焦
                                     └ 湿热弥漫三焦
                              │
                              ↓
                                     ┌ 伤络便血
                          化燥入血 ┤
                                     └ 气随血脱
                              │
              ┌───────────────┼───────────────┐
              ↓               ↓               ↓
        余邪未尽,脾胃受损   化燥伤阴        湿胜伤阳
```

湿温的病理特点：

（1）起病较缓，传变较慢，病势缠绵，病程较长。

（2）病变重心为中焦脾胃，病邪也可弥漫三焦。

（3）病理演变虽有卫气营血的传变，但病变主要在气分。

（4）初起以湿中蕴热，邪遏卫气为主要病理变化。

（5）中期有邪在气分病理性质有湿重于热、湿热并重、热重于湿的不同，湿热化燥可深入营血。

（6）后期湿热消除，以胃气未醒，脾虚不运为主要病理改变，但湿热既可化燥伤阴，也可寒化伤阳。

三、诊断与鉴别诊断

（一）诊断依据

临床上诊断湿温，可依据发病季节、临床表现、传变特点等方面的内容加以确诊。

1. 发病季节以夏秋为多。特别是夏末秋初，雨湿较重之时，最为多见。

2. 起病较缓，初起症见恶寒发热，热势不扬，四肢酸楚，脉濡缓，继则热势渐升，持续难退，伴有头身重痛，胸闷脘痞，腹胀呕恶，舌苔厚腻。

3. 传变较慢，病势缠绵，湿热留恋气分阶段较长。病程中易见白痦，后期易出现大便下血等严重变化。

（二）鉴别诊断

本病主要应与暑温兼湿、疟疾、湿阻、内伤发热等疾病相鉴别。

1. 暑温兼湿

又称暑湿，性质亦属湿与热相夹。暑湿以暑热炽盛为主，发于夏暑之季，起病急骤，初起即见壮热、口渴、汗多、心烦、舌红苔黄、脉洪数、脘痞身重、苔薄腻等证候。湿温为湿中蕴热，起病较缓，初起以恶寒少汗，身热不扬、头身重痛、脘痞苔腻等证候为特点。

2. 疟疾

某些疟疾的临床表现与本病初起的一些类型相似，因此往往容易混淆，但疟疾发病急骤，发热前伴寒战，热退时多汗，并且寒热发有定时，往往呈周期性发作，外周及骨髓涂片可发现疟原虫。依据这些，不难与本病鉴别。

3. 内伤发热

湿温病程较长，午后身热较甚，缠绵难解，"状若阴虚"，故易误诊为阴虚发热。但湿温为夏末秋初感受湿热病邪而发，初起有表证，并伴有身重、胸脘痞闷、苔腻脉濡等湿热郁阻之证候。而阴虚发热为内伤杂病,四季皆可见到,无表证过程,虽有午后低热,但多呈间断发生,并有咽干口燥,五心烦热,盗汗,舌红少苔,或干咳少痰,脉细数等阴虚火旺见症。

四、辨证论治

(一) 辨证要点

本病属湿热病邪为患,所以临床辨证应以湿热致病的基本特性为重点,在区分湿与热轻重程度的基础上,辨明其病变的主要部位和卫气营血的浅深层次,并注意审察湿热病邪伤阴、伤阳的情况,以采取不同的治疗方法。

1. 辨湿与热的轻重程度

湿温由湿热病邪引起,因此在本病治疗之前,首先要辨别清楚湿与热的偏轻偏重,这对于把握其主要病机,确定正确的治疗大法,具有十分重要的临床意义。湿为阴邪,热为阳邪,一般湿重者中阳偏衰,热重者中阳偏旺,可见有不同的证候表现。湿重热轻者,临床多见热势不扬,朝轻暮重,汗少而黏,头身困重,口淡无味,渴不欲饮,大便溏泄,小便浑浊,苔白腻或白滑,脉濡缓。湿热并重者,临床多见发热汗出不解,口渴不欲多饮,脘痞呕恶,心中烦闷,便溏色黄,小便短赤,苔黄腻,脉濡数。热重湿轻者,临床表现为热势较高,汗出不解,面垢微红,大便不畅或下利黏垢,秽臭难近,小便短赤,渴不多饮,口苦黏腻,苔黄腻或黄浊,舌质红,脉濡数或滑数。总之,湿重热轻者,常见于素体脾虚,中阳不足之人,多表现为湿邪蕴脾,困阻清阳的证候,热象较轻;热重湿轻者,常见于素体中阳偏旺之人,多表现为阳明热盛伤津的证候,而湿象较轻;湿热并重者,则大多是介于两者之间的患者,既有湿邪困脾之证,又有热盛于里之证。此外,在辨别湿与热偏轻偏重之时,舌苔的变化往往能够较为直观地反映湿与热的轻重程度,因此,辨析时应仔细观察病人舌苔的厚薄、燥腻、黄白色泽等变化。

2. 辨湿热所犯部位

湿温虽以脾胃为病变中心,但湿邪有蒙上流下的特点,因而临床辨证施治之际,必须辨清湿热所属的三焦部位,以制定相应的治疗大法。偏于上焦者,多以头痛恶寒,身热不扬,身重肢倦或神志昏昧为特点,伴有胸闷痞满,面色淡黄,口不渴,苔白腻,脉濡缓等证候。偏于中焦者,多以脘腹痞胀,恶心呕吐,或知饥不食,或便秘,或腹泻为特点,伴有发热,心中烦闷,苔腻等。偏于下焦者,则以小便不利,或小便不通为特点,伴有热蒸头胀,或腹满、下利黏垢等。

3. 辨卫气营血的浅深层次

湿温与其他温病一样,亦有卫气营血浅深层次之分,但由于湿热病邪有"内外相引"的特点,所以本病初起时,往往表现为卫气同病,湿邪偏盛。待湿邪化热,表解而邪留气分,此时湿与热邪蕴结蒸腾,胶合难解,以至病邪久久稽留于气分不解,致使本病的气分阶段最长,证候亦最复杂。当湿热之邪化燥伤阴,病邪亦可进一步侵入营血,其营血阶段的辨证与其他温病相同。

4. 辨湿热之伤阴伤阳

在湿温病的整个病变过程中,其性质大多以邪实为主,后期可出现邪退正虚之象。具体来说,本病所出现的正虚,既有湿热化燥化火损伤阴液之证,又有湿邪损伤阳气之证,临证亦当细察详辨。其中对于伤阳之变尤当警惕。气分湿邪燥化,可见热盛津伤、阳明腑实等病证。由于湿邪燥化往往是逐渐转化的过程,故应注意在邪热亢盛之时,有时仍可能有余湿未尽的表现。在疾病过程中,有些患者可因气分湿郁过久,阳气受损而出现"湿盛阳微"的现象,病情往往由实证骤然转化为虚证,可出现身热骤降,面色苍白,神情委顿,汗泄不止,脉象细微等严重证候。

(二)治则治法

针对本病感受湿热病邪这一致病主因,在治疗上应以祛湿清热为基本原则。由于湿热病邪具有湿与热的两重性质,所以湿、热必须兼治。吴鞠通在《温病条辨·中焦六十二》中说:"徒清热则湿不退,徒祛湿则热愈炽",强调了清热化湿同用的必要性。在具体运用时,应根据病程的阶段及湿热的轻重、病变的主要部位采用相应的治疗方法。一般来说,初起卫气同病,湿邪偏盛,宜芳化之品宣透表里之湿。中期湿热蕴蒸气分,湿邪偏重者,治以化湿为主,稍佐泄热,使湿去而热孤;热邪偏重者,则以清热为主,兼以化湿;湿热俱甚者,则应清热化湿并重。由于湿邪侵袭人体有在上焦、在中焦、在下焦之分,甚至可出现湿热弥漫三焦的病变,因此,临床运用化湿之法,常须结合病位重心而选择不同方药。如病位偏于上焦者,多注重芳香宣化,尤其是宣通肺气,使其气机宣畅,气化则湿亦化;如病位偏于中焦,治以运中化湿为主,使中阳得展而湿浊得祛;如湿邪流注下焦,泌别失司,治当淡渗利湿,使邪从小便而出,湿有去路则易除。正如凌嘉六所说:"湿热须究三焦分理,其治法不外乎上宣肺气,中运脾阳,下通膀胱为主。"还须指出,尽管三焦有上、中、下之分,但三者之间并非截然分开,而是相互影响,因而治疗用药亦常配合使用,以取得更好的疗效。病程中如果湿热之邪完全化燥化火,则治疗与一般温病相同,如热炽阳明气分,治以清热生津;腑实燥结,治以通腑泻热;热入营血,损伤肠道血络而致大便下血,治宜凉血止血。如因下血过多而导致气随血脱时,又当急予补气固脱之品,待脱回血止,再按病机变化辨证施治。本病恢复期阶段,余邪未净,脾胃气机未畅者,治宜清泄余邪、宣畅气机;若病邪已解而胃气未醒或脾运不健时,则须根据具体情况投以醒胃健脾之品以调理善后。

（三）初起治禁

本病初起忌用辛温发汗、苦寒攻下、滋养阴液之法,吴鞠通对此提出湿温"三禁",即禁汗、禁下、禁润。认为"汗之则神昏耳聋,甚则目瞑不欲言,下之则洞泄,润之则病深不解",就是说若见恶寒少汗、头痛身重等症,误作伤寒而辛温发汗,则可因发汗太过,心气受伤,并且助热动湿导致湿热乘虚而蒙蔽清窍,产生神昏耳聋之变;若见胸闷脘痞误作积滞而苦寒攻下,则因中阳受损,脾气下陷,湿热乘虚内渍,而造成洞泄不止;如见午后身热较甚,以为阴虚而误用滋阴,则可因药性滋润腻滞导致湿邪滞着不化,造成病情迁延难愈。所以,在湿温病初期,汗、下、润均应禁忌。

（四）证治分型

1. 湿重于热证治

（1）湿遏卫气

【临床表现】恶寒少汗,头痛如裹,身重肢倦,身热不扬,午后热甚,胸闷脘痞,面色淡黄,口不渴,苔白腻,脉濡缓。

【病机分析】本证见于湿温初起,为卫气同病,内外合邪之候,既有湿热外遏肌腠之卫表见症,又有湿郁气分脾失健运之里证。湿遏卫阳,腠理疏泄失常,故恶寒少汗;湿阻清阳,故头痛如裹;湿困肌表,故身重肢倦;热处湿中,热为湿遏,故身虽热而其势不扬,且午后身热较显;湿阻气分,气机失宣,故胸闷脘痞;面色淡黄,口不渴,苔白腻,脉濡缓等,均为湿邪偏重之象。

本证发热恶寒,头痛少汗,类似风寒表证,但见脉不浮紧而濡缓,项不强痛,且有胸闷脘痞,苔白腻等湿郁征象,据此可作出鉴别。本证胸膈痞满,与食滞相似,但无嗳腐食臭现象,则亦可鉴别。本证午后热甚,与阴虚潮热有些类似,但无五心烦热,颧红盗汗,舌红少苔之阴虚内热见症,故也不难鉴别。

【治疗方法】芳香辛散,宣气化湿。

本证为湿热之邪外遏卫表、内阻气机的卫气同病之证,故治疗宜用芳香宣透之剂宣化表里之湿。

【代表方剂】湿邪郁表,表湿明显者,用藿朴夏苓汤;如湿渐化热者,用三仁汤。

藿朴夏苓汤（《医原》）

藿香 6g,半夏 5g,赤苓 9g,杏仁 9g,生苡仁 12g,蔻仁 2g,猪苓 5g,泽泻 5g,淡豆豉 9g,厚朴 3g,水煎服。

方中藿香芳香化湿兼以宣透,合以淡豆豉加强宣表透邪之效;杏仁宣开肺气,气化则湿邪易化;厚朴、半夏、蔻仁燥湿化浊,疏利气机;生苡仁、猪苓、赤苓、泽泻淡渗利湿。全方上中下三焦同治,可使表里之湿内外分解。

三仁汤(《温病条辨》)

杏仁 15g,飞滑石 18g,白通草 6g,白蔻仁 6g,竹叶 6g,厚朴 6g,生薏仁 18g,半夏 15g,水煎服。

甘澜水八碗,煮取三碗,每服一碗,日三服。

本方用杏仁宣开上焦肺气;白蔻仁、厚朴、半夏芳香化浊、燥湿理气;生苡仁、滑石、通草淡渗利湿;合用竹叶轻清宣透郁热。本方具有开上、宣中、渗下的作用。

【临床运用】 藿朴夏苓汤和三仁汤两方组成相似,均有开上、运中、渗下的作用,能够宣化表里之湿,所以都适用于湿温初起湿遏卫气,表里合邪之证。但藿朴夏苓汤用豆豉配藿香疏表透邪,用生苡仁、猪苓、泽泻淡渗利湿,故芳化及渗湿作用较强,适用于湿邪较重,热象不显,表证较著者;三仁汤用竹叶、滑石、通草泄热利湿,故更适用于湿中蕴热者。

临床如见表闭较重而恶寒、无汗者,可酌情加入苍术、葛根、防风疏表散湿;如表湿较重,可加入佩兰、大豆卷增强化湿之功;因湿热干肺而咳嗽气急、胸闷者,可加桑皮、枇杷叶宣开肺气。

(2)邪阻膜原

【临床表现】 寒热往来如疟状,寒甚热微,身痛有汗,手足沉重,呕逆胀满,舌苔白厚腻浊,或如积粉,脉缓。

【病机分析】 本证为湿热秽浊之邪郁伏膜原、阻遏阳气所致。膜原亦属半表半里,即薛生白所说:其"外通肌肉,内近胃腑,即三焦之门户,实一身之半表里也"。湿热之邪由口鼻直趋中道,故病多归膜原。病邪郁伏膜原,阻遏阳气不能布达肌表则恶寒;阳气渐积,郁极而通,阳气得以伸展则恶寒消失而发热汗出。阳气郁伸交替起伏,故寒热往来交替出现。由于湿浊偏重,阳气受郁较重,故恶寒甚而身热微。湿浊停着肌肉经络,则见手足沉重,身体疼痛。湿浊中阻,气机失调,胃气上逆,则呕逆胀满。湿浊壅盛故见舌苔白厚腻浊,或如积粉等征象。

【治疗方法】 疏利透达膜原湿浊。

【代表方剂】 达原饮或雷氏宣透膜原法

达原饮(《温疫论》)

槟榔 6g,厚朴 3g,草果仁 2g,知母 3g,芍药 3g,黄芩 3g,甘草 1.5g,水煎服。

上用水二盅,煎八分,午后温服。

方中槟榔、厚朴、草果直达膜原,破戾气所结,除盘踞膜原之伏邪。配知母滋阴清热,白芍敛阴和血,黄芩清燥热,甘草和中。全方共奏疏利透达膜原湿浊之功。

雷氏宣透膜原法(《时病论》)

厚朴 3g(姜制),槟榔 4.5g,草果仁 2.5g(煨),黄芩 3g(酒炒),粉甘草 1.5g,藿香叶 3g,半夏 4.5g(姜制),加生姜二片为引,水煎服。

本方是在达原饮基础上化裁而成,即达原饮去酸敛滋润之白芍、知母,加化湿浊之半夏、藿香。其方中厚朴、槟榔、草果辛烈温燥,直达膜原,开泄透达膜原湿浊;辅藿香、半夏芳香理气,化湿除秽;佐黄芩清湿中蕴热;甘草和中。另以生姜为引,目的在于和胃降逆、宣通气机,以利湿浊透化。

【临床运用】本证湿浊郁结较甚,病位亦较深,一般化湿之剂难以取效,须投以疏利透达之剂,以开达膜原湿浊,其遏伏之热邪方能透解。达原饮和雷氏宣透膜原法药力均较峻猛,且药性偏于温燥,临床运用时必须辨证准确,并应注意中病即止,一旦湿开热透,热势转盛,即应转手清化,慎勿过剂使用,以免助热劫津而酿生他变。

达原饮在运用时可作适当加减,如兼头项痛,或鼻干、胁痛等,为膜原伏邪淫于三阳经,可分别加入羌活或葛根、柴胡;如舌苔从根变黄,渐及中央,且有腹满便秘等,为邪从膜原渐传胃腑,可加入大黄导邪下行。

湿浊较重者,可配合藿香针剂肌内注射,每日 3 次,每次 2ml。

（3）湿困中焦

【临床表现】身热不扬,脘痞腹胀,恶心呕吐,口不渴或渴不欲饮或渴喜热饮,大便溏泄,小便浑浊,苔白腻,脉濡缓。

【病机分析】本证为湿邪偏盛困阻中焦,脾胃升降失司所致。多因湿热病邪犯于中焦而形成,每从湿遏卫气证发展而来。由于湿浊偏盛,热为湿遏,故见身热不扬;脾受湿困,气机阻滞,运化失司,则见脘痞腹胀、恶心呕吐;湿邪阻遏,清阳不升,津液不能输布于上,则口不渴,或渴不欲饮或渴喜热饮;湿邪下趋,泌别失职,则见小便浑浊。苔白腻,脉濡缓,均为湿邪偏重之象。

【治疗方法】燥湿化浊。

【代表方剂】雷氏芳香化浊法(《时病论》)

藿香叶 3g,佩兰叶 3g,广陈皮 4.5g,制半夏 5g,大腹皮 3g(酒洗),厚朴 3g(姜汁炒),加鲜荷叶 9g 为引,水煎服。

本方用藿香、佩兰芳化湿浊;用陈皮、半夏、厚朴、大腹皮燥湿理气和中;佐以鲜荷叶透热升清化浊。全方具有芳香化浊,燥湿理气的功效。

【临床运用】若兼有食滞不化而大便不爽者,可加神曲、麦芽消食助运;若因中焦湿盛而大便溏泄者,可加苍术燥化脾湿;若见舌苔微黄,有化热之象者,可加茯苓皮、滑石利湿泄热。

本证系湿中蕴热,湿象偏重,故治疗宜温运化湿为主,不可早投寒凉之剂,以免气机郁闭,湿浊难化。正如章虚谷所说:"三焦升降之气,由脾鼓运,中焦和则上下气顺,脾气弱则湿自内生,湿盛而脾不健运,浊湿不行,自觉闷极,虽有热邪,其内湿盛,而舌苔不燥,当先开泄其湿,而后清热,不可投寒凉,以闭其湿也。"

(4) 湿浊上蒙,泌别失职

【临床表现】热蒸头胀,呕逆神迷,小便不通,渴不多饮,舌苔白腻。

【病机分析】本证系中焦湿浊久困不解,出现上蒙清窍、下流膀胱的病理变化,致使清窍蒙蔽、泌别失职而成。湿热郁蒸,浊邪阻遏清阳,则见热蒸头胀;湿浊上逆,胃失和降,则见呕逆;湿浊上蒙,清窍壅滞,则见神迷;湿浊留于下焦,泌别失职,膀胱气化不利,则见小便不通。渴不多饮,舌苔白腻,皆为湿热郁蒸之象。本证的病机关键是湿热浊邪阻于下焦膀胱,导致泌别失职,小便不通;小便不通则湿浊无外泄之路,浊不外泄,则易致上蒙之变。

【治疗方法】先予芳香开窍,继进淡渗利湿。

【代表方剂】芳香开窍用苏合香丸,淡渗利湿用茯苓皮汤。

苏合香丸(《太平惠民和剂局方》)

白术、青木香、乌犀屑、白附子(炒去毛)、朱砂、诃黎勒、白檀香、安息香(别为末,用无灰酒一升熬膏)、沉香、麝香(研)、丁香、荜拔各二两、龙脑(研)、苏合香油(入安息香膏内)、薰陆香(即沉香别研)各一两。

上药除苏合香油外,均研成极细粉末和匀,然后将苏合香油用白蜜适量(微温)调匀拌入药粉内,加炼蜜制成药丸。

茯苓皮汤(《温病条辨》)

茯苓皮 15g,生薏仁 15g,猪苓 9g,大腹皮 9g,白通草 9g,淡竹叶 6g。

水八杯,煮取三杯,分三次服。

苏合香丸具有芳香宣通、开窍醒神的作用,是芳香开窍的代表方剂,用于湿浊蒙蔽、清窍阻塞所致的神迷不清甚为合适。

茯苓皮汤为淡渗分利湿邪的常用方,其中用猪苓、茯苓皮、生薏仁、通草、淡竹叶淡渗利湿,兼以清热,使湿邪从小便而去;佐以大腹皮理气化湿,加强利湿化浊之效。

本证属湿温中的急重证之一,应正确果断地进行救治。浊闭清窍,神志昏迷,病情危急,故先予芳香开窍之剂以急开窍闭;继而再进利湿之剂以泄湿浊。

【临床运用】若湿浊化毒入侵于血,导致瘀毒相结,可加牛膝、琥珀、茺蔚子、五灵脂等活血化瘀;若湿阻肠道大便不通,或湿浊上逆犯肺痰涌喘急者,可加大黄、芒硝通利大肠,以促进膀胱气化功能的恢复。

本法主要用于湿浊上蒙,泌别失职之证,若因温邪灼伤阴液而兼有热入心包,症见小便不利、短少,甚则不通而伴见神识昏迷者,则不宜使用。

(5)湿阻肠道,传导失司

【临床表现】少腹硬满,大便不通,神识如蒙,苔垢腻。

【病机分析】本证的主要病机是湿热浊邪郁结肠道,气机痹阻,传导失司,故见少腹硬满,大便不通,舌苔垢腻。若浊气上逆,则可见神识昏蒙。

【治疗方法】宣通气机,清化湿浊。

【代表方剂】宣清导浊汤(《温病条辨》)

猪苓 15g,茯苓 15g,寒水石 18g,晚蚕砂 12g,皂荚子 9g。

水五杯,煮成二杯,分两次服,以大便通畅为度。

本方用晚蚕砂清化湿浊;皂荚子化湿除秽,宣通气机;猪苓、茯苓、寒水石利湿泄热。浊化热清,气机宣通,则大便自可通畅,诸症皆可缓解。

【临床运用】若肠腑湿浊较甚,少腹胀满拘急者,可加杏仁、瓜蒌实、槟榔等肃肺气以畅腑气;若神志昏蒙较甚,可加服苏合香丸开窍醒神。

本证大便不通非热结肠道所致,故不可用苦寒攻下,临证必须注意与阳明腑实证加以鉴别。本证腹满多无按痛,舌苔垢腻,而阳明腑实证则有腹部的按痛,苔多黄厚而焦燥,可以此为辨。

2. 湿热并重证治

(1)湿热蕴毒

【临床表现】发热口渴,胸痞腹胀,肢酸倦怠,咽喉肿痛,小便黄赤,或身目发黄,苔黄而腻,脉滑数。

【病机分析】本证为湿热郁蒸气分,蕴酿生毒所致。湿热俱盛蒸腾于内,损伤津液,则见发热口渴;湿热困阻中焦,气机郁滞,则见胸痞腹胀,肢酸倦怠;热毒上壅,则咽喉肿痛。湿热下蕴,则小便黄赤;若湿热交蒸,内蕴肝胆,肝胆疏泄失常,胆汁外溢,则见身目发黄。苔黄腻、脉滑数,均为湿热蕴阻的征象。

【治疗方法】清热化湿,解毒利咽。

【代表方剂】甘露消毒丹(《温热经纬》)

飞滑石十五两,绵茵陈十一两,淡黄芩十两,石菖蒲六两,川贝母、木通各五两,藿香、射干、连翘、薄荷、蔻仁各四两。

各药晒燥,生研极细(见火则药性变热),每服三钱,开水调服,日二次。或以

181

神曲糊丸,如弹子大,开水化服亦可。临床上也可以减少各药剂量,改为煎剂内服。

本方由叶天士创制,是治疗湿热蕴毒的代表方剂。王孟英称其为"治湿温时疫之主方。"认为只要湿温疫疠之病邪尚在气分者,悉以此丹治之立效。方中用黄芩、连翘、薄荷清热透邪;射干、贝母解毒散结,利咽消肿;藿香、蔻仁、石菖蒲芳香化浊,宣上畅中;茵陈、滑石、木通渗利湿热以导邪下行。

【临床运用】湿热蕴毒,咽喉肿痛明显者,可加僵蚕、牛蒡子、板蓝根利咽解毒。胁痛较为明显者,可加蒲公英、延胡索、郁金、赤芍清泄热毒,理气止痛。热郁较盛者,可加黄连、山栀等清解郁热,亦可用鱼腥草注射液或双黄连注射液加入静脉输液中滴注。

黄疸较重者,可加山栀、茯苓、黄柏清热利湿。

(2)湿热中阻

【临床表现】发热汗出不解,口渴不欲多饮,脘痞呕恶,心中烦闷,便溏色黄,小便短赤,苔黄腻,脉濡数。

【病机分析】本证为湿热交蒸,郁阻中焦脾胃之证,多见于湿温病湿邪逐渐化热的过程中。里热渐盛,则见发热汗出,因热为湿阻,不易骤去,故发热不为汗解;热盛伤津,则见口渴,小便短赤,但因有湿邪内留,故渴而不欲多饮;湿热中阻,脾胃气机郁滞不畅,故脘痞呕恶;邪热内郁则心烦,湿邪阻滞故郁闷;脾失升运,湿浊下迫,则大便溏薄。苔黄腻,脉濡数,皆为湿热俱盛的征象。

【治疗方法】辛开苦降、清化湿热。

【代表方剂】王氏连朴饮(《霍乱论》)

川连 3g(姜汁炒),制厚朴 6g,石菖蒲 3g,制半夏 3g,香豉(炒)9g,炒山栀 9g,芦根 60g,水煎,温服。

本证的病机重点是湿热交蒸于中焦脾胃,徒清热则易碍湿,徒化湿则易助热,故治疗上不可偏执,必须两者兼顾。本方以黄连、山栀清泄里热,厚朴、半夏燥湿化浊,淡豆豉配合山栀清宣郁热,菖蒲芳香化浊,芦根清利湿热,生津止渴。诸药相合,共奏清化湿热之效。

【临床运用】湿热较重者,可酌加黄芩、滑石、通草、猪苓,以增强清热利湿之效。若湿热内阻,上焦气机痹阻者,可加杏仁、郁金宣通肺气,流气化湿。若下焦湿热蕴阻亦甚者,可加滑石、通草等淡渗之品分利湿邪。湿热郁蒸肌腠,外发白痦者,可加竹叶、薏苡仁透热渗湿。呕吐较甚者,可加姜汁、竹茹降逆止呕。

(3)湿热酿痰,蒙蔽心包

【临床表现】身热不退,朝轻暮重,神识昏蒙,似清似昧,或时清时昧,时或谵语,舌苔黄腻,脉濡滑而数。

【病机分析】本证为气分湿热酿蒸成痰,痰浊蒙蔽心包络所致。气分湿热郁蒸,故身热不退,朝轻暮重;心包为湿热痰浊所蒙,心神受扰,故神识昏蒙,似清似昧或时清时昧等;舌苔黄腻、脉濡滑数均为湿热蕴蒸气分的征象。

本证的神志异常,与热入营血内闭心包之神昏谵语甚或昏聩不语之证有别,后者热入营血,心神为热邪逼扰而神昏谵妄,兼见灼热肢厥,舌质红绛;亦与阳明腑实引起的昏谵伴见腹满痛、便秘、苔黄厚焦燥者不同,应注意鉴别。

【治疗方法】清热化湿,豁痰开窍。

【代表方剂】菖蒲郁金汤合苏合香丸或至宝丹

菖蒲郁金汤(《温病全书》)

石菖蒲 9g,广郁金 6g,炒山栀 9g,青连翘 6g,细木通 4.5g,鲜竹叶 9g,粉丹皮 9g,淡竹沥 15g,灯心草 2g,紫金片(即玉枢丹)1.5g,水煎服。

苏合香丸(方见前)。

至宝丹(方见风温章)。

菖蒲郁金汤以菖蒲、郁金、竹沥、紫金片等化湿豁痰、开窍苏神;用山栀、丹皮、连翘、竹叶清泄湿中之蕴热;木通、灯心草导湿热下行,适用于气分湿热郁蒸,酿痰蒙蔽心包之证。

若痰热较重,邪热炽盛者,可加服至宝丹,以清心化痰开窍;若湿浊偏盛而热势不著者,可送服苏合香丸化湿辟秽、芳香开窍。

【临床运用】痰热较重者,可酌加竹叶、竹茹、天竺黄以清热化痰。病情较重者,除口服用药外,可配合使用醒脑静注射液,加入静脉输液中静滴或肌注。

3. 热重于湿证治

【临床表现】壮热汗出,面赤气粗,口渴欲饮,脘痞身重,苔黄微腻,脉滑数。

【病机分析】本证为湿邪逐渐化热,阳明热炽,兼太阴脾湿未化而成热重湿轻之候,多见于湿温病湿邪化燥过程中。热邪亢炽,盛于阳明,则见壮热汗出,面赤气粗,口渴欲饮;未化之湿邪,困阻太阴脾经,则见身重脘痞;苔黄微腻,脉滑数皆为热重于湿之象。总之,本证以阳明热盛为主,兼太阴脾湿未化。

【治疗方法】清气泄热,兼化脾湿。

【代表方剂】白虎加苍术汤(方见暑温章)

本方以白虎汤清泄阳明之热,以苍术燥太阴脾湿。

【临床运用】兼气滞腹满者,可加厚朴理气消胀;兼呕逆者,可加半夏、竹茹降逆止呕;若肢体酸楚,可加桑枝、秦艽等清化湿热,通络止痛;若热郁化火而津伤不甚者,可加黄连、黄芩等苦寒泻火。此外,还可酌情配用薏苡仁或新鲜芦根煎汤代茶,以利湿邪下行。

4. 化燥入血证治

(1) 伤络便血

【临床表现】灼热烦躁,便下鲜血,舌质红绛。

【病机分析】本证系湿热久郁不解,化燥化火,侵入血分,损伤肠络,迫血下行所致,多见于湿温病热势炽盛之时。因湿温病以脾胃为病变中心,故极易损伤肠络而致便下鲜血。同时,由于血分热毒炽盛,营阴受损,故可见灼热烦躁,舌质红绛等症状,这是湿热化燥,深入血分的标志。

【治疗方法】凉血解毒止血。

【代表方剂】犀角地黄汤(方见春温章)

【临床运用】本证病势危急,应及时投以凉血解毒之剂以救治。正如薛生白所说:"大进凉血解毒之剂,以救阴而泄邪,邪解而血自止矣。"应用犀角地黄汤进行治疗,正是取其凉血清热解毒之功,以达止血之目的。临床运用时可适当加入紫珠草、地榆炭、侧柏炭、茜草根等以助止血的效果。若兼灼热不已,烦躁不安,小便短赤,可加山栀仁、醋炒大黄、黄连等清泄热毒;若兼腹痛,可重用白芍缓急止痛;若兼神昏狂躁,舌黑短缩,皮肤斑点紫黑,可加入穿山甲、人中黄、桃仁、丹参、紫珠草,并送服安宫牛黄丸,以清热化瘀、开窍醒神。

病情较重,出血较多者,可加用三七粉或云南白药口服。

(2) 气随血脱

【临床表现】便血不止,面色苍白,汗出肢冷,舌淡无华,脉象微细。

【病机分析】本证多由上证发展而来。因气为血之帅,血为气之母,气摄血,血载气,肠络受损,下血过多,则气随血脱。气脱不能摄血,则便血不止;血脱则气失所附,故阳气暴脱于外而见面色苍白,汗出肢冷,脉象细微等虚脱的表现。

【治疗方法】先急用益气固脱法以治虚脱,待元气回复,虚脱危象解除之后,再予温阳健脾,养血止血之法。

【代表方剂】独参汤(《十药神书》)

人参二两(去芦)。

每服水二盏,枣五枚,煎一盏,细呷之。

本证病势危急凶险,常因气脱阳亡而毙于顷刻,故首当益气固脱,急用人参煎汤频频送服,目的在于大补元气,气复血摄,便血即可控制。

黄土汤(《金匮要略》)

甘草、干地黄、白术、附子(炮)、阿胶、黄芩各 10g,灶中黄土 50g,水煎服。

元气回复,危象解除后,应再根据具体病情,随证施治。一般而言,此时多见脾胃虚寒,阴血亏虚之象,症见面色苍白,四肢欠温,倦怠乏力,仍有少量便血,舌淡无华,脉虚无力等。治宜温补脾肾,养血止血,可用黄土汤。脾统血,脾健则能统血而血渐止。故本方以白术、黄土、附子温阳健脾;阿胶、地黄滋阴养血;黄芩苦寒坚阴,清肠道余热,且防术、附之过于燥热;甘草调和诸药,兼以益气。本方寒热并用,润燥共济,阴阳两调,扶阳而不伤阴,益阴而不损阳,故能收到气复血止,阴生阳长之效。

【临床运用】本证病势危急凶险,救治不当,常致气脱阳亡。故治疗首当益气固脱,然后再予温阳健脾,养血止血,即所谓"有形之血不能速生,无形之气所当急固"。独参汤以用野山参为佳,亦可用四逆加人参汤,并须频频送服,直至阳气回复为止。

气随血脱病情较重者,可配合使用生脉注射液,每次 30～50ml 加入静脉输液中静滴。气脱阳亡者,可急用参麦注射液加入静脉输液中静滴,甚者可用参附注射液静脉滴注。治疗中应令患者静卧休息,消除其恐惧感,对治疗亦有一定帮助。

出血量多并伴见血压下降,心悸心慌,脉细数者,要注意失血性休克,必要时应中西医结合救治。

5. 余邪未净,脾胃受损

【临床表现】身热已退,脘中微闷,知饥不食,苔薄腻。

【病机分析】本证见于湿温病的恢复期,因热势已退,故一般不发热,唯余邪蒙绕,胃气不舒,脾气未醒,故觉脘中微闷,知饥不食。苔薄腻为余湿未净的征象。

【治疗方法】轻清芳化,涤除余邪。

【代表方剂】薛氏五叶芦根汤(《温热经纬》)

藿香 6g,薄荷叶 4g,鲜荷叶 10g,枇杷叶 8g,佩兰叶 6g,芦根 18g,冬瓜仁 10g,水煎服。

本证邪热已衰,但正气尚未恢复,故只宜轻清宣化,不可再滥施剋伐,正如薛生白所说:"此湿热已解,余邪蒙蔽清阳,胃气不舒,宜用极轻清之品,以宣上焦阳气。若投味重之剂,是与病情不相涉矣。"方中用藿香叶、佩兰叶、鲜荷叶芳香化湿,醒脾舒胃;用薄荷叶、枇杷叶轻清透泄余热,芦根、冬瓜仁清利余湿。全方轻清灵动,为湿温恢复期热退而余湿未净之良方。

【临床运用】若因余湿较甚而致困倦乏力,可酌加茅术、白茯苓化湿健脾;知饥不食,食入欲吐者,可加谷芽、山楂、厚朴花理气助运;若兼大便溏薄,食欲不振者,加白扁豆、薏苡仁、大豆黄卷健脾利湿。

185

五、护理预防

湿温患者的护理很重要,护理得当,能使病情很快控制,而护理不当,则会加剧病情的发展,甚至使病情恶化,出现变证。患者应卧床休息,饮食宜以流质为妥,以高热量、易消化、清淡为宜,不可进食质硬、有渣、油腻之物,以免诱发肠出血及肠穿孔。应密切注意患者的体温、脉搏、血压、腹部和大便的情况,以便及时发现并迅速治疗并发症。对高热患者,可给予物理降温,不宜用大量发汗退热剂,以免引起虚脱。

注意饮食卫生,防止病从口入。湿温的发病与季节、饮食密切相关。夏秋季节雨水较盛,气候炎热,食物极易变质,此时尤当注意饮食卫生,以防病从口入。饮食物必须新鲜、清淡、洁净,切勿过食生冷肥甘,甚至不洁食物,以保护脾胃运化功能,增强抵御湿热病邪入侵的能力。

及时隔离患者,切断传播途径。肠道传染病中的伤寒、副伤寒,在发病及临床表现等方面均与湿温相似,因其系病人和带菌者的粪、尿等排泄物污染了水源和食物而引起,甚至可引起大流行,所以及时发现、隔离患者及带菌者,对被污染的物品和患者的排泄物进行消毒,注意切断病菌的传播途径,也是十分重要的预防措施。

重视药物预防,增强免疫功能。对于伤寒流行区域的居民,应给予伤寒、副伤寒三联混合菌苗注射,以提高人群的免疫功能。另外,在流行季节,可口服中药来预防感染发病,常用药如藿香正气口服液、甘露消毒丹等。

186

第十二章 伏 暑

一、概述

伏暑是发于秋冬季节而临床见有暑湿或暑热内蕴证候的急性外感热病。其病候的特点是：发病初期与感冒相似，继而形似疟疾，但寒热多不规则，以后则恶寒消失而但发热，入夜热盛，至天明得汗则身热稍减，而胸腹灼热始终不除，大便可见溏而不爽，其色黄如酱。本病起病急骤，病势深重，而且缠绵难解。因其有暑湿见症，发病又有秋冬迟早的不同，有的发于秋季，有的发于冬季，故有"晚发"、"伏暑秋发"、"冬月伏暑"等名称。

（一）病名沿革

伏暑理论最早源于《黄帝内经》，虽未明确提出"伏暑"的名称，但已有暑邪伏而为病的记载，如《素问·生气通天论》说："夏伤于暑，秋必痎疟"，这与本病的病因、症状、发病季节等十分相似。至宋代，在《太平惠民和剂局方》一书中首先载有"伏暑"之名，但从其内容来看，所指系病因而非病名。最早将伏暑定为病名的，是明代方广的《丹溪心法附余》，其后王肯堂《证治准绳》又进一步明确指出："暑邪久伏而发者，名曰伏暑"，至此，伏暑病名始正式确立。到了清代，许多温病学家对伏暑的因、证、脉、治有了更加深入的研究，如周扬俊的《温热暑疫全书》、俞根初的《通俗伤寒论》、吴鞠通的《温病条辨》、吴坤安的《伤寒指掌》、陆子贤的《六因条辨》等书，都设专章讨论伏暑的发生发展及诊治规律，从而使伏暑在理论和治疗上渐臻完善。综合前人的论述，大多认为本病属于伏气温病范畴，如薛瘦吟说："伏气有二：伤寒伏气，即春温、夏热病也；伤暑伏气，即秋温、冬温也。"此处秋温、冬温，实指"伏暑秋发"、"冬月伏暑"，与新感温病中感燥邪而发于秋季的秋燥和感风热而发于冬季的冬温，名虽同而含义有别。

（二）伏暑与西医学疾病的关系

现代医学中的流行性出血热、散发性脑炎、钩端螺旋体病等，发于秋冬季节而见有上述临床特点者，可参考本病辨证施治。

二、病因病机

（一）病因与发病

伏暑的病因是暑湿病邪。夏月摄生不慎，感受暑邪，未即时发病，至深秋或冬月，复感当令时邪触动诱发而成伏暑。由于暑湿非秋冬当令邪气，所以根据本病的特征，将其归属于伏气温病的范畴。

感受暑湿病邪后是否发病，主要决定于人体正邪两方面的因素。根据邪正强弱之不同，有不病、即病、邪气隐伏过时而发或不发三种可能。若人体正气盛，邪气弱，不为外邪所伤，则不发病；若邪盛正虚，或正盛邪实，均可感邪即病；若邪气较微，而正气亦虚，邪微不足以致害，正虚不足以抗邪外出，则邪气伏藏于内不出现症状，大多不被人察觉。但随着时日的迁延，病邪不断耗伤正气，正邪双方的力量对比逐渐发生变化，甚至失去平衡，至秋冬复感时令之邪触动，则往往引起发病。可见，夏月感受暑湿病邪后之所以能在体内伏匿，并于秋冬始发，与人体正气不足和邪正双方的力量对比密切相关。正如吴鞠通在《温病条辨》中所说："长夏受暑，气壮者不受也；稍弱者，但头晕片刻，或半日而已；次则即病。其不即病而内舍于骨髓，外舍于分肉之间者，气虚者也。盖气虚不能传送暑邪外出，必待秋凉金气相搏而后出也。金气本所以退烦暑，金欲退之，而暑无所藏，故伏暑病发也。其有气虚甚者，虽金风亦不能击之使出，必待深秋大凉，初冬微寒相逼而出，故尤重也。"总之，病邪因气虚而侵入人体，隐伏不发，进而耗损正气，降低了人体的防御功能，待秋冬寒凉之气激发，便突然发动，这便是伏暑的发病原理。

（二）病机演变

暑湿易阻遏气机，所以本病以发于气分为多，但在阴虚阳盛之体，病邪则多舍于营分。如邵新甫说："认明暑湿二气，何者为重，再究其病实在营气何分。大凡六气伤人，因人而化，阴虚者火旺，邪归营分为多；阳虚者湿盛，邪伤气分为多。"因此本病的发病证型有邪在气分与邪在营分之别。发于气分者多暑湿性质显著，病势较轻，发于营分者暑热性质较突出，病势较重。故俞根初在《通俗伤寒论》中说："夏伤于暑，被湿所遏而蕴伏，至深秋霜降及立冬前后，为外寒搏动而触发。邪伏募原而在气分者，病轻而浅；邪舍于营而在血分者，病深而重。"前人还认为，本病病情的轻重，与发病的迟早有关。如吴鞠通《温病条辨》说："长夏受暑，过夏而发者，名曰伏暑。霜未降而发者少轻，霜已降而发者则重，冬日发者尤重。"本病不论发于气分或发于营分，均由当令时邪引动而发，故两种类型初起均兼有卫表证。病发于气分者，初起多见卫气同病。表证解除后，气分暑湿之邪每多郁阻少阳,出现形似疟疾的见症。如暑湿转入中焦脾胃,则表现为湿热交混或热重湿轻之证,其临床症状、病机及治疗与暑温兼湿及湿温大体相同,故吴鞠通《温病条辨》说:"伏暑、暑温、湿温,证本一源,前后互参,不可偏执。"即指三者在病机与证治方面有类似之处。如患者内有积滞,常致湿热与积滞胶结于胃肠,出现便溏不爽、胸腹灼热不除等症状。亦可因暑湿化燥化火而入营动血。病发于营分者,初起多见卫营同病,表证解除后,可发展为血分证、气营(血)两燔证,并可出现痰热瘀闭心包、热盛动风、斑疹外发等见症,其病机、发展趋势及证治与其他温病邪在营血分者大致相同。

伏暑病机演变图:

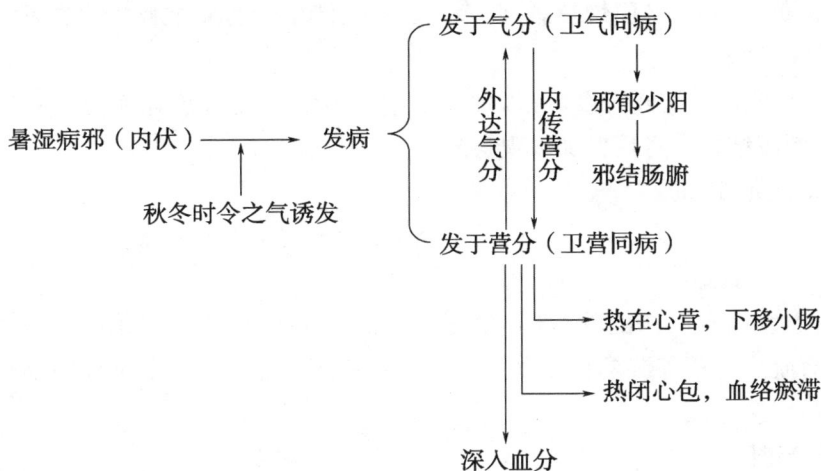

伏暑的病机要点

(1)发病急、病情重、病势缠绵。

(2)初起发于气分者多暑湿性质显著,病势较轻;发于营分者暑热性质较突出,病势较重。

(3)不论发于气分或发于营分,均由当令时邪引动而发,故两种类型初起均兼有卫表证。

(4)发于气分者表证解除后,气分暑湿之邪每多郁阻少阳,如患者内有积滞,常致湿热与积滞胶结于胃肠,如暑湿转入中焦脾胃,则表现为湿热交混或热重湿轻之证,暑湿化燥化火可入营动血。

(5)发于营分者表证解除后,可发展为血分证、气营(血)两燔证,并可出现痰热瘀闭心包、热盛动风、斑疹外发等。

三、诊断与鉴别诊断

（一）诊断依据

1. 发病季节在深秋或冬季。

2. 起病急骤，初起即见暑湿或暑热内伏的证候。发于气分者，起病即见高热、心烦、口渴、脘痞苔腻等；发于营分者，起病即见高热、心烦、舌绛少苔，甚至皮肤、黏膜出血而发斑等。两种类型均兼有恶寒等卫表证，但卫分见症较短暂，很快即可消失而呈现出一派里热证。

3. 病程中若见但热不寒，入夜尤甚，天明得汗稍减而胸腹灼热不除，兼大便不爽，色黄赤如酱，肛门灼热者，此多为湿热夹滞郁于胃肠之候。这也是本病的特征之一。

4. 湿热流连气分阶段，可以郁发白痦；若邪舍于营，热逼血分，亦可发斑。临床诊断应结合全身情况加以观察分析。

（二）鉴别诊断

本病应与发于夏、秋、冬季的暑温兼湿、湿温、冬温及疟疾等相鉴别。

1. 暑温兼湿

暑温发病有严格的季节性，多发于夏暑当令之时，初起以阳明气分热盛为主，兼有脘痞身重等湿邪内困的表现，极少有卫表见症。病变过程中易伤津耗气，尤易闭窍动风。

2. 湿温

湿温多发于夏末秋初，病变以脾胃为中心，病势多缠绵难解。初起以湿郁卫气分为特征，无显著的里热见症。

3. 疟疾

伏暑和疟疾均可见寒热往来之症，有一定相似之处。但疟疾汗出后诸症若失，一身轻松，且寒热往来具有周期性发作的特点。而伏暑却常见寒热起伏不定，发作无规律，汗后虽诸症均有所减轻，但胸腹灼热始终不除，可以此为辨。

四、辨证论治

（一）辨证要点

1. 辨明伏邪的性质

伏暑为伏气温病，初起即以伏邪外发为主要特征。由于本病的致病原因是暑湿病邪内伏，而暑湿又可化热为患，故临床有暑湿发于气分和暑热发于营分等不同表现。因此，本病辨证首当辨明伏邪的性质。若见高热、心烦、口渴、脘痞、舌红苔腻者,即为暑湿外发,并应进一步区别暑与湿的轻重以及其病理转归。若见高热、烦躁、口干不甚渴饮、舌绛苔少者,即为暑热外发。暑热之邪传变迅速,应注意分辨是否有入血动血、热瘀搏结、闭窍动风、伤阴耗气等病理变化。

2. 辨清伏邪的发病部位

伏邪久伏,暗耗正气,骤然外发,病势迅猛,往往很快损伤多个脏腑。尤其是热瘀搏结,脉络阻滞,气血津液环流不畅,再加之热迫血液外出,更致脏腑失养,甚至衰竭而发生阴阳气血外脱之候。故临床尤须见微知著,及时掌握脏腑气血阴阳的病变状况,以便采取相应的治疗措施。一般暑湿发于气分者,其病多在少阳胆腑或阳明胃肠;暑热发于营分者,其病多在心包、小肠,并波及肝、肾和全身脉络。应结合各自的临床特征进行分辨。

3. 辨别外邪的性质

伏暑的发病特点是新感引动伏邪,导致表里同病,初起不仅有暑湿或暑热内蕴之证,而且外必见有表证。深秋冬日,虽以风寒多见,但若气候反常,应寒反暖,亦可形成风热之邪,所以对患者感受外邪的寒热性质,亦须详加分辨。

(二)治则治法

根据本病初起表里同病的病机特点,治疗应以解表清里为基本原则。但因在里之邪有发于气分和发于营分之分,并且,在不同的病程阶段有着不同的病机变化,所以具体治法又有区别。初起若是气分兼表,则宜解表清暑化湿;若为营分兼表,则宜解表清营。如表邪已解,暑湿之邪郁于少阳气分,则治宜清泄少阳,分消湿热。如湿热夹滞胶结于肠腑,则当苦辛通降,导滞通便,以疏通郁热湿滞之邪。若暑湿化燥进入营血,出现邪闭心包,或热盛动血,或肝风内动等证,其治法治则与温病邪入营血分者相同。

(三)证治分型

1. 初发证治

(1)卫气同病

【临床表现】头痛,周身酸痛,恶寒发热,无汗或少汗,心烦口渴,小便短赤,脘痞,苔腻,脉濡数。

【病机分析】本证为伏暑初起发于气分,里有暑湿而外有表邪,表里同病之病候。时邪袭表,卫气郁闭,故见头痛,周身酸痛,恶寒发热,无汗或少汗;暑热内郁,故见心烦口渴,小便短赤;湿邪困阻气机,湿郁热蒸,则脘痞,苔腻,脉濡数。

本证与秋冬季节外感风寒而引起的伤寒、感冒均有卫表见症,初起有相似之处,但风寒在表者以恶寒发热、头痛无汗等表证为特点,无口渴、心烦、脘痞、苔腻等暑湿内郁之里证,此与伏暑既有表证又有里证有显著的差异。另外,本证与春温初起发于气分而兼有表证者,均为表里同病,在临床表现上有一定相似之处,亦应鉴别。其主要区别是里证不同,春温为郁热在里,而伏暑为暑湿内蕴,其次在发病季节上也不同,前者发于春季,本证则发于秋冬,可辨之。

【治疗方法】解表透邪,清暑化湿。

【代表方剂】银翘散(方见风温章)加杏仁、滑石、苡仁、通草。

黄连香薷饮(《类证活人书》)

香薷 9g,扁豆 10g,厚朴 6g,黄连 4g,水煎服。

本证外有表邪,内有暑湿,故治当辛散解表,清暑化湿,如外有风热表证者,用银翘散疏透表邪、轻清泄热,加杏仁宣开气机,以肺主一身之气,气化则湿亦易化;滑石清利暑湿;苡仁、通草淡渗利湿。如表寒闭郁卫气较甚,且口渴、心烦较显著者,可用黄连香薷饮。该方由三物饮加黄连而成,又称四物香薷饮。方中用香薷、厚朴、扁豆以解表散寒,涤暑化湿;黄连清热除烦。诸药配合可使表里之邪各得分解。

【临床运用】如胸闷较甚者,可加郁金、豆豉宣畅气机;湿阻气滞而脘痞泛恶甚者,可酌加半夏、陈皮等以理气开痞化湿;如湿邪在表,虽有汗而热不解者,可加藿香、佩兰化湿解表;如暑热内盛,心烦用黄连仍不除者,可再加寒水石、竹叶心等以清在里之郁热。若要加强化湿的作用,可用冬瓜汤或新鲜芦根煎汤代茶饮,使湿邪从小便而去。

(2) 卫营同病

【临床表现】发热微恶寒,头痛,少汗,口干不渴,心烦,舌赤少苔,脉浮细而数。

【病机分析】本证为伏暑发于营分,里有暑热而外兼表证之候。风热外袭,肺卫失宣,故见发热微恶寒,头痛,少汗;暑热燔灼心营,故见口干不渴,心烦,舌赤少苔;脉浮细而数,是营阴受损又兼表邪之征。

【治疗方法】辛凉透表,清营泄热。

【代表方剂】银翘散(方见风温章)加生地、丹皮、赤芍、麦冬。

本证为卫营同病,故用银翘散辛凉解表,以解卫分之邪;再加丹皮、赤芍凉营泄热;生地、麦冬清热养阴。诸药合用,共奏表里同治,解表凉营之效。

【临床运用】如阴液不足,汗源匮乏而致汗不出者,可加玉竹、玄参等生津增液以助汗源;暑热燔灼心营,营阴受损重者,可配合清营汤,或用清开灵注射液加入静脉补液中滴注,以加强清热凉营的功效。

2. 邪在气分证治

(1) 邪在少阳

【临床表现】寒热似疟,口渴心烦,脘痞,身热午后较重,入暮尤剧,天明得汗诸症稍减,但胸腹灼热不除,苔黄白而腻,脉弦数。

【病机分析】本证为暑湿之邪郁阻少阳气分,暑重湿轻之证。邪阻少阳,枢机不利,故寒热往来如疟,脉弦数;暑热内蒸则口渴心烦;湿邪内阻,气机郁滞,则脘痞、苔腻;湿为阴邪,旺于阴分,午后及暮夜属阴,此时邪正相争剧烈,故见身热午后较重,入暮尤剧;热为湿遏,不易外透,至天明阳气渐旺,机体气机一时伸展,腠理开泄而得以出汗,虽诸症减轻,但因湿遏未尽,故胸腹灼热不除。

本证病机为邪在半表半里,但与伤寒邪在少阳胆热炽盛而无暑湿内郁者明显不同,应注意区别。

【治疗方法】清泄少阳,分消湿热。

【代表方剂】蒿芩清胆汤(《通俗伤寒论》)

青蒿 6g,黄芩 9g,淡竹茹 9g,仙半夏 5g,枳壳 5g,陈皮 5g,赤苓 9g,碧玉散 9g(包),水煎服。

本证邪留少阳,枢机不利,既见胆热炽盛,又有暑湿内郁,故用蒿芩清胆汤清泄少阳胆热,疏利枢机,分消湿热。本方为俞根初用治伏暑传胃而暑重湿轻之名方,方中青蒿、黄芩清泄少阳胆热,和解枢机;陈皮、半夏、枳壳、竹茹理气化湿,和胃降逆;赤苓、碧玉散既能清利湿热,又有利于导胆热下行。胆热得清,痰湿得化,则诸症可愈。

【临床运用】若湿邪较重,可加大豆卷、白豆蔻、苡仁、通草等,以加强化湿的作用。

(2)邪结肠腑

【临床表现】胸腹灼热,呕恶,便溏不爽,色黄如酱,苔黄垢腻,脉濡数。

【病机分析】本证为暑湿病邪郁蒸气分,并与积滞互结阻于肠道所致。暑湿郁蒸,故见胸腹灼热;湿热阻遏气机,胃气失降而上逆,故见恶心呕吐;湿热与积滞胶结于胃肠,故大便溏而不爽,色黄如酱,且大多较为臭秽,肛门有灼热感;苔黄垢腻,脉濡数,均为里有湿热之象。

【治疗方法】导滞通下,清热化湿。

【代表方剂】枳实导滞汤(《通俗伤寒论》)

枳实 6g,生大黄 5g(酒洗),山楂 9g,槟榔 5g,川朴 5g,川连 1.5g,六曲 9g,连翘 5g,紫草 9g,木通 2g,甘草 1.5g,水煎服。

本证暑湿积滞胶结于肠道,非通导不能祛其滞,非清化不能除暑湿,故用枳实导滞汤苦辛通降,清热化湿,消积化滞。方中用大黄、枳实、厚朴、槟榔推荡积滞,清热理气化湿;用山楂、六曲消导化滞和中;黄连、连翘、紫草清热解毒;木通利湿清热,甘草调和诸药。

【临床运用】本证为暑湿夹滞,非阳明腑实,故不宜用三承气汤苦寒下夺或咸寒软坚,而只宜用通导湿滞郁热之剂。若误投承气大剂攻下,不仅暑湿难以清化,且有徒伤正气之弊。又因本证为暑湿夹滞胶黏滞着肠腑,非一次攻下即能使病邪尽除,往往需要连续攻下,但制剂宜轻,因势利导,才能使内伏之邪清除殆尽,即所谓"轻法频下"。临床上亦常见有下后不久,邪热复聚,下证又现,仍可再行轻剂消导,泻热下行,可不计攻下次数的多少,总以胃肠邪尽为度,邪尽的标准,应以湿热夹滞之证消失为依据,其中大便转硬,亦为邪尽的标志之一。正如叶天士《温热论》所载:"伤寒邪热在里,劫烁津液,下之宜猛;此多湿邪内搏,下之宜轻。伤寒大便溏为邪已尽,不可再下;湿温病大便溏为邪未尽,必大便硬,慎不可再攻也,以粪燥为无湿矣。"

3. 热在营血证治

(1) 热在心营,下移小肠

【临床表现】发热日轻夜重,心烦不寐,口干,渴不欲饮,小便短赤热痛,舌红绛,脉数。

【病机分析】本证由心营邪热下移小肠所致,既有热在心营的见症,又有小肠热结的表现。热在心营,营阴受损,故见发热日轻夜重,口干,渴不欲饮,舌绛,脉数;热扰心神,则心烦不寐;心营之热下移小肠,则小便短赤热痛。

本证为心营小肠同病,与单纯的热灼营阴证有所不同,其主要区别在于有无小肠火腑热盛之征,临床当作鉴别。

【治疗方法】清心凉营,清泻火腑。

【代表方剂】导赤清心汤(《通俗伤寒论》)

鲜生地 18g,朱茯神 6g,细木通 1.5g,麦冬 3g(辰砂染),粉丹皮 6g,益元散 9g,淡竹叶 6g,莲子心 6g,灯心二十支(辰砂染),莹白小便一杯(冲),水煎服。

本证热在心营,治当清心凉营;又兼小肠热盛,则须清泻火腑,故选用导赤清心汤。方中以生地、丹皮、麦门冬清热凉营养阴;朱茯神、莲子心、朱砂染灯心清心热、宁心神;木通、竹叶心、益元散、童便清导小肠之热。诸药配合,可使心营之热得清,小肠之火得解。本方实为导赤散加麦冬、莲心、茯神、灯心、童便等组成,既清心热,又泻火腑,符合王纶提出的"治暑之法,清心利小便最好"的治疗宗旨。何秀山说:"是以小便清通者,包络心经之热,悉从下降,神气亦清矣",也反映了这一治疗思想。

【临床运用】心营热盛者,可加水牛角、玄参、赤芍、黄连等,以增强清营凉血、滋阴泻火的作用。

若病情较重,见神昏谵语,舌蹇肢厥者,可加用安宫牛黄丸或紫雪丹。热盛神昏者可用清开灵注射液或醒脑静注射液加入静脉补液中滴注。

（2）热闭心包，血络瘀滞

【临床表现】身热夜甚，神昏谵语，漱水不欲咽，舌绛无苔，望之若干，扪之尚润，或紫晦而润。

【病机分析】本证为热蒸血络，瘀热内闭之病候。热炽营中，故见身热夜甚；热闭心包，故见神昏谵语；漱水不欲咽，舌绛无苔或紫晦，望之若干，扪之尚润，则均为热入营血，血络瘀滞之象。

本证既有营热炽盛的特点，又有瘀血及窍闭的表现，与单纯的营分证和热闭心包证均不相同，应注意鉴别。

【治疗方法】清营泄热，开窍化瘀。

【代表方剂】犀地清络饮（《通俗伤寒论》）

犀角汁四匙，粉丹皮二钱，青连翘一钱半（带心），淡竹沥两瓢（和匀），鲜生地八钱，生赤芍钱半，原桃仁九粒（去皮），生姜汁二滴（同冲）。

先用鲜茅根一两，灯心五根，煎汤代水，鲜石菖蒲汁两匙冲。

本证为热炽营中，内闭心包且兼血络瘀滞，故治疗当以清泄营热，清心开窍，活血通瘀为法。本方系犀角地黄汤加味组成，具有轻清透络，通瘀泄热之功。方用犀角地黄汤凉血散血为主，加桃仁、茅根活血凉营，滋阴通络；连翘、灯心清心泄热；菖蒲、竹沥、生姜三汁辛润以涤痰开窍。诸药合而成方，重在开窍通络。故何秀山说："热陷包络神昏，非痰迷心窍，即瘀阻心孔，要用轻清灵通之品，故能开窍而透络。"

【临床运用】心包热盛，神昏谵语较重，可配合使用安宫牛黄丸或紫雪丹，以增强清心开窍的作用。亦可选用清开灵注射液肌肉注射，或用清开灵注射液或醒脑静注射液加入静脉补液中点滴。

五、护理预防

患者应卧床休息，饮食既要富于营养，又须清淡、容易消化。对患者的体温、脉搏、血压、尿量的变化，应随时注意观察，以便在出现危急证候时能够及时救治。平时除了要积极参加体育锻炼，注意增强体质，以抵御暑湿病邪的入侵外，还要讲究环境和个人卫生，不吃不洁饮食，不喝生水，不饮生牛奶等，减少感受病邪的机会。

第十三章
秋　燥

一、概述

秋燥是秋季感受燥热病邪所引起的急性外感热病。临床表现的特点是：初起病在肺卫，并具有津气干燥的特征。一般较少传变，病程较短，易于痊愈，极少病例病邪可传入下焦肝肾。本病多发生在秋季，尤以秋分后小雪前为多见。

（一）病名沿革

中医文献中关于燥邪致病的记载渊源甚长，但确立秋燥的病名却为时较晚。有关燥邪致病的记载最早见于《黄帝内经》，其中有："清气大来，燥之胜也"，"岁金太过，燥气流行"，"木不及，燥乃大行"等记述，说明燥气的形成与岁运及时令有关。另如其所述的"燥胜则干"，又指出了燥邪致病的基本特点，而"燥者濡之"，"燥化于天，治以辛寒，佐以苦甘"等，则为燥病确立了治疗大法。金元医家刘河间在《素问玄机原病式》中对燥邪为患作了进一步的论述，指出"诸涩枯涸，干劲皲揭，皆属于燥"，对燥邪的致病特点作了进一步的发挥，补充了《黄帝内经》病机十九条的缺如。当时的医家朱丹溪以四物汤加减，李东垣从养营血、补肝肾、润肠液等方面立法制方论治燥邪为病，但所论的范围大多限于津血干枯的内燥证。自明代李梴指出燥有内、外之分后，引起了医家们对外感燥邪致病的重视。清代医家对燥病的认识渐趋完善。喻嘉言著有论述燥邪为患的专篇"秋燥论"，首创了秋燥病名。他指出：《黄帝内经》所述"秋伤于湿"当为"秋伤于燥"，并对内伤之燥、外感之燥，作了比较系统的论述，还创立了名方清燥救肺汤，主要用于秋燥病的治疗。对秋燥的性质，明清医家有不同的看法，如喻嘉言认为燥属火热，而沈目南则认为燥属次寒，吴鞠通以胜复气化理论来论述燥气，大旨以胜气属凉，复气属热。俞根初、王孟英、费晋卿等医家都认为秋燥有温、凉两类。从临床实际来看，秋燥确有温燥和凉燥之别。因为凉燥不属于温病范围，故本章所论述的秋燥主要是指温燥。

（二）秋燥与西医学疾病的关系

根据秋燥的发病季节和临床表现，与现代医学中发于秋季的上呼吸道感染、急性支气管炎、肺炎等疾病较为相似，这些疾病具有秋燥特点的，可以参考本病进行辨证施治。

二、病因病机

(一) 病因与发病

秋燥致病原因是秋令燥热病邪,它是在初秋炎热干燥的气候条件下形成的。秋季燥气当令,且初秋承夏之后,大多夏火余气未尽,常见久晴无雨,秋阳以曝,故易于形成燥热病邪。若机体正气不足,摄护失慎,身体防御能力减弱,则每易感受燥热病邪而发病。

(二) 病机演变

秋日燥金主令,而肺亦属燥金,故燥热病邪由口鼻而入,必先犯于肺。肺外合皮毛,所以本病初起多邪在肺卫而出现肺卫证候。正如喻嘉言所说:"燥气先伤于上焦华盖。"初起临床表现类似风热表证,但同时见有津气干燥征象。肺卫燥热之邪不解,势必内传于里,这一过程中伤津耗液之象则更为明显。邪传气分,最易侵犯肺、胃、肠而形成燥热阴伤的病变。如燥热在肺,可形成肺燥阴伤;如传入胃肠,则可导致肺胃阴伤、肺燥肠热、肺燥肠闭或阴伤腑实等证候。少数患者,感邪较重,正气较虚,亦可出现内陷营血或传入下焦等病理变化。如传入营血者,可损伤血络、迫血妄行;如深入下焦者,则可以伤及肝肾之阴,导致水不涵木、虚风内动等证。但本病一般证情较轻,大多病在卫、气分阶段即可告愈,危重病例较为少见。

秋燥病机演变图:

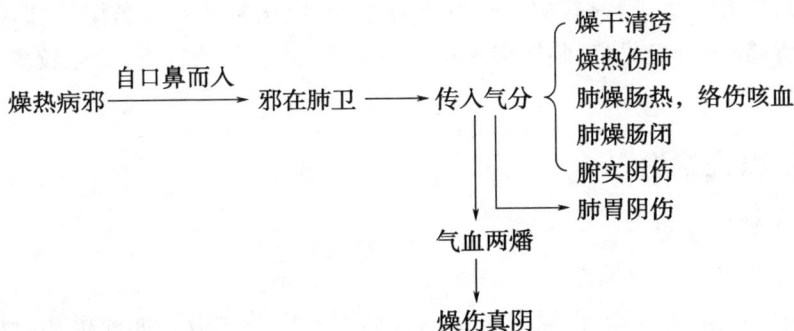

病机要点:

(1) 病因为燥热病邪,发病因素为正气不足。

(2) 以肺经为病变重心。

(3) 津液干燥之象明显。

(4) 病情轻,传变少,易治愈。

三、诊断与鉴别诊断

（一）诊断依据

1. 本病具有一定的季节性，一般发生于初秋燥热偏盛时节，故秋季尤其是初秋之时，遇有外感热病者，应考虑秋燥之可能。

2. 初起除具有肺卫见症外，必伴有口、鼻、咽、唇、皮肤等处津液干燥的表现。

3. 本病病变重心在肺，以卫气分见症为主，病情较轻，传变较少。

（二）鉴别诊断

秋燥主要应与风温、风寒感冒、伏暑等疾病进行鉴别。

1. 风温

秋燥与风温初起均为邪犯肺卫，出现发热、恶寒、咳嗽等见症，病变的重心亦均在肺，但风温多发于冬春两季，初起以表热证为主，津液干燥征象不显著，且易发生逆传心包之变。

2. 风寒感冒

秋燥与风寒感冒均可发生于秋季，但风寒感冒多见于深秋近冬之时，尤好发于冬季，是风寒外袭所致，初起以恶寒重而发热轻、无汗、头痛、肢节疼痛、口不渴等风寒外束肌表，卫阳受郁的症状为主，与秋燥自是不同。

3. 伏暑

伏暑虽亦可发于秋季，初起时也可有表证，但伏暑所感为暑湿病邪，病变重心在脾胃，较少肺经见症，临床以暑湿在里见症为主，病情较重，变化较多。故与秋燥较易区别。

四、辨证论治

（一）辨证要点

1. 辨燥邪的寒热属性

本章所论虽为温燥，但燥邪本身的性质实有寒热之分。如俞根初所说："深秋初凉，西风肃杀，感之者多属风燥，此属燥凉；若久晴无雨，秋阳以曝，感之者多病温燥，此属燥热。"一凉一温，病初邪在肺卫时即有明显区别。临床辨证时，可从发病时气候的温热寒凉、发热恶寒的孰重孰轻、口渴与否、痰质的稀稠、舌质的变化等方面加以分析辨别。一般来说，温燥恶寒较轻，并在短时间内随汗出而消失，鼻中有燥热感，痰稠而黏，口渴，舌边尖红赤，津液的损伤程度较凉燥为甚；凉燥恶寒较重，持续时间亦较长，鼻鸣而塞，或流清涕，痰质清稀，口不渴，舌质正常。由于凉燥之邪化热入里后的证候表现与温燥基本相同,故辨燥邪的寒热属性主要是在秋燥发病的初起阶段。

2. 审燥热的所在部位

秋燥的病机变化以肺经为重点,但燥热传入气分之后,病变部位又可涉及胃肠等脏腑,因而出现不同的证候类型,亦当加以区别。病变以肺为主者,以燥热炽盛、肺津受损为主要表现,或可因燥热伤络而见咳血。若肺经燥热下移大肠,则见大便泄泻;或肺不布津于肠而见大便秘结,其中既有肺与胃肠同病者,亦有以肠为主者。若燥热聚于上焦,上干头目清窍,则可致清窍干燥之证。所以,应当根据其临床特点详细分辨燥热所伤的部位分而治之。

3. 察燥热阴伤的轻重主次

燥热病邪易于损伤津液,故秋燥以津液的干燥征象为特征。但在秋燥病的不同阶段,燥热和阴伤在程度上有主次之分,一般病程的初、中期以燥热偏盛为主,津伤为次,或燥热阴伤并重,后期则主要表现为阴津的耗伤,临床辨别时主要根据病程及兼证进行鉴别。同时,在病程的不同时期阴伤亦有轻重之别,在疾病初期即有津液干燥的病理变化,邪愈传里则阴伤愈重,加之脏腑与病机的差异,致使不同证候类型的阴伤程度有一定区别。燥热在肺者,相对津伤较轻;燥邪入胃,则可致肺胃之阴两伤;若燥邪久羁而传入下焦,则可耗伤肝肾之阴。由于燥热阴伤的轻重主次直接影响着治法的确立,故应注意辨别。

（二）治则治法

秋燥是燥热病邪为患,最易耗伤津液,根据《黄帝内经》"燥者润之"的治疗宗旨,秋燥的治疗应以滋润为基本原则。同时,燥热致病不仅造成津液干燥,还会引起体内邪热亢盛,因此在滋润为主的基础上,尚须予以清泄热邪。并且,在不同的病程阶段,还应视其病位所在灵活选择治法。初起阶段邪在肺卫,治以辛凉甘润为先。病至中期,病邪已进入气分,燥热已炽,津伤尤甚,宜清养并施,即在泻肺、清胃、通腑之时,注重养阴增液。少数病例因燥热化火,内陷营血,治宜清营凉血,与其他温邪深入营血病证的治疗基本相同。其邪热如深入下焦,耗伤肝肾之阴,病属后期(末期),则须滋培真阴。故方书所载"上燥治气,中燥增液,下燥治血",可作为秋燥初、中、末三期的治疗大法。

此外,由于燥热性质有其特殊性,虽近于火,而又不同于火,故治疗时尤须掌握其用药的分寸,不可混淆。具体而言,一般温病在化热化火之后,常用苦寒清热泻火之法,而燥证之治却独喜柔润,最忌苦寒伤阴。因此,治火之法可以用苦寒,治燥则必用甘寒。火郁发之,燥胜润之,火邪炎上可以直折,燥伤津液则必用濡养。对于秋燥病的治法,汪瑟庵在《温病条辨》按语中总结说:"燥证路径无多,故方法甚简,始用辛凉,继用甘凉,与温热相似。但温热传至中焦,间有当用苦寒者,燥证则唯喜柔润,最忌苦燥,断无用之之理矣。"这对于燥证的治疗颇有临床指导意义。

(三)证治分型

1. 邪在肺卫

【临床表现】发热,微恶风寒,少汗,咳嗽少痰,咽干痛,鼻燥热,口微渴,舌边尖红,苔薄白而乏津,右脉数大。

【病机分析】本证见于秋燥之初燥热侵犯肺卫。卫气失和则发热,微恶风寒,少汗;肺气失宣则咳嗽。燥热伤津,出现津乏失润之象,如鼻咽干燥,口微渴,痰少。舌边尖红,苔薄白而乏津,右脉数大等则皆为燥热犯于上焦肺卫之征。

【治疗方法】辛凉甘润,轻透肺卫。

【代表方剂】桑杏汤(《温病条辨》)

桑叶 3g,杏仁 5g,沙参 6g,象贝 3g,豆豉 3g,栀皮 5g,梨皮 3g。

水二杯,煮取一杯,顿服之,重者再作服。

本证为温燥侵袭肺卫,辛温解表固非所宜,单纯辛凉解表亦不完全合拍,故选用祛邪而不伤津、润燥而不碍表的桑杏汤治之。方中桑叶、豆豉辛散透热,疏解在表之邪;杏仁、象贝宣开肺气,化痰止咳;栀子皮质轻而力趋上焦,能清上焦燥热;沙参、梨皮甘凉生津,养阴润燥。诸药合用可收疏表润燥,祛邪安正之效。正如叶天士所说:"当以辛凉甘润之方,气燥自平而愈。"

【临床运用】如表证明显者,可加银花、牛蒡子、薄荷,以增加辛凉透解之功;咽部红肿、干痛较甚者,可酌加桔梗、生甘草清热利咽;干咳痰少者,可加川贝、瓜蒌皮等清润化痰;鼻燥衄血者,加入白茅根、侧柏叶凉血止血。若感燥不甚,类同风热外感者,亦可采用桑菊饮以轻透肺卫之邪。津液耗伤较甚者,要注意补充水分,可嘱患者多饮水或多食水果如梨、苹果、西瓜汁等。亦可用枫斛开水泡服。

2. 邪在气分

(1)燥干清窍

【临床表现】发热,口渴,耳鸣,目赤,龈肿,咽痛,苔薄黄少津,脉数。

【病机分析】燥热之邪由卫入气,上干头面,清窍不利而见耳鸣、目赤、龈肿、咽痛。燥热在气分,则见发热、口渴、苔薄黄少津、脉数。

【治疗方法】清宣气热,润燥利窍。

【代表方剂】翘荷汤(《温病条辨》)

薄荷 5g,连翘 5g,生甘草 3g,黑栀皮 5g,桔梗 6g,绿豆皮 6g。

水二杯,煮取一杯,顿服之。日服二剂,甚至日三服。

本证由上焦气分燥热上扰清窍所致,其病位在上,病势轻浅,故用药以轻清宣透为主。翘荷汤为辛凉清火之轻剂,正符合"治上焦如羽"之大旨。本方取薄荷辛凉以清头目;连翘、栀子皮、绿豆皮等皆属轻清之品,能走上焦而清解气分燥热;桔梗、甘草辛散甘缓,有宣透润燥之效,并兼利咽喉。诸药合用,使上焦气分燥热得解,则诸窍自宁。

【临床运用】《温病条辨》原方所附加减法谓:"耳鸣者加羚羊、苦丁茶;目赤者加鲜菊叶、苦丁茶、夏枯草;咽痛者加牛蒡子、黄芩。"临床可资参考。津液耗伤较甚者,要注意补充水分,可如前法让患者多饮水或多食水果,也可用枫斛开水泡服。

必须注意:本证用药不宜过重,以免药过病所;苦重之品亦当禁用,以免化燥伤阴。

(2)燥热伤肺

【临床表现】发热,口渴,心烦,干咳气促,胸满胁痛,咽干,鼻燥,舌边尖红赤,苔薄白而燥或薄黄而燥,脉数。

【病机分析】本证为肺燥阴伤之候。邪在气分,燥热炽盛于里,故发热,口渴,心烦,脉数;燥热壅阻肺气,清肃失司,则见干咳气促;气滞络脉不通则胸满胁痛;燥热灼伤肺津,肺金失润,津液不布则干咳无痰;咽干鼻燥,舌边尖红赤,苔薄白或薄黄而干燥无津,皆为燥热伤津之象。

【治疗方法】清泄肺热,养阴润燥。

【代表方剂】清燥救肺汤(《医门法律》)

石膏 18g,冬桑叶 9g,甘草 3g,人参 2g,胡麻仁 3g(炒研),真阿胶 3g,麦门冬 3g(去心),杏仁 2g(去皮麸炒),枇杷叶一片(去毛蜜炙)。

水一碗,煎六分,频频二、三次温服。

清燥救肺汤是清燥热、救肺气之名方,方中取桑叶辛凉质轻,宣透燥热;石膏辛寒清肺泄热;阿胶、胡麻仁养液润燥。更用枇杷叶、杏仁宣肃肺气;人参、麦冬、甘草益气生津。诸药共成清燥热、滋肺阴之功,以救肺之燥热所致的病证。

【临床运用】本证为燥热化火,肺之气阴两伤,治疗应以清肺润燥为主。既不可因胸满胁痛而用辛香之品,以防耗气,亦不可因火盛而用苦寒泻火之品,以防伤津。

如肌表尚有郁热,可酌加连翘、牛蒡子等以透邪外出,并去阿胶以防恋邪;肺经燥热甚者,可加沙参、知母增强清润之力;若痰多者,可加瓜蒌皮、贝母清肺化痰;咳痰带血者,可加侧柏叶、旱莲草、白茅根等以凉血止血;胸满胁痛较重者,可加丝瓜络、橘络、郁金疏利肺络以止痛。

（3）肺燥肠热，络伤咳血

【临床表现】初起喉痒干咳，继则因咳甚而痰黏带血，胸胁牵痛，腹部灼热，大便泄泻，舌红，苔薄黄而干，脉数。

【病机分析】本证为肺中燥热之邪下迫大肠所致的肺、肠同病。燥热犯肺，肺阴受伤，肺气失宣，则喉痒干咳，痰黏；燥热灼伤肺络，则痰中带血，胸胁牵痛；肺中燥热下移大肠，则腹部灼热，大便泄泻。舌红，苔薄黄而干，脉数，皆为燥热之象。

本证虽有咳血，但无其他热入血分的表现，故属气热伤络而致，不可与血分证混淆。

本证因肺热移肠而出现泄泻，其典型证候是腹部灼热，大便水泻，肛门热痛，甚或腹痛而泻，泻必艰涩难行，似痢非痢。此属热利，与虚寒泄泻之下利清谷、水粪夹杂或五更泻明显不同。此外，亦与痢疾泄泻之里急后重、利下赤白脓血者，有显著区别。

【治疗方法】润肺清肠，清热止血。

【代表方剂】阿胶黄芩汤（《通俗伤寒论》）

陈阿胶、青子芩各 9g，甜杏仁、生桑皮各 6g，生白芍 3g，生甘草 3g，鲜车前草，甘蔗梢各 15g。

先用生糯米一两，开水泡取汁，代水煎药。

本方为俞根初所创，专为肺热肠燥而设。方中黄芩苦寒，能清泄肺与大肠之热；杏仁合桑白皮泻肺热而止咳血；阿胶、甘蔗润肺生津，前者兼能养血止血，后者重在生津养液、滋润肺燥；车前草导热下行；芍药合甘草酸甘化阴，且能缓急止痛。诸药相合，共收两清肺肠、润燥止血止利之效。

【临床运用】如肺之燥热太甚而咳血较多者，宜加白茅根、侧柏叶、焦栀子等凉血止血之品，如属肠热较盛而泻利较剧者，可加入葛根、黄连等清泄肠热，以止腹泻。

（4）肺燥肠闭

【临床表现】咳嗽不爽而胸满痰多，腹胀，大便秘结，舌红而干。

【病机分析】此为肺中有燥热，液亏肠闭证，为肺与大肠同病之候。燥热伤肺，气机抑郁，失于宣畅则咳嗽不爽；气不布津，津液停聚成痰，故胸满痰多；肺失布津，大肠失于濡润，传导失职则腹胀，大便秘结。

本证应与肺燥肠热证相鉴别：二者虽然病变部位都在肺与大肠，但本证为肺有燥热，津液不布，液亏肠闭；肺燥肠热证则是燥热化火，损伤肺络，移热大肠。二者自是不同。

【治疗方法】肃肺化痰,润肠通便。

【代表方剂】五仁橘皮汤(《通俗伤寒论》)

甜杏仁 9g(研细),松子仁 9g,郁李仁 12g(杵),原桃仁 6g(杵),柏子仁 6g(杵),橘皮 5g(蜜炙),水煎服。

本证之便秘是因肺燥而影响及肠,肠中缺乏津液所致,与阳明燥实内结者不同,故不任承气汤之苦寒攻下,宜用肃肺化痰,润燥通便的五仁橘皮汤为治。五仁橘皮汤中的五仁,皆为植物之果仁,富含油质,能养阴润燥,滑肠通便。其中杏仁、桃仁又具有宣肃肺气,化痰止咳之功。橘皮化痰行气除胀,并能助运,使诸仁润而不滞,有利于布津通便,蜜炙后润而不燥,尤为适宜。诸药相合,肺燥得润、肺气肃降则大便易通,大便得通、腹胀消除又有利于肺气的肃降。

【临床运用】如欲增强润肠通便之功,可以加入瓜蒌仁、火麻仁,或可单用生何首乌 30g,煎水口服。如咳甚,可酌情加用桔梗、前胡、紫菀等药开通肺气以恢复肺输布津液之功能。

(5)肺胃阴伤

【临床表现】身热不甚,干咳不已,口舌干燥而渴,舌红少苔,脉细。

【病机分析】本证为燥热渐退而肺胃津伤未复之候。外感燥热渐退,则身热不甚;肺津受损,清肃失司,则干咳不已;胃阴被灼,津失上承,则口舌干燥而渴;舌质干红少苔、脉细均为邪去而肺胃津伤未复之征。

【治疗方法】甘寒生津,滋养肺胃。

【代表方剂】沙参麦冬汤(方见风温章)

五汁饮(《温病条辨》)

梨汁、荸荠汁、鲜苇根汁、麦冬汁、藕汁(或用蔗浆)。

临用时斟酌多少,和匀凉服。不甚喜凉者,重汤炖服。

本证外邪已解,燥热不甚,以津伤为主,故治疗重在滋养肺胃津液,故方用沙参麦冬汤以清养肺胃,生津润燥。若甚者,合以五汁饮,其方中用梨汁、荸荠汁、鲜苇根汁、麦冬汁、藕汁等以生津养液,润燥止渴,充分体现了甘寒滋阴的治疗思想。

【临床运用】本证的性质实为邪少虚多,其虚在肺胃津伤,故只宜甘寒,忌用苦寒。正如吴鞠通所说:"温病燥热,欲解燥者,先滋其干,不可纯用苦寒也,服之反燥甚。"这说明了苦寒之品不仅不能退虚热,反有苦燥劫津之弊。肠燥便秘者,加鲜生地、鲜何首乌、鲜石斛、火麻仁等以润肠通便。

(6)腑实阴伤

【临床表现】发热,腹部胀痛,大便秘结,或有神昏谵语,苔黑干燥,脉沉细。

【病机分析】本证为燥热内结阳明,津伤肠燥之候。阳明燥热内盛则发热,其特点是午后尤甚,亦称潮热;热结阳明,津伤气滞,则见腹部胀痛,大便秘结,苔黑干燥;腑热上扰,神明失灵,则见神昏谵语;脉沉细提示本证不仅有邪实的一面,还有津亏正虚的一面。

本证与肺燥肠闭证均有腹胀便秘,但病机不同,应注意鉴别。肺燥肠闭证,身热不著,神志清醒,见有咳嗽痰多,苔白或薄黄欠润;而本证则身热较明显,神昏谵语,舌苔黑燥而干,两者在病情上轻重差异显著。

本证虽见神昏谵语,但多为一过性发作,较之热闭心包之昏谵为轻,临床亦应仔细加以分辨。

【治疗方法】滋阴养液,通腑泻热。

【代表方剂】调胃承气汤加鲜首乌、鲜生地、鲜石斛。

调胃承气汤(方见风温章)

本证燥热内结,当攻下以泻其实,津液已伤,又需滋养其阴,故用调胃承气汤以泻燥结。由于阴亏已甚,复阴亦是当务之急,故加首乌、生地、石斛以滋养阴液,并选用鲜药以取其汁多滋阴力更强。全方之意,借通下以存阴,合滋阴之品,既可直接滋养阴液,又有助于通下,以共奏热去阴存之效。

【临床运用】本证与一般温病的腑实阴伤证相似,治疗主在养阴与攻下并行,所以在临床上也可用增液承气汤加减,即上方也可酌情加入玄参、麦冬等其他养阴药物。

3. 气血两燔证治

【临床表现】身热,口渴,烦躁不安,甚或吐血、衄血,苔黄燥,舌绛,脉数。

【病机分析】本证为气分燥热未解,又进一步传入营血而成。气分热盛,则见身热,口渴,苔黄,脉数;热入营血,迫血妄行,则烦躁不安,吐血,衄血,舌绛。本证热邪不单纯在气,又不单纯在血,其病机是气分、血分热势均盛。

【治疗方法】气血两清。

【代表方剂】加减玉女煎(方见春温章)

气分血分均有热邪燔灼,亟须两清气血,方可挫其燎原之势。吴鞠通说:"气血两燔,不可专治一边",即指治疗时仅治其气不清其血或单纯清血而不清气均不全面,故用加减玉女煎以气血两清。此方实质为清滋两用之方,具有清热以养阴,滋阴以退热之效。

【临床运用】临床若见神昏谵语,舌謇肢厥,可加用安宫牛黄丸或紫雪丹。亦可用醒脑静注射液 4～6ml 肌肉注射,或用清开灵注射液或醒脑静注射液加入静脉补液中点滴。

五、护理预防

患者发热时要卧床休息,多饮开水,饮食宜清淡而富有营养,忌食辛热油炸的食物;可多食水果,尤以梨、甘蔗等为佳。居室应保持空气流通,并保持一定的湿度。

应顺应秋季养生之道,早卧早起,经常锻炼,保持正气充沛,提高机体的抗病能力,以免受外邪侵犯,即使感受外邪,也可早日康复。秋季气温变化较大,应注意适时加减衣被,以防感受外邪。秋季气候干燥,应少吃辛热油炸食品,戒断烟、酒,保持大便通畅。

第十四章 大头瘟

一、概述

大头瘟是感受风热时毒而引起的一种以头面焮赤肿大为特征的急性外感热病。本病多发生于冬春二季，属于温毒的范围。

(一) 病名沿革

关于本病的病名，历代文献记载不一。文献中有大头风、大头伤寒、大头天行、抱头火丹、大头瘟、虾蟆瘟等记载。这些名称都是根据其临床特征，或针对其病因、病性而作出的命名。如《通俗伤寒论·大头伤寒》说："风温将发，更感时毒，乃天行之疠气，感其气而发毒，故名大头天行病；状如伤寒，故名大头伤寒；病多互相传染，长幼相似，故通称大头瘟。"

《黄帝内经》、《伤寒论》等文献中未述及本病。对本病临床表现的类似记载，最早见于隋代巢元方的《诸病源候论》，其在丹毒病诸候、肿病诸候中有类似本病症状的叙述。至唐代，孙思邈在《千金翼方》疮痈卷中记载的丹毒，似乎包括了本病在内。金代刘河间在《素问病机气宜保命集》中首次列"大头论"进行专篇论述，对本病作了特征性的描述。据俞震《古今医案按》记载，金元时期泰和二年（公元 1201 年），"大头伤寒"流行，李东垣制普济消毒饮，广施其方而全活甚众。明代陶华《伤寒全生集》指出本病的病因"一曰时毒，一曰疫毒，盖天行疫毒之气，人感之而为大头伤风也"，治疗宜"退热消毒"。张景岳《景岳全书·瘟疫》始称本病为"大头瘟"或"蝦蟆瘟"，认为系"天行邪毒客于三阳之经"所致，在病理性质上有"表里虚实之辨"，主张"内火未盛者，先当解散"，"时气盛行宜清火解毒"，若"时毒内外俱实，当双解"表里。清代俞根初《通俗伤寒论》中指出：大头风乃感受"天行之疠气"所致。吴鞠通《温病条辨》将本病归于"温毒"之中，认为"治法总不能出李东垣普济消毒饮之外"，并提出"温毒外肿"，可用水仙膏外敷。

(二) 大头瘟与西医学疾病的关系

本病近代少见，多数学者认为现代医学所说的颜面丹毒、流行性腮腺炎等与本病有相似之处，可参照本病的辨治方法治疗。

二、病因病机

(一)病因与发病

本病的病因是外感风热时毒。风热时毒具有风热病邪的性质,在温暖多风的春季或应寒反暖的冬季容易形成,并引起传播。同时,风热时毒又具有热毒的特性,致病后发展速度较快,易致局部的肿红热痛。当人体正气不足时,外界的风热时毒便可乘虚侵袭人体而引发大头瘟。

(二)病机演变

风热时毒自口鼻而侵入,初起邪毒内袭犯于卫、气分。因卫受邪郁,故先有短暂的憎寒发热。气分热毒蒸迫肺胃,故相继出现壮热烦躁,口渴引饮,咽喉疼痛等里热炽盛的临床症状。风性升散,故风热时毒易于攻窜头面,搏结脉络,气血因之壅结不散,从而导致头面红肿疼痛,甚则发生溃烂。如《诸病源候论·诸肿候》所说:"肿之生也,皆由风邪、寒热、毒气客于经络,使血涩不通,壅结皆成肿也。"若邪毒内陷,偶可深入手足厥阴经,出现神昏惊厥等严重变化,但目前临床上甚少见到。所以本病预后较好,很少引起死亡。

大头瘟病机演变示意图:

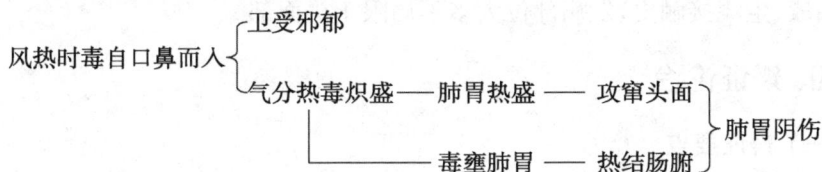

```
                        ┌ 卫受邪郁
风热时毒自口鼻而入 ┤
                        │ 气分热毒炽盛 ── 肺胃热盛 ── 攻窜头面 ┐
                        │                                      ├ 肺胃阴伤
                        └ 毒壅肺胃 ── 热结肠腑 ┘
```

病机要点:

(1)初起风热时毒外袭,伤及卫气。

(2)继则毒邪蒸迫肺胃,攻窜头面。

(3)后期多为肺胃阴伤,毒邪未净。

三、诊断与鉴别诊断

(一)诊断依据

1. 本病多发生于冬春季节。

2. 具有特殊的临床表现:起病急骤,初起憎寒发热,伴有头面焮赤肿痛,热毒征象突出。虽见头面红肿或咽喉疼痛,但一般不破溃糜烂。

3. 起病不久即热势陡增而憎寒消失,病变以气分热毒蒸迫为主,病情发展少有深入营血者,预后较好。

（二）鉴别诊断

1. 痄腮

两者均好发于冬春季节，亦有头面部腮颈肿胀等相似处，但从发病年龄、肿胀部位、肌肤色泽等方面比较，二者易于鉴别。痄腮以儿童罹患为多，且以一侧或两侧腮肿为特征，其肿胀的特点是以耳垂为中心的漫肿，边缘不清，触之有坚韧感，皮肤红赤不显著，可伴有咀嚼和张口不利。若热毒从少阳内窜厥阴经脉，可并发睾丸炎而见睾丸肿痛。

2. 发颐

两病都有憎寒壮热，面颊红肿热痛等，但发病的经过，肿痛部位有区别。大头瘟感邪后发病病变即在头面部，发颐多由伤寒或温病余邪热聚于少阳、阳明而引起，为继发病。大头瘟以阳明热盛为病机重点，而发颐则以热壅少阳为重点，患处常为单侧，初起见颐颌处下颌角疼痛，肿如核桃，开口困难，成脓时疼痛加剧，红赤肿胀，可波及同侧耳前耳后及颊部，脓肿溃破后可从内颊部流出，与大头瘟不难鉴别。

3. 漆疮

漆疮亦可见面部红肿，局部灼热发痒，无疼痛感和全身发热、恶寒等症状，并有与油漆、生漆接触史，发病部位大多不局限于头面部。

四、辨证论治

（一）辨证要点

风热时毒可循太阳、少阳、阳明三经上攻头面，但往往以一经为主，故临床辨证时应分辨其主要病变部位。《伤寒全生集·辨大头伤风》谓："盖此毒先肿鼻，次肿于耳，从耳至头上络脑后结块。"先肿于鼻额，以至于面目甚肿者，此属阳明；若发于耳之上下前后并头目者，此属少阳；若发于前额、头顶及脑后项下者，此属太阳；若发于头、耳、目、鼻者，为三阳俱病。其次，要注意辨别头面肿痛的性状，肿胀处发硬，肌肤焮红灼热者，大多热毒较甚；肿胀且伴有疱疹糜烂者，多为热邪夹湿毒秽浊。此外，还应根据患者的临床表现，辨明其病程阶段。见有恶寒发热者，病在卫分；憎寒壮热，或但热不寒，烦躁口渴者，病在气分；神昏谵语，肌肤有瘀斑者，为热入营血。

（二）治则治法

本病为风热时毒壅结气血所致，故清热解毒是治疗本病的基本原则。清热解毒应根据病变的不同阶段而各有重点。如邪偏卫表，宜疏风透邪为主，兼以解毒消肿；如毒壅肺胃，宜清热解毒为主，兼以疏风消肿；毒炽肺胃，壅阻肠腑，治当清透热毒,攻下泄热;如局部红肿严重,宜清热败毒,散结消肿并重。后期热退津伤,治当滋养胃阴,清泄余毒。同时可配合清热解毒、化瘀止痛之方外敷,以增加内服汤剂之力。总之,热毒得清则壮热可退,肿痛可消。此外,尚可酌情用凉膈、清心、养阴等法治疗。

大头瘟固然不能因见恶寒、憎寒而用辛温之品,也不能滥用峻攻之品。《伤寒全生集·辨大头伤风》谓:"大抵治法不宜太峻,峻攻则邪气不伏,而反攻内,必伤人也。且头面空虚之分,既著空处,则无所不至也,治法当先缓后急,则邪伏也。先缓者,宜退热消毒,……候其大便热结,以大黄下之,拔其毒根,此先缓之法也。"

(三)证治分型

1. 邪犯肺胃

【临床表现】恶寒发热,热势不甚,无汗或少汗,头痛,头面轻度红肿,全身酸楚,目赤,咽痛,口渴,舌苔薄黄,脉浮数。

【病机分析】本证为风热时毒侵犯肺卫之证。邪毒犯于肺卫,故见恶寒发热,全身疲楚,无汗或少汗;风热炎上则见目赤,咽痛;热邪伤津故口渴;热毒上攻则头面红肿。苔薄黄、脉浮数是风热时毒犯于卫表之象。

【治疗方法】疏风透表,宣肺利咽。

【代表方剂】葱豉桔梗汤(《通俗伤寒论》)

鲜葱白三枚至五枚,苦桔梗 5g,焦山栀 9g,淡豆豉 12g,苏薄荷 5g,青连翘 6g,生甘草 2g,鲜淡竹叶三十片。

水煎服。

方中用葱白通阳散表;豆豉疏风透散肺卫之邪;山栀、薄荷、连翘、淡竹叶清透泄热解毒,同时制约辛散药之温;桔梗、甘草宣肺利咽。

【临床运用】风热时毒侵犯肺胃,治以疏风透表,宣肺利咽为要,但要注意不可用辛温发汗,恐辛散发汗太过,耗伤正气,并助热邪为患。即使清热也不能寒凉太过,以免损伤正气,清凉中应体现疏邪透解热毒的精神,使邪气不致壅结不解。

临床运用时常可加入蝉蜕以疏风,牛蒡子、银花、大青叶清热解毒,疏风清热解毒之力更强。无汗者可加荆芥疏风解表。

病在头面部,其位居高,"切勿用降药"(《丹溪心法》),误用降药则易引邪深入,反增治疗难度。

口渴甚者可加生地、玄参以清热生津,并兼以利咽。

2. 毒壅肺胃

【临床表现】壮热口渴,烦躁不安,头面焮肿疼痛,咽喉疼痛加剧,舌红苔黄,脉数实。

209

【病机分析】本证为肺胃热毒,上攻头面所致。热毒充斥肺胃,正邪剧争,气分热盛,故见壮热。热盛伤津,故见口渴。胃络通于心,邪热循经上扰心神,故烦躁不安。阳明胃络上布于面,热毒循经上攻,搏结于头面脉络,故头面掀肿疼痛。热毒充斥于肺,呼吸之门户首受其害,故咽喉疼痛加剧。舌红苔黄,脉数实皆为气分热毒炽盛之象。

【治疗方法】清热解毒,疏风消肿。

【代表方剂】普济消毒饮(《东垣十书》)

黄芩6g,黄连3g,玄参9g,连翘9g,板蓝根9g,马勃4g,牛蒡子9g,薄荷3g,僵蚕6g,桔梗3g,升麻3g,柴胡3g,陈皮5g,生甘草3g,水煎服。

普济消毒饮是治疗大头瘟的著名方剂,方中用薄荷、牛蒡子、僵蚕、柴胡等透卫泄热,以解肺卫之风热时毒;用黄芩、黄连苦寒直折气分火热,并有清热解毒之效;连翘、板蓝根、马勃解毒消肿;玄参滋肾水而上制邪火;升麻、柴胡、桔梗升载诸药,直达病所;佐陈皮疏利中焦;甘草和中,与桔梗配伍又可清热利咽。

【临床运用】若初起表邪较盛者,加荆芥、防风、葛根以增强透表疏散之力。若初起里热不甚,去芩、连;若邪毒偏盛,头面红肿明显,加夏枯草、菊花等以清上犯之热毒;头面肿胀紫赤者,加丹皮、紫草、桃仁等以凉血通络;兼腑实便秘者,加生大黄通腑泻热,导火毒下行。

吴鞠通《温病条辨》指出:温毒咽痛喉肿、耳前耳后肿、颊肿、面正赤,或喉不痛,但外肿,甚则耳聋,俗名大头温,普济消毒饮去柴胡、升麻主之,初起一二日,再去芩、连,三四日加之佳。并认为:"其方之妙,妙在以凉膈散为主,而加化清气之马勃、僵蚕、银花,得轻可去实之妙;再加元参、牛蒡、板蓝根,败毒而利肺气,补肾水以上济邪火;去柴胡、升麻者,以升腾飞越太过之病,不当再用升也。……去黄芩、黄连者,病初邪未至中焦,不得先用里药。"吴鞠通的这些见解,可供临证参考。

头面红肿疼痛,可外敷三黄二香散(黄连一两、黄柏一两、生大黄一两、乳香五钱、没药五钱),将药研极细末,先用细茶汁调敷,干则易之,继则用香油调敷。若头面部肿赤严重,或见有水泡疹,水泡较小者可用如意金黄散银花煎水调末外敷,水泡较大或有糜烂者,可用青黛散20~30g以花生油调匀外涂。

3. 毒壅肺胃,热结肠腑

【临床表现】身热如焚,气粗而促,烦躁口渴,咽痛,目赤,头面及两耳上下前后掀赤肿痛,大便秘结,小便热赤短少,舌赤苔黄,脉数。

【病机分析】本证为风热时毒壅盛于肺胃及肠腑所致。肺热壅盛则身热气粗而促,胃热津伤则烦热口渴,小便热赤短少,邪毒壅滞肠腑则大便秘结。肺胃热毒上攻头面则头面焮赤肿痛、咽痛、目赤。舌苔黄、脉数是肺胃热毒征象。

【治疗方法】清透热毒，攻下泄热。

【代表方剂】通圣消毒散（《伤寒全生集》）

荆芥 9g，防风 9g，白芷 6g，连翘 10g，甘草 3g，川芎 6g，当归 9g，薄荷 5g，黄芩 9g，山栀 9g，滑石 15g，桔梗 6g，芒硝 18g，大黄 6g，麻黄 5g，牛蒡子 9g，水煎服。

方中荆芥、薄荷、白芷、防风、麻黄透泄肺胃之邪外达；山栀、银花、连翘清解肺胃热毒；牛蒡子、桔梗、甘草解毒利咽；大黄、芒硝通腑泻热，导邪下行；滑石、甘草清热利水，使热毒随小便而出；川芎、当归活血通络。诸药配合，共奏分消表里上下热毒的作用。

【临床运用】口渴甚者，可加花粉、麦冬生津止渴；咽喉疼痛较重者，可加玄参、马勃、僵蚕清热利咽；面上燎疱宛如火烫，痛不可忍，或破溃流水者，可选黄连、石膏、紫草、紫花地丁、土茯苓、苡仁清热除湿解毒。

邪热炽盛，出现神昏谵语者，可服用安宫牛黄丸，亦可用清开灵注射液针剂治疗。

4. 胃阴耗伤

【临床表现】身热已退，头面焮肿消失，口渴欲饮，不欲食，咽干，目干涩，唇干红，舌干少津，无苔或少苔，脉细微数。

【病机分析】本证为肺胃热毒已解，津液受伤之证。肺胃热毒已解，故见热退、面赤肿痛消失：胃津耗损，故口渴欲饮；胃阴不足，故见不欲饮食；胃阴耗伤，阴津不能上荣，故见咽干、目涩、唇干红等症状。舌干少津，无苔或少苔，脉细微数等，皆为阴伤之象。

【治疗方法】滋养胃阴。

【代表方剂】七鲜育阴汤（《通俗伤寒论》）

鲜生地 15g，鲜石斛 12g，鲜茅根 15g，鲜稻穗二支，鲜雅梨汁、鲜蔗汁各二瓢（冲服），鲜枇杷叶（去毛，炒香）9g，水煎服。

方用生地、石斛、茅根、梨汁、蔗汁甘寒生津，滋养胃阴；鲜稻穗养胃气；枇杷叶和降胃气。待胃阴复，胃气和降，自能纳谷。

【临床运用】余热未净者，可加玉竹、桑叶以清泄热邪；胃阴耗伤较甚者，可加北沙参、麦冬以滋养胃阴，并可酌情加入少量砂仁振奋胃气，取阳生阴长之意。

五、护理预防

对头面部红肿处应加以保护，注意局部卫生，严禁挤压肿痛处及用灸法治

211

疗。每日宜用生理盐水漱口 2～3 次，用眼药水滴眼 2～3 次，以免口、眼受热毒之侵。患者要充分休息，保证足量饮水，饮食宜清淡、易消化并富于营养，忌食辛辣、醇酒、厚味食物，以免生热助邪。壮热不退者，可采用物理降温，如冰袋、酒精擦浴等。

流行季节，不宜去公共场所，对患者应进行隔离，直至病愈为止，以免互相传染。故石寿棠在《温病合编》中强调"大头天行，亲戚不相访问"。平时要注意口腔、鼻腔黏膜的卫生，积极治疗口腔黏膜及鼻腔黏膜的病变，戒除挖耳、挖鼻等不良习惯，以减少局部感染风热时毒的机会。

第十五章

烂 喉 痧

一、概述

烂喉痧是外感温热时毒而引起的一种急性温热病,属于温毒范围。临床以发热,咽喉肿痛糜烂,肌肤丹痧密布等为主要特征,多发于冬春两季。本病有多种病名,都是根据发病特点和临床表现而命名的。如因其有咽喉溃烂、肌肤丹痧,故称为"烂喉痧"、"烂喉丹痧";因其肌肤发生的痧疹赤若涂丹,又称为"丹痧";因其能相互传染,引起流行,属于疫病,故又名"疫喉痧"、"疫喉"、"疫毒痧"、"疫疹"、"疫痧"等;因其感受时行之气而发,故又称为"时喉痧"等。

(一) 病名沿革

关于本病的记载,究竟始于何时,有不同的说法。有人认为东汉张仲景《金匮要略》所述之"阳毒",症见面赤斑斑如绵纹,咽喉痛,唾脓血等表现,与本病相似。隋代巢元方《诸病源候论》所载之"阳毒",亦类似本病,且将其归于"时气候",指出其有传染性,甚至能酿成流行。唐代孙思邈《千金翼方》列有"丹疹"的治疗方药,可能包括本病的治疗在内。烂喉痧的系统论述主要见于清代医学文献,故有人认为本病是 18 世纪初始从国外传入我国。清代温病学家叶天士《临证指南医案·卷四·疫门》记录了治疗以咽痛、痧疹为主症的病案,其中所描述的"喉痛,丹疹,舌如珠,神躁暮昏"等表现与本病酷似,可认为是本病首次较可靠的病例记录。此后,金保三在《烂喉丹痧辑要》中记载:"雍正癸丑年间,有烂喉痧一症,发于冬春之际,不分老幼,遍相传染,发则壮热烦渴,丹密肌红,宛如绵纹,咽疼痛肿烂,一团火热内炽",较为真实地记录了本病在我国流行的情况。清代有关本病的专著较多,约有十余部,如陈耕道的《疫痧草》、夏春农的《疫喉浅论》等,对于烂喉痧的发生发展机理、辨治方法及防治措施等均作了较为系统的论述,积累了丰富的经验。

(二) 烂喉痧与西医学疾病的关系

根据烂喉痧的发病情况及临床特征,可以认为本病即现代医学所说的猩红热,临证可参考本病进行辨证施治。

二、病因病机

（一）病因与发病

本病病因为外感温热时毒。温热时毒多形成于冬春季节，具有风热病邪的主要性质，但热毒之性较为突出，致病后易发生局部的红肿糜烂，故温热时毒又称为痧毒。若人体正气亏虚，不能抗邪，或起居不慎，寒温失调，腠理疏松，则外界的温热时毒极易侵入人体而引起发病。如陈耕道《疫痧草·辨论疫毒感染》说："其人正气适亏，口鼻吸受其毒而发者为感发，家有疫痧人，吸受病人之毒而发者为传染，所自虽殊，其毒则一也。"

（二）病机演变

温热时毒由口鼻而入，口鼻通于肺胃，故肺胃首先受病。咽喉为肺胃之门户，皮毛与肌肉分别为肺胃所主。病初肺卫受邪，则见发热恶寒；热毒充斥肺胃，肺胃热毒上攻咽喉，故红肿疼痛，血败肉腐则糜烂。肺胃热毒窜扰血络，则肌肤丹痧密布。正如何廉臣所说："疫痧时气，吸从口鼻，并入肺经气分则烂喉，并入胃经血分者则发痧。"又说："喉痧气血同病，内外异形，其病根不外热毒，热胜则肿，毒胜则烂。"因此，本病的两大临床特征是：咽喉肿痛糜烂，肌肤密布丹痧。若感温热时毒较轻，人体正气较强，能够抗邪外出，或通过治疗，肺胃气分热毒外解，则病可向愈；若感受温热时毒较重，正气较弱，正不敌邪，治疗不及时或不恰当，则邪毒可进一步内陷营血，出现气营（血）两燔的重证。此时，咽喉肿痛糜烂加剧，甚则可阻塞气道，肌肤丹痧密布，紫赤成片，并可见舌绛干燥起芒刺，状如杨梅。不仅如此，热毒还可迅速内陷心包，堵塞机窍，逼乱神明，出现神昏、谵语、肢厥等症状，病情甚为凶险，甚至因热毒内闭、正气外脱而导致死亡。所以，《疫痧草·辨论疫邪所由来》说："疫毒直干肺脏，而喉烂气秒，盛者直陷心包，而神昏不救，瞬息之间，人命遂夭殂。"本病后期，多表现为余毒未尽、阴液耗伤之候，可见低热、咽痛、肌肤甲错、脱屑、舌红苔少等。

此外，在本病病变过程中或病后，热毒可以伤及心气而致心悸、脉结代；或可夹湿邪窜入经络关节而致关节疼痛、肿大；若伤及肺、脾、肾，则可使其运化、转输、排泄水液的功能受到损害，因而出现水湿溢于肌肤的水肿。

烂喉痧的病机演变示意图：

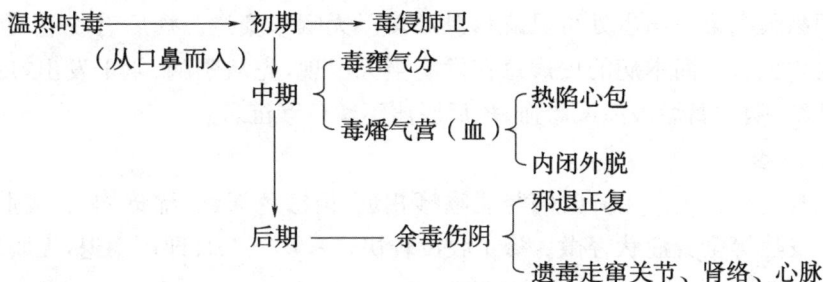

温热时毒 ——————→ 初期 ——→ 毒侵肺卫
（从口鼻而入）
中期 ⎰ 毒壅气分
⎱ 毒燔气营（血） ⎰ 热陷心包
⎱ 内闭外脱
后期 —————— 余毒伤阴 ⎰ 邪退正复
⎱ 遗毒走窜关节、肾络、心脉

病机要点：

（1）初起邪在肺卫即有热毒搏结之征。

（2）中期以气分肺胃热毒壅盛，上攻咽喉，外窜肌肤为主要病理变化。

（3）感邪较重，痧毒炽盛可燔灼营血，内陷厥阴，甚至内闭外脱。

（4）后期多为阴液损伤而余毒未尽之象。

三、诊断与鉴别诊断

（一）诊断依据

1. 本病多发生于冬春季节。

2. 每有与烂喉痧病人密切接触的病史。

3. 本病的临床特征是：起病急骤，发热，咽喉肿痛糜烂，肌肤丹痧密布，舌红绛起刺状如杨梅。多数患者在发病后 12～24 小时内出现丹痧，最早见于腋下、腹股沟及颈部，一般在 24 小时内遍布全身。皮疹为弥漫性红色小点，点疹之间呈一片红晕。当丹痧遍布全身后，发热便逐渐降退。丹痧消退后有脱屑，但无色斑痕迹。

（二）鉴别诊断

烂喉痧应与白喉、麻疹、风疹、药疹等鉴别。

1. 白喉

本病与白喉均可见于冬春季节，都有咽喉肿痛。两者的区别是：白喉患者的咽喉部可见典型的白色伪膜，不易剥离，若强行剥离则易出血，且肌肤无丹痧，发热之势多不壮盛，面颊不显红晕而是苍白；烂喉痧则以咽喉肿痛糜烂、肌肤丹痧为特点，咽喉糜烂的白色分泌物易擦掉，且热势一般较白喉为高。

2. 麻疹

本病与麻疹都常于冬春季节发病，均有皮疹，二者的主要区别在于：麻疹的皮疹出现较迟，一般在起病后 3 日出现，先从发际、头面发出，然后遍布全身，最后手足心均现疹点，皮疹之间可见正常皮肤。90％的患者于发病 2～3 日，口腔两侧颊黏膜靠第一臼齿处可见麻疹黏膜斑。无咽喉糜烂。疹后有脱屑,并留有棕色色素沉着。而本病的皮疹每在发病当天出现,先从颈胸、躯干发出,皮疹间皮肤潮红,咽喉腐烂破溃或渗血,疹后脱屑不留色素沉着。

3. 风疹

虽其疹子初现及出齐时间与烂喉痧相近,但疹色淡红,稀疏均匀,皮肤有瘙痒感。发热等全身症状轻微。疹子收没较快,一般2～3日即可隐退,无脱屑。

4. 药疹

药疹四季皆可发生,有在近期服用药物的病史,无杨梅舌,一般无咽喉红肿糜烂。

四、辨证论治

(一) 辨证要点

1. 辨病程阶段

烂喉痧以外感温热时毒为病因,而时毒之邪不仅具有攻窜、壅结之性,而且远较一般温热病邪为烈。故本病初起即可见到咽喉肿痛,肌肤丹痧隐现等时毒壅结咽喉、窜及血络之证,并迅速发展为咽喉糜烂,丹痧密布。其肺卫证候往往为时甚短,时毒迅即内传,壅遏肺胃,充斥内外,或为气分热毒炽盛,或为气营(血)两燔,甚至可出现内陷心包、内闭外脱等凶险之候。所以对本病的辨析,固然当以卫、气、营、血为辨,但往往因其界限不甚清晰,而又有初、中、末三期之辨。初期,以肺卫证候或卫气同病为特征;中期,以气分证候或气营(血)两燔为特征;末期,以余毒未净,阴津大亏为特征。其中,以中期为本病之极盛时期,病情最为重笃,时毒内闭心包,甚至内闭外脱等险恶之证,也大多见于此期。

2. 辨病势顺逆

烂喉痧起病骤急,病情重,传变快,若时毒甚剧者,尚可危及患者生命,所以为了掌握治疗的主动权,辨其证候之顺逆甚为重要。一般说来,当从察痧、视喉、观神、切脉及呼吸缓急、热势高低六个方面予以辨识。凡痧疹颗粒分明,颜色红活,咽喉糜烂不深,神清气爽,随着疹子出齐热势逐渐下降,呼吸亦归平稳,脉浮数有力者,为正能胜邪,温热时毒有外达之机,属于顺证;若痧疹稠密,甚至融合成片,颜色紫赤,或急现急隐,咽喉糜烂较深,热势亢盛,身热不降或骤然降于正常之下,神昏谵语,呼吸不利,脉细数无力者,则为正不胜邪,邪毒内陷,属于逆证。

(二) 治则治法

本病的治疗以清泄热毒为基本原则。夏春农在《疫喉浅论》中特别指出:"疫喉痧治法全重乎清也,而始终法程不离乎清透、清化、清凉攻下、清热育阴之旨也。若参入败毒之品更妙。"即初期邪在卫表,病邪较轻,病位较浅,治宜辛凉清解,以透邪外出。及至中期,病邪传里,热极化火,亢炽于气分者,宜清火解毒,若见阳明腑实者可用苦寒攻下以泄热;热毒陷入营血者,应注重清营凉血,若为气营(血)两燔,则宜清气凉营(血)并施。后期营阴津液耗伤而余毒未尽者,治以滋养营阴为主,兼清余邪。正如《疫喉浅论》所说:"首当辛凉透表,继用苦寒泄热,终宜甘寒救液。兼痰者清化之,兼湿者淡渗之,兼风者清散之。辛温升托皆在所禁。"

(三)证治分型

1. 毒侵肺卫

【临床表现】 初起憎寒发热,继则壮热烦渴,咽喉红肿疼痛,甚或溃烂,肌肤丹痧隐约,苔白欠润,或有珠状突起,舌红,脉数。

【病机分析】 本证为温热时毒外袭肌表,内侵肺胃所致。邪犯卫表,卫气闭郁,邪正相争,则见憎寒发热;其后肺胃邪热转盛,则热势壮盛;邪热扰心,热盛伤津,故见心烦口渴;咽喉是肺胃之门户,毒侵肺胃,上攻咽喉,故见咽喉红肿疼痛,甚则血败肉腐溃烂;肺主皮毛,胃主肌肉,肺胃热毒外窜肌肤,则肌肤见丹痧隐约。苔白欠润为邪在卫表之征,舌红、脉数为热毒偏盛之象。

【治疗方法】 透表泄热,清咽解毒。

【代表方剂】 清咽栀豉汤(《疫喉浅论》)

生山栀 9g,香豆豉 9g,香银花 9g,苏薄荷 3g,牛蒡子 9g,粉甘草 6g,蝉衣 2.4g,白僵蚕 6g,乌犀角 2.4g(磨冲),连翘壳 9g,苦桔梗 4.5g,马勃 4.5g,芦根 30g,灯心二十寸,竹叶 3g。

水二盅,煎八分服。

温热时毒客于肌表,属于表热之证,故治以辛凉透解为主。本方用豆豉、薄荷、牛蒡、蝉衣、桔梗辛凉透表,宣肺散邪;银花、连翘、山栀、竹叶清泄邪热;以犀角凉解热毒;马勃、僵蚕、甘草解毒利咽;芦根清热生津止渴。

【临床运用】 本证系邪在卫表,故其治疗首重清透,使温热时毒能从汗而解。如夏春农明确指出:"首当辛凉解表。治疫喉入手之大关头,惟在善取其汗,有汗则生,无汗则死,可不慎哉。"丁甘仁亦谓:"烂喉丹痧以畅汗为第一要义。"所谓畅汗,是以辛凉清透为法,使表气通畅,热达腠开,从而达到邪从汗透,热随汗泄的目的。即以汗出通畅作为邪热外透的标志,所以又有得汗则安的说法。但临床运用时,切不可把汗出作为目的,滥用辛温升托之品以强取其汗,以免助热伤阴加重病情。其次,由于温热时毒的温热之性更甚于一般温邪,故初起治疗虽以辛凉解表为主,但清里亦不容忽视,即在辛凉之中合以清热解毒、清泄热邪之品,表

217

里兼顾,则更为适宜。正如陈耕道所说:"疏散清化,宜并进之。"

本证虽见肌肤丹痧隐约,但其病机是肺胃热毒外窜肌肤而致,故临床治疗时不可误认为是邪陷营血分而滥用清营凉血之品。同时,本证治疗虽以透达热毒为原则,但亦不可过用寒凉,以免有凉遏冰伏之弊。

表郁较重者,可酌情加入荆芥、防风等以辛散表邪。咽喉肿痛明显者,可加入挂金灯、橄榄、土牛膝根等清热利咽。

咽喉红肿,尚未糜烂者,可外用玉钥匙吹喉。

玉钥匙(《证治准绳》)

焰硝一两半,硼砂半两,脑子(冰片)一字,白僵蚕二钱五分。

上为末,研匀,以竹管吹半钱许入喉中。

本散为喉科的常用外治药,功能清热消肿。方中用焰硝软坚散结解毒;硼砂清热化痰,解毒防腐;冰片开结散郁,清热止痛防腐;僵蚕祛风散结解痉。对喉痧初起,咽喉红肿未糜烂者,用之较为合适。

此外,尚可用土牛膝根洗净,捣自然汁,重汤炖温,频频漱喉;或用射干不拘多少,开水浸泡绞汁,加醋少许,噙漱。

2. 毒壅气分

【临床表现】壮热,口渴,烦躁,咽喉红肿腐烂,肌肤丹痧显露,舌红赤有珠,苔黄燥,脉洪数。

【病机分析】本证系表邪已解,肺胃邪热渐盛,热毒壅结气分所致。气分热盛,燔灼于里,故见壮热、口渴、烦躁;肺胃热毒上炎,壅结咽喉,导致膜败肉腐,故见咽喉红肿腐烂;毒外窜肌肤血络,故见丹痧显露。舌红赤有珠,苔黄燥,脉洪数均为气分热毒炽盛的征象。本证虽见肌肤丹痧显露,但病位仍以气分为主。

【治疗方法】清气解毒。

【代表方剂】余氏清心凉膈散(《温热经纬》)

连翘 9g,黄芩 9g,山栀 9g,薄荷 3g,石膏 6g,桔梗 3g,甘草 3g,竹叶七片,水煎服。

本证虽属热毒炽盛,但病位偏上,病势向外,故仍应以轻清为主,以透泄郁热。余氏清心凉膈散即凉膈散去硝、黄加石膏、桔梗而成。方用生石膏大清气分之热;连翘、黄芩、竹叶、山栀清火泄热;薄荷、桔梗、甘草轻宣上焦气机,兼利咽解毒。全方共奏清气解毒,凉膈泄热之功。

【临床运用】若兼大便秘结者,酌加大黄、芒硝通腑泻热;邪热结于颈项,肿痛坚硬者,加川贝、蒲公英、赤芍以活血化痰,清热解毒;气分热毒极盛者,还可加入银花、大青叶、连翘等以增强清泄热毒之功。

咽喉红肿腐烂者,可同时用锡类散少许,吹于患处,以清热解毒,去腐生新。或加用六神丸口服。

锡类散(引《金匮翼》)

象牙屑三分(焙),珍珠三分(制),青黛三分(飞),冰片三厘,壁钱二十个(用泥壁上者),西牛黄五厘,焙指甲五厘。

共研细末,密装瓷瓶内,勿使泄气,每用少许吹于咽喉患处。

锡类散亦为喉科常用吹喉药,能清热解毒,去腐生肌,对咽喉肿痛又有破溃糜烂者,用之较为适宜。

3. 毒燔气营(血)

【临床表现】咽喉红肿糜烂,甚则气道阻塞,音哑气急,丹痧密布,红晕如斑,赤紫成片,壮热,汗多,口渴,烦躁,舌绛干燥,遍起芒刺,状如杨梅,脉细数。

【病机分析】本证系邪毒化火,燔灼气血所致,病情重笃凶险,易出现各种危急变证。气分热盛,故见壮热,汗多,口渴,烦躁;营血热炽,迫血外溢,则见丹痧密布,红晕如斑;气血热势燔灼,上炎于咽喉导致血肉腐败,故咽喉肿痛更加严重,且有腐烂、渗血,甚则可致气道阻塞不通;热毒化火,热灼营阴,则见舌绛干燥,遍起芒刺,状如杨梅,脉细数。

【治疗方法】清气凉血(营),解毒救阴。

【代表方剂】凉营清气汤(《丁甘仁医案》)

犀角尖 1.5g(磨冲),鲜石斛 24g,黑山栀 6g,牡丹皮 6g,鲜生地 24g,薄荷叶 2.4g,川雅连 1.5g,京赤芍 6g,京玄参 9g,生石膏 24g,生甘草 2.4g,连翘壳 9g,鲜竹叶三十张,茅芦根各 30g(去心节),金汁 30g(冲服),水煎服。

方用栀子、薄荷、连翘壳、川连、生石膏清透气分邪热;用玄参、石斛、竹叶、芦根、茅根甘寒生津,清泄热毒;用犀角、丹皮、生地、赤芍、金汁清热解毒,凉血活血。本方有玉女煎、凉膈散、犀角地黄汤诸方合用之意,共奏两清气血(营),解毒生津之效。

【临床运用】痰多者,可加竹沥 30g 冲服。咽喉红肿腐烂者,可加用六神丸口服,或用珠黄散或锡类散少许,吹于患处,以清热解毒,去腐生新。

珠黄散(《太平惠民和剂局方》)

珍珠(豆腐制)9g,西牛黄 3g,研为极细末,无声为度,密贮勿泄气。

若兼有热毒内陷心包,症见灼热昏谵,遍身丹痧紫赤成片,肢凉脉沉等,可配合安宫牛黄丸或紫雪丹(见风温章)冲服,以清心开窍。如见丹痧突然隐没,神识昏愦,肢体厥冷,全身汗出,气息微弱,脉细弱或沉伏等症状,属内闭外脱之证,宜急用参附龙牡汤救逆固脱,配合安宫牛黄丸清心开窍。若治疗后闭脱之危得救而热毒复盛,仍当投用清泄热毒之剂进行治疗。

4. 余毒伤阴

【临床表现】 咽喉腐烂渐减,但仍疼痛,壮热已除,唯午后仍低热,口干唇燥,皮肤干燥脱屑,脉象细数,舌红而干。

【病机分析】 本证见于烂喉痧恢复期。热毒已衰退,故壮热已除;余毒未净,肺胃阴液未复,故见午后低热持续,咽喉轻度糜烂,仍有疼痛;肺胃阴伤故见口干唇燥,皮肤干燥脱屑等症。脉细数,舌红而干等,均系阴津耗损的征象。

【治疗方法】 滋阴生津,兼清余热。

【代表方剂】 清咽养营汤(《疫喉浅论》)

西洋参 9g,大生地 9g,抱木茯神 9g,大麦冬 9g,大白芍 6g,嘉定花粉 12g,天门冬 6g,玄参 12g,肥知母 9g,炙甘草 3g。

水四盅,煎六分,兑蔗浆一盅温服。

本方以甘寒生津养阴药为主体,重在滋阴生津。方中用西洋参(可用北沙参替代)益气养阴;天冬、麦冬、生地、玄参甘寒养阴;白芍、甘草酸甘化阴;知母、花粉滋养阴液并兼清泄余热;茯神宁心安神。

【临床运用】 若余毒较著,低热、咽痛较明显者,可加入青蒿、银花等清热解毒,透泄热邪;若兼腰痛、尿血,为阴伤动血,宜加女贞子、旱莲草、白茅根、小蓟、山栀仁等以凉血止血;若兼四肢酸痛,甚则关节难以屈伸者,宜加丝瓜络、川牛膝、赤芍、桃仁等以化瘀通络。咽喉糜烂未愈者,仍可用锡类散、珠黄散等外吹患处。

五、护理预防

患者应卧床休息,多喝开水。饮食宜选清淡之物,且以流质或半流质为宜,忌食鱼腥海鲜及辛辣之品。注意口腔卫生,以温盐水漱口,每日数次,或选用西瓜霜含片。咽喉分泌物过多时,应做好吸引工作。脱屑期间,宜用炉甘石洗剂,以减少瘙痒。病室应保持空气流通。

烂喉痧多发于冬春两季,预防本病首先应顺应冬日"养藏"和春日"养生"之道,使人体元气得以秘藏,正气得以生发,正盛则能却邪,方有骤逢温热时毒而不发病,或虽病而病情亦较轻微。猩红热主要通过飞沫或经飞沫污染的用物传染,因此,对传染源应加强消毒与隔离。患者病愈后,咽部培养链球菌阴性者方可解除隔离。已被污染的用品,应予消毒处理。对带菌者,应接受 10 天青霉素治疗。如系与儿童密切接触的人员,应暂时脱离接触,直至咽培养阴性。对与患者密切接触者,应加强监管,一旦发现病兆即应隔离。该病流行期间,应尽量避免儿童集会或到公共场所,若去公共场所,应戴口罩。

第十六章
《温热论》选读

第一节 温病大纲

【原文】

温邪上受,首先犯肺,逆传①心包。肺主气属卫,心主血属营,辨营卫气血虽与伤寒同,若论治法则与伤寒大异也。(1)

【词解】

① 逆传:病变特殊的传变形式,病情突然加重。

【释义】

本条论述温病的病因、病理特点以及温病和伤寒在治疗方面的区别。首先提出"温邪"是温病的病因。所谓"温邪"是指自然界致病邪气中具有温热性质的一类病邪。主要包括"六淫"温邪中的风热、暑热、湿热、燥热之邪以及温毒和疠气等。温邪具有温热性质,致病后出现发热及相关的阳性证候。其致病与时令季节相关,侵入人体大多来势较急,发病迅速,传变较快。"上受"是指温病的感邪途径,主要是指病邪从呼吸道和消化道侵入人体。因肺居上焦,开窍于鼻,外合皮毛,与卫气相通,温病发病常常首见肺卫病证,所以温病的病变特点是"首先犯肺"。

温病的传变有顺传、逆传两种趋势,虽条文仅提出"逆传心包",但逆传是相对于顺传而言,如王孟英所说:"然则温病之顺传,天士虽未点出,而细绎其议论,则以邪从气分下行为顺,邪入营分内陷为逆也。苟无其顺,何以为逆。"可见温病首犯肺卫,治疗及时可从外解,否则可由肺卫顺传阳明,或逆传心包。而逆传心包则是病邪由肺卫直接传入心包,出现神昏谵语等危重病证。至于邪在胆、胃、肠、三焦等脏腑或在营分、血分而出现心包见症,一般不称为"逆传心包",而称为"邪传心包",与在肺卫之邪直接传心包的病证有所区别。

由于肺与心同居上焦,肺主一身之气,与卫气相通;心主一身之血,与营气相通。肺与心同处于上焦,与卫气营血的生成、运行有密切的关系,所以叶天士提出"肺主气属卫,心主血属营"。

叶天士认为伤寒与温病在辨证方法上有相似之处。其根据是:伤寒亦有用营卫气血来分析病机的,如《伤寒论》中所说的"卫气不和"、"卫气不共荣气谐和"、"荣弱卫强"、"血弱气尽"、"荣气不足,血少故也"等。而且在《伤寒论》中也论及了有关血分的病变,如衄血、便血、吐血等出血病证,还有蓄血证、热入血室证等。叶天士的卫气营血辨证理论也是用卫气营血来概括、分析温病过程中的病机变化,所以说"辨营卫气血与伤寒同"。温病学的卫气营血理论是一套完整的辨证论治理论体系,与《伤寒论》中的营卫气血是完全不相同的,因为温病与伤寒是两类不同性质的外感病,病因性质有寒温之别,侵犯部位各有所异,治疗上有很大区别,故叶天士强调"若论治法则与伤寒大异也"。温病初起,多属温邪在肺卫,治疗以辛凉解表为主;伤寒初起,多属寒犯太阳,治疗以辛温解表为主。温病中期邪热亢盛,治疗以清泄邪热为基本原则;伤寒中期既可表现为里热炽甚,也可出现阴寒内盛,治疗当根据具体的病变,采用清热或散寒之法。温病后期易于出现阴液损伤,治疗以养阴为主;伤寒后期多以阳虚为主要病变,治疗当注重温阳。

【原文】

大凡看法,卫之后方言气,营之后方言血。在卫汗之可也,到气才可清气,入营犹可透热转气,如犀角、玄参、羚羊角等物,入血就恐耗血动血,直须凉血散血,如生地、丹皮、阿胶、赤芍等物。否则前后不循缓急之法,虑其动手便错,反致慌张矣。(8)

【释义】

本条论述"卫气营血"证候病机的浅深层次及其相应的治则。"卫之后方言气,营之后方言血",是继"肺主气属卫,心主血属营"后,进一步表明卫气营血病机的浅深层次及轻重程度。这一传变过程是温病的一般的、常见的传变方式,卫气营血四个病变阶段只是反映了温病大致的发展层次,在每个阶段还有许多具体的证候类型,如在卫之邪有风热、湿热、暑热、燥热之别;在气分之病有在肺、胃、脾、胆、肠等之别;在营之邪有营热炽盛、营阴耗损等之别;在血分之病有瘀热阻于下焦、瘀热交结于胸、热入血室之别。

邪在卫分,主以汗法。这里所说的"汗法"是指用辛凉透达之剂,辛能宣散,凉能清解,意在宣肺透解使邪热外达。邪入气分才可清气,"才可"二字提示了用清气法必须在确定邪入气分后,不可早用、滥用,以防寒凝郁遏之弊。入营犹可透热转气,"犹可"二字点出了邪入营分后的治疗仍要强调使邪热外透而解。邪热入营治疗当以清营为主,但在清营的同时可加入透泄之品,立足透邪外达,使营分邪热转出气分而解。故叶天士所举药物如犀角、玄参、羚羊角等均为清营凉血之品,再配合银花、连翘、竹叶等清泄之品,方可达到透热转气的目的。邪入血分后的主要病理是血热炽盛,热盛动血是血分证病理的始动因素,在这一因素的作用下可产生"耗血"、"瘀血"和"出血"的病理改变。耗血是耗伤营阴和血液;瘀血是由热盛动血,迫血妄行,血溢脉外,滞而不行,或血热炽盛,煎熬血液,血液浓缩黏稠所致;血热迫血妄行即或产生出血。由此可见,血分证的病机由血热、瘀血、阴血耗伤、出血四个方面组成。血分证的治疗当以凉血清热解毒为基本大法,配合活血化瘀、滋养阴血诸法,叶天士所列举的药物如犀角、生地、丹皮、阿胶、赤芍等,即体现了这一治疗思想。

第二节　邪在肺卫

【原文】

盖伤寒之邪留恋在表,然后化热入里,温邪则热变最速。未传心包,邪尚在肺,肺主气,其合皮毛,故云在表。在表初用辛凉轻剂。挟风则加入薄荷、牛蒡之属,挟湿加芦根、滑石之流。或透风于热外,或渗湿于热下,不与热相搏,势必孤矣。(2)

【释义】

本条论述伤寒与温病传变的区别,并提出温邪在表夹风夹湿的不同治法。伤寒与温病的病因有寒温之别,所以在感邪发病之后,其病变的发展过程也会有所不同。伤寒是外感寒邪致病,寒为阴邪,寒邪束表,必经"寒郁化热"的过程才可逐渐转化为里热证,故称"留恋在表"。温病是温邪犯肺,温为阳邪,其性属热,无需化热过程即表现为表热证,其传变迅速,很快内传入里,且每易逆传心包产生骤变;或在病初即见里热见症;也有在表之热邪径入营分或血分。故叶天士说:"温邪则热变最速",并以此作为与伤寒在传变上的主要区别点。

对于温邪在表的治疗,叶天士提出温病初起当用"辛凉轻剂",是用轻清宣透之品,宣肺泄卫,祛除在表之邪,如银翘散、桑菊饮等,不可误用辛温之品,助火化燥。

温病初起夹风者主要是指风热之邪而言的,其病变在肺卫,实际上是指风热表证,治疗当以辛凉疏泄为法,可用薄荷、牛蒡之类药物为主组方。温病初起夹湿者主要是指湿热病邪为患,其病变部位在表,实际是指湿热郁阻肌表之证,治疗当以疏化肌表湿热之邪为法,可用芦根、滑石等药物为主组方。这里所说的"夹风"、"夹湿"虽然是指温病表证的病理特点,但其指导意义却不限于表证,为后世温病学根据病证性质将温病分为温热和湿热两大类打下了基础。

223

【原文】

不尔,风挟温热而燥生,清窍①必干,为水主之气②不能上荣,两阳③相劫也。湿与温合,蒸郁而蒙蔽于上,清窍为之壅塞,浊邪害清④也。其病有类伤寒,其验之之法,伤寒多有变证,温热虽久,在一经不移,以此为辨。(3)

【词解】

① 清窍:指眼、耳、鼻、口等上部诸窍,也有称心窍为清窍的。本文指前者。

② 水主之气:水主之气包括肺肾之气。因为肾主水,肺属金而生水。

③ 两阳:指风邪和温邪,二者都是阳邪。

④ 浊邪害清:"浊",指湿邪,"清"指清窍。即湿热熏蒸,上蒙清窍,致使耳、鼻失灵,出现耳聋、鼻塞等症状。

【释义】

本条进一步论述温热夹风夹湿的证候表现,以及与伤寒的鉴别要点。温热夹风的病机特点是"两阳相劫",证候特点是"清窍必干"。温邪和风邪均具有温热属性,故称为"两阳",而"清窍"则是指头面部目、耳、鼻、口诸窍,温热夹风为患,两阳相遇,风火交炽,必耗伤津液,致使无津上荣,而出现口、鼻等头面清窍干燥之象,突出了温病易损伤阴液的病理特点。温热夹湿者,其病机特点是"浊邪害清",证候特点是"清窍壅塞"。湿为阴邪,重浊黏腻,热为阳邪,熏蒸向上,湿热相搏,热蒸湿动,势必蒙蔽于上,致使清阳之气被阻遏,必然出现耳聋、鼻塞等症,即叶天士所说的"浊邪害清",突出了湿热病证的病理特点。

这里的"温热"实际上是指湿热而言,与伤寒有相类之处,如二者在初起之时,都可以表现为发热,恶寒,身重疼痛,口多不渴,苔白等。然而,这仅是某些现象的相似绝非本质的相同。至于伤寒与温病之异,叶天士主要是从传变情况来区别,指出"伤寒多有变证",由于伤寒初起留恋在表,然后化热入里,传入少阳、阳明,或传入三阴,病情由热转寒,性质多变。温热夹湿证,湿蕴热蒸,病情传变较慢,主要稽留于气分阶段,故叶天士曰:"温热虽久,在一经不移。"

第三节 邪陷营血

【原文】

前言辛凉散风,甘淡驱湿,若病仍不解,是渐欲入营也。营分受热,则血液受劫,心神不安,夜甚无寐,或斑点隐隐,即撤去气药①。如从风热陷入者,用犀角、竹叶之属;如从湿热陷入者,犀角、花露②之品,参入凉血清热方中。若加烦躁,大便

不通,金汁③亦可加入,老年或平素有寒者,以人中黄④代之,急急透斑为要。(4)

【词解】

① 撤去气药:指除去治疗邪在卫分所用的透风渗湿药。

② 花露:是用花类药物置水上蒸发,取其蒸出的水气用。这里指菊花露,或金银花露。

③ 金汁:药名,即粪清,性味苦寒,具有清热解毒之功。

④ 人中黄:药名,为甘草末置竹筒内,于人粪坑中浸渍后的制成品,性味甘寒,具有清热解毒之功。

【释义】

本条论述温病热邪陷入营分的主症和治法。邪在肺卫根据夹风夹湿的不同,分别投以辛凉散风、甘淡祛湿之法,病仍不解,是邪热炽盛或正气抗邪能力不足,导致正不胜邪,病邪进一步深入,渐次陷入营分。

热邪入营主要的病机变化为"血液受劫,心神不安"。营分证的主症为"心神不安,夜甚无寐,或斑点隐隐"。这是由于心主血属营,营气通于心,故营分有热必导致心神不安,夜甚无寐。营血同行脉中,营热迫血外溢肌肤,则见斑疹隐隐。在这些主要见症外,章虚谷又补充"热入于营,舌色必绛"作为辨证营分证的主要指征。除此以外,营分证还当见身热夜甚,口干而不甚渴饮,时有谵语,脉细数等。从营分证的主要临床表现来看,其基本的病理改变为邪入营分,营热炽盛,干扰心神,灼伤营阴,波及血络。

营分证的治疗应注意以下三方面:一是撤去气药。这里所说的"气药"是泛指作用于卫分、气分的药物,因此时邪已入营分,治法亦当转以清泄营热为主,不能再按卫、气分证的治法用药。但这里应注意的是,"撤去气药"并非完全不能用气分之药,而是不能单纯用气分之药,因后文中所举的竹叶、花露等都属气分药;治疗营分证用"透热转气"的方法,在方药配伍中即用轻清邪热之气分药。二是主以凉血清营透热。以犀角为主药,但应视病证的性质而投用不同的药物。如从风热陷入者,加竹叶之类重在透泄热邪;如从湿热陷入者,加花露之类重在清泄芳化。因竹叶清香透热,适合于风热之邪陷入营分者;而花露(有认为是银花或菊花等经蒸馏成露而得者)性芬芳,有清化湿热之效,故适合于从湿热陷入营分者。三是注意清火解毒。对热毒极盛,锢结于里而症见烦躁,大便不通者,加入金汁以清火解毒,但因其性极寒凉,对老年阳气不足或素体虚寒者当慎用,可用人中黄代之。

【原文】

若斑出热不解者,胃津亡也,主以甘寒,重则如玉女煎,轻者如梨皮、蔗浆之类。或其人肾水素亏,虽未及下焦,先自彷徨①矣,必验之于舌,如甘寒之中加入咸寒,务在先安未受邪之地,恐其陷入易易②耳。(5)

【词解】

① 彷徨:犹疑不决,去向难以决定。

② 易易:前一易字为容易之意,后一易字为变化之意,即容易发生变化。

【释义】

本条论述斑出热不解的病机和治疗大法,并提出"务在先安未受邪之地"的治疗观点。一般认为,温病过程中出现斑疹说明病邪已深入营血,且陷入营血分之热有外泄之机,故斑出之后,热势理应下降直至解除。若斑既出而热势仍不解,则反映了热毒炽盛,消灼胃津,津伤不能济火,水亏火旺而热势呈燎原之势,即叶天士所谓"胃津亡"。但在理解时并不能仅局限于"胃津亡",在胃津亡的同时必然还存在着胃热亢盛这一方面,否则就不会出现斑出热不退的表现。治疗当以甘寒生津清热为主。证情轻者,用梨皮、蔗浆之类甘寒滋养胃津即可胜任;证情重者,予玉女煎加减,即投以清气凉营、退热生津之品。故叶天士所说的"主以甘寒"不仅是指甘寒滋养胃津,也包括了甘寒清除胃经热毒在内。

对于素体肾水不足者,邪热最易乘虚深入下焦,灼伤肾阴。对邪热是否危及下焦的判断依据,叶天士指出当验之于舌:若见舌质绛而枯痿,即提示为肾水不足,虽未见到明显肾阴被灼的症状,也宜在甘寒之中再加入咸寒之品兼滋肾阴,肾阴得充则邪热不易侵犯下焦而使病情加重,此即"务在先安未受邪之地"的措施,具有防患于未然的意义。

第四节 流连气分

【原文】

若其邪始终在气分流连者,可冀其战汗①透邪,法宜益胃,令邪与汗并,热达腠开,邪从汗出。解后胃气空虚,当肤冷一昼夜,待气还自温暖如常矣。盖战汗而解,邪退正虚,阳从汗泄,故渐肤冷,未必即成脱证。此时宜令病者,安舒静卧,以养阳气来复,旁人切勿惊惶,频频呼唤,扰其元神,使其烦躁。但诊其脉,若虚软和缓,虽倦卧不语,汗出肤冷,却非脱证;若脉急疾,躁扰不卧,肤冷汗出,便为气脱之证矣。更有邪盛正虚,不能一战而解,停一二日再战汗而愈者,不可不知。(6)

【词解】

① 战汗:即突然发生战栗而后全身汗大出的一种表现。多见于温病气分阶段。

【释义】

本条论述温邪流连气分的治法,重点讨论了战汗的原因、病理、临床表现、处理方法、预后以及与脱证的鉴别要点等。"流连气分"是温病邪在气分阶段的一种特殊的病理改变,温邪传入气分后,病邪留恋,既不外解,又未传入营血分,此时邪正相持,往往可通过战汗来透达邪气,治疗当用"益胃法"。所谓"益胃",不能简单理解为补益胃气,而是用轻清之品清气生津,宣展气机,并灌溉汤水,使能作汗,经过战汗,使气机宣通,热达于外,腠理开泄,邪气可随汗透出而病愈。

发生战汗的病因病机为温邪在气分流连,既不外解,又未深入营血,久在气分不去,此时正气尚未大衰,处于邪正相持状态,一旦体内正气振奋,聚积了一定的力量,有驱邪外出之势,就可发生邪正的剧烈交争,正气驱邪外出,从而发生战汗。战汗的作用正如叶天士所说:"邪与汗并,热达腠开,邪从汗出。"汗后热解,当肤冷一昼夜,后渐温暖如常,其脉虚软而缓。

战汗病解与脱证均可出现汗大出、肤清冷、身蜷卧等见症,战汗后也可能发生脱证,所以鉴别战汗病解与脱证非常重要,据叶天士原文,战汗与脱证的鉴别关键在于脉象与神志,其表现脉和缓,神清安卧者,是邪退正虚的现象;而脉急疾,甚或沉伏,或散大不还,或虚而结代,且神志不清,躁扰不安,则为脱证,预后不良。

战汗后的处理方法是"安舒静卧,以养阳气来复"。战汗后患者往往出现一昼夜内肤冷、神倦等临床表现,此种"肤冷、神倦"是邪正剧烈抗争后,阳气疲惫,元神未复所致。此时要保持环境安静,令其安卧静养,以待阳气还复,最忌惊扰,频频呼唤,反扰其神,不利于元气的恢复。

战汗后病情的转归有三个方面:①战后汗出热退,但见肢冷,蜷卧不语,脉虚软和缓,标志邪退而正虚。这是由于大汗之后,卫阳外泄,肌肤一时失却温养,为暂时性的阳虚现象,待阳气回还,肌肤即能恢复常温。②一战不解,或转而复热,需停一、二日再作战汗而愈,是邪盛而正虚之象。③战汗后见脉急疾,躁扰不卧,肢冷汗出,为正随汗脱的危重之象,即所谓"气脱"之证。

第五节 邪留三焦

【原文】

再论气病有不传血分,而邪留三焦,亦如伤寒中少阳病也。彼则和解表里之半,此则分消上下之势,随证变法,如近时杏、朴、苓等类,或如温胆汤之走泄。因

其仍在气分,犹可望其战汗之门户①,转疟之机括②。(7)

【词解】

① 门户:出路。

② 机括:机会。

【释义】

本条论述温邪夹湿留于三焦的治疗大法和转归。温邪久羁气分,不内传营血,则易形成"邪留三焦"证。《难经·三十一难》说:"三焦者,水谷之道路",若邪留三焦,则易造成气机郁滞,水道不利,水液输布失常,积而成痰或潴留成湿,形成温热夹痰湿之证。

温病邪留三焦证虽与伤寒少阳病均属少阳病变,但两者的病理和临床表现有别:伤寒为无形之邪,邪居半表半里,足少阳胆经枢机不利,症见寒热往来,胸胁苦满,心烦喜呕,默默不欲食,口苦咽干目眩等,治宜和解半表半里的小柴胡汤;本证为有形之痰热之邪停留三焦,阻遏上中下三焦气机,临床多见寒热起伏,胸满腹胀,溲短,苔腻等症,治疗当"分消上下之势"。所谓分消上下,是指宣展三焦气机,利湿化痰,祛除上中下三焦之病邪,又称为"分消走泄"。方药可用叶天士所列举的杏仁、厚朴、茯苓等或温胆汤(陈皮、半夏、茯苓、甘草、竹茹、枳实、大枣,方出《备急千金要方》)。

邪留三焦证是气分证病变之一,其病往往可以绵延日久。叶天士提出有两种转归:一是如治疗得法,气机宣通,痰湿得化,可望通过战汗打开邪与汗并出的道路。二是通过转为寒热往来如疟状,以逐渐外达而解,即所谓"犹可望其战汗之门户,转疟之机括"。

第六节　里结阳明

【原文】

再论三焦不得从外解,必致成里结。里结于何? 在阳明胃与肠也。亦须用下法,不可以气血之分,就不可下也。但伤寒邪热在里,劫烁津液,下之宜猛;此多湿邪内搏,下之宜轻。伤寒大便溏为邪已尽,不可再下;湿温病大便溏为邪未尽,必大便硬,慎不可再攻也,以粪燥为无湿矣。(10)

【释义】

本条论述三焦湿(痰)热之邪里结于阳明的治法,以及湿热病与伤寒运用下法的区别。"三焦不得外解"是指三焦湿(痰)之邪不能解除,"里结"是指湿(痰)

热内结，"阳明"指手阳明大肠与足阳明胃。"里结阳明"的病机特点为温邪与湿痰阻于胃肠，与肠中糟粕相结形成结滞，阻碍肠腑气机，缠绵难解。其主要临床表现为大便溏而不爽，色黄如酱，其气臭秽较甚等。此种病证多见于湿热性质的温病，如湿温、伏暑等。

本证为有形之邪内结，故仍当用下法治疗，但由于本证为热邪与湿痰夹滞，非阳明腑实，故不宜用承气汤苦寒下夺或咸寒软坚，而只宜用通导湿滞郁热之剂，故称"下之宜轻"。湿热病之里结，湿性黏腻重浊，非能速化，可一下再下，必待大便转硬方为邪尽，即"以粪燥为无湿矣"。

【原文】

再人之体，脘在腹上，其地位处于中，按之痛，或自痛，或痞胀，当用苦泄，以其入腹近也。必验之于舌：或黄或浊，可与小陷胸汤或泻心汤，随证治之；或白不燥，或黄白相兼，或灰白不渴，慎不可乱投苦泄①。其中有外邪未解，里先结者，或邪郁未伸，或素属中冷者，虽有脘中痞闷，宜从开泄②，宣通气滞，以达归于肺，如近俗之杏、蔻、橘、桔等，是轻苦微辛，具流动之品可耳。（11）

【词解】

① 苦泄：是"苦寒泄热"的简称。即用苦寒药，清泄或降泄里热痰湿的方法。

② 开泄：是"辛开宣泄"的简称。是以轻苦微辛的药，宣通气机，宣化湿痰之邪的方法。

【释义】

本条论述湿热痰浊蕴阻于胃脘的主症、治法，及多种类型痞证的证治鉴别。胃脘位于上腹部，处居中焦，若出现胃脘疼痛，压痛，或痞满胀闷，即属痞证。常见的痞证有以下几种类型：①湿热痰浊结于胃脘。由温邪与湿痰之邪互结，阻于胃脘所致。主要临床表现为胃脘痞胀，疼痛，按之痛，苔黄浊，治疗当用苦泄法，以小陷胸或泻心汤为主方。②痰湿阻于胃脘。由痰湿阻于胃脘，气机郁滞所致。主要临床表现为胃脘作痞、或痛、或胀，苔白而不燥、或灰腻，治疗当化痰燥湿，理气宽中。③表邪未解而里先结。由表邪未解，内陷于肠胃所致，主要临床表现为恶寒，发热，脘痞腹胀，大便秘结，苔黄白相兼，治疗当解表通里。④阴寒壅滞或中寒气滞。由阴寒凝聚，气滞湿阻所致，主要临床表现为胃脘痞闷，不渴，或喜热饮，苔灰白，治疗当用开泄法，理气化湿或配合温通阳气。而在上述各种痞证的鉴别中，舌诊尤为重要，故叶天士强调"必验之于舌"。

治疗痞证可用开泄法或苦泄法。所谓苦泄法是针对湿热痰浊之邪，郁阻中焦之证的治法，主用苦寒泄降之品，药如枳实、黄连、黄芩、瓜蒌等。开泄法是针对中焦湿阻气滞，湿未化热之证的治法，主用苦辛流动之品，常用药物如杏仁、蔻

229

仁、橘皮、桔梗等。苦泄与开泄运用的要点在于:苦泄法药性偏于苦寒,适用于湿已化热者;开泄法药性偏于苦温,适于湿未化热或湿重于热者。

第七节 论 湿

【原文】

且吾吴①湿邪害人最广,如面色白者,须要顾其阳气,湿胜则阳微也,法应清凉,然到十分之六七,即不可过于寒凉,恐成功反弃,何以故耶？湿热一去,阳亦衰微也;面色苍者,须要顾其津液,清凉到十分之六七,往往热减身寒者,不可就云虚寒而投补剂,恐炉烟虽息,灰中有火也,须细察精详,方少少与之,慎不可直率而往也。又有酒客里湿素盛,外邪入里,里湿为合。在阳旺之躯,胃湿恒多;在阴盛之体,脾湿亦不少,然其化热则一。热病救阴犹易,通阳最难。救阴不在血,而在津与汗;通阳不在温,而在利小便,然较之杂证,则有不同也。(9)

【词解】

① 吴:地名,即现在的苏州市及其附近地区。因春秋时吴国建都于此,故称吴。

【释义】

本条论述湿邪致病的特点及其治疗大法和注意点。湿邪致病的主要特点为:①具有明显的地域性。即"吾吴湿邪害人最广",因吴地处于东南沿海,气候潮湿,地势卑湿,容易出现湿邪为患。由此推而广之,凡有以上地理、气候特点的地域都有易致湿邪为患的可能性。②湿邪伤人每为外湿与里湿相合为病。如"酒客里湿素盛"者,若复感外湿,则易内外合邪而发为温病,即"外邪入里,里湿为合"之谓。

湿邪致病后的病理变化与体质有重要的关系,素体阳虚者,即"面色白者",感受湿邪后,易遏伏人体的阳气形成虚寒证,即"湿胜则阳微也"。素体阴虚火旺者,即"面色苍者",感受湿邪后,易化燥伤阴,加重阴虚火旺的程度。素体阳旺者,湿邪多从热化,病多归于阳明胃,其病机多呈热重于湿;素体阴盛者,湿邪化热较慢,病邪多在太阴脾经留恋久延,其病机多呈湿重于热,即"在阳旺之躯,胃湿恒多;在阴盛之体,脾湿亦不少"。胃湿是指湿从热化,热重湿轻,病位侧重于胃;脾湿是指湿邪化热较慢,湿重热轻,病位侧重于脾。胃湿与脾湿主要是指湿热证热偏盛或湿偏盛,不能完全理解为湿邪在胃或在脾。

湿为阴邪,易伤阳气,如遇面白无华而虚浮之人,多属素体阳气不足,复感湿邪,阳气更易被湿邪所伤,导致湿胜阳微。因而在治疗时应注意顾护阳气,如需用寒凉清热之法,要注意清凉不能过剂,即叶天士所说"十分之六七,即不可过于寒凉。"对于面色青苍而形瘦之人,多属阴虚火旺之体,感受湿热病邪,易化燥伤阴,治疗时应注意顾护津液,切忌温补,即使在疾病后期热减身凉的情况下,亦不可误认为虚寒证而投温补,以防余邪未尽,引起"炉灰复燃"。

温病的治疗以清热保津为基本原则,滋阴法在治疗温热病中属正治法,阴生则热退,热退则阴自复,故叶天士曰"温热病救阴犹易"。湿热性温病在出现湿遏阳气的病理变化时可用通阳之法,但通阳法用药多偏温,用之不当易助热伤津,加上湿性黏腻,缠绵难解,故曰"通阳最难"。

"救阴不在血,而在津与汗;通阳不在温,而在利小便",提出了湿热性质温病运用滋阴法和通阳法的要点。湿热性温病在运用滋阴法时,应着眼于顾护津液和补充阴液之耗损,防止病变中热盛伤阴,过汗伤津,不宜过用滋腻之品,补阴血,以防恋湿不解。湿热性温病在运用宣通阳气的治法时,应着眼于化气行湿,通利小便,使湿从下泻,热从外透,不宜过用温补阳气之品,以防助热恋邪。

第八节 辨舌验齿

一、辨白苔

【原文】

再舌苔白厚而干燥者,此胃燥气伤也,滋润药中加甘草,令甘守津还之意。舌白而薄者,外感风寒也,当疏散之。若白干薄者,肺津伤也,加麦冬、花露、芦根汁等轻清之品,为上者上之也。若白苔绛底者,湿遏热伏也,当先泄湿透热,防其就干也,勿忧之,再从里透于外,则变润也。初病舌就干,神不昏者,急加养正透邪之药;若神已昏,此为内匮矣,不可救药。(19)

【释义】

本条论述白苔的薄、厚、干燥和白苔绛底、初病舌干的辨证治疗。舌苔薄白:为外感初起,病邪在表之征。薄白而润者为外感风寒,当疏散之。薄白而干者提示肺津伤,肺位在上,应在疏解方中加入麦冬、花露、芦根汁等轻清上焦、滋而不腻之品以滋养肺津,即所谓"上者上之"。若投浓浊厚味,反直走下焦肝肾,与肺无涉,且易恋邪。薄白而干之苔,常见于外感风热,表邪未解而肺津已伤之证,同时可见舌边尖红。此外,还可见于燥邪犯于肺卫者。

舌苔白厚而干燥：为胃津不足而肺气已伤。肺主气布津,肺气伤则气津不化,苔见白厚;胃津伤而又失于布化,津不上承则舌面干燥。治疗当予滋润之品生津润燥,再加入甘草,取其甘味可补益肺胃之气,使其布津功能得复,津液自生,即所谓"甘守津还"。

白苔绛底：指舌质红绛,苔白厚而腻。上见白厚腻苔示湿邪阻遏,下见舌质红绛示热邪内伏,故为湿遏热伏之象,治当先开泄湿邪,湿开则热透。但泄湿之品多偏香燥,易有耗津之弊,应防其温燥伤津而见舌转干。然在一般情况下,用祛湿之品也不至于引起津液大伤,所以也不必忧虑舌干,因湿开热透后,津液自能恢复,舌苔自可转润,故曰"勿忧之"。

病初舌即干燥：因温邪为阳邪,在病起之初就可伤阴而见舌面干燥。但如起病之时舌干较甚,就可能不仅是温邪伤阴,而是素禀津气亏损,在病变过程中易发生正不胜邪之局面,所以应特别引起警惕,在辨证时要注意神志表现:如未见神昏者,预后尚好,当急予养正透邪,以补益津气,透达外邪。如已见神昏者,则属津气内竭,邪热内陷,施治较为困难,预后多不良。

【原文】

再舌上白苔粘腻,吐出浊厚涎沫,口必甜味也,为脾瘅①病,乃湿热气聚,与谷气相搏,土有余也,盈满则上泛,当用省头草②芳香辛散以逐之则退。若舌上苔如碱者,胃中宿滞挟浊秽郁伏,当急急开泄,否则闭结中焦,不能从膜原达出矣。(22)

【词解】

① 脾瘅：出自《素问·奇病论》,系过食甘肥而致湿热内生,蕴结于脾的一种病证,以口甘而黏腻,吐浊厚涎沫为主症。

② 省头草：即佩兰。

【释义】

本条论述脾瘅病和碱状苔的病理及辨治。脾主涎,开窍于口,在味为甘,湿热蕴阻脾胃,不能运化水谷,湿热上泛于口,故舌苔白而黏腻,口吐浊厚涎沫,口有甜味,即为《内经·奇病论》中所论之脾瘅病。此外,尚可见口中黏腻不爽、胸闷脘痞、不思饮食等症状。脾胃为湿热所困,是邪气有余,故称"土有余也"。治疗当用省头草之类芳香辛散以祛湿浊之邪。省头草即佩兰,有芳香化浊、逐散湿邪、醒脾泄热之功。在临床运用时,可视湿热之偏盛,配合其他化湿清热药物,如栀子、豆卷、厚朴、半夏、白豆蔻、黄芩等。

舌上苔白如碱状,即舌苔表现为苔白而质地坚实而不疏松。是胃中有宿滞夹秽浊郁状,一般可伴见脘腹胀满、嗳腐呕恶等症状。其与脾瘅病虽同属湿浊为患,但脾瘅病属湿热在脾,而本证为湿浊积滞。治疗以开泄为主,即开其秽浊,泄其宿滞,以免邪气闭结中焦,不能外达而致病情加重。

【原文】

若舌白如粉而滑,四边色紫绛者,温疫病初入膜原,未归胃府,急急透解,莫待传陷而入,为险恶之病,且见此舌者,病必见凶,须要小心。(26)

【释义】

本条论述湿热疫邪传入膜原的舌苔特征、病机、治法及预后。本条所说的温疫病实指湿热秽毒之邪所致的湿热疫,也就是吴又可《温疫论》中所论及的温疫。病之初起,邪在膜原,其舌苔多见白滑如积粉,舌边尖呈紫绛色,是秽湿内阻,遏伏热邪而致。据吴又可所述,其他临床见症有先憎寒而后发热,日后但热不寒,日晡益甚,头疼身痛。其病位在半表半里之膜原,尚未入里归胃腑。对于此证的治疗叶天士提出当急急透解,使病邪有外达之机,可用吴又可达原饮治之。因疫证传变极速,病情危重,变化多端,应及时治疗,否则每易导致邪陷内传而病情恶化。

二、辨黄苔

【原文】

再黄苔不甚厚而滑者,热未伤津,犹可清热透表;若虽薄而干者,邪虽去而津受伤也,苦重之药①当禁,宜甘寒轻剂可也。(13)

【词解】

① 苦重之药:指苦寒、质重,性质沉降的药。

【释义】

本条论述根据黄苔的润燥判别津伤与否,并确定相应的治疗方法。凡黄苔不甚厚而滑润不燥者,热虽传里,但尚未伤津,病属轻浅,宜清热透邪,使邪从外解;若苔薄而干燥者,虽属病邪已解,或邪热不甚,但已示津液受伤,此时禁用苦寒沉降的药物,宜用甘寒濡养津液,兼以清热。

三、辨黑苔

【原文】

若舌无苔而有如烟煤隐隐者,不渴肢寒,知挟阴病。如口渴烦热,平时胃燥舌也,不可攻之。若燥者,甘寒益胃;若润者,甘温扶中。此何故?外露而里无也。(23)

【释义】

本条论述舌上黑如烟煤隐隐者的寒热虚实辨证及其治疗。舌上无苔,仅现一层烟煤样的黑晕,这是黑苔的一种轻微类型。所主病证有寒热虚实之分:若见不渴,肢寒,舌面湿润者,属阴寒内盛之证,治宜甘温扶中。若见口渴,烦热而舌面干燥者,为胃燥阳热之证,肠腑没有热结,治疗不可攻下,只宜甘寒滋养胃津,因体内并无热结,故称"外露而里无也"。

【原文】

若舌黑而滑者,水来克火[①],为阴证,当温之。若见短缩,此肾气竭也,为难治。欲救之,加人参、五味子勉希万一。舌黑而干者,津枯火炽,急急泻南补北[②]。若燥而中心厚者,土燥水竭[③],急以咸苦下之。(24)

【词解】

① 水来克火:是根据五行生克关系提出的病理特点。提示阴寒盛而阳气衰。

② 泻南补北:是根据五行生克关系提出的治法。意即泻心热,滋肾阴。

③ 土燥水竭:是根据五行生克关系提出的病理特点。指脾胃热盛,肾阴耗竭。

【释义】

本条论述黑苔的辨治。舌苔黑而滑润,属阴寒证,病机为"水来克火",即阴寒内盛导致真阳衰微,常见肢冷脉微、下利清稀等虚寒证候。本条所说的黑苔与上条所说的舌面上有极薄的黑苔所主病证都是阳虚阴盛之证,但本条所说的黑苔色较深,为肾阳衰微,病情较重,治疗主以温阳祛寒。如此种舌苔兼见舌体短缩,属肾气竭绝,病情险恶难治。急救的方法是在所用方剂中加人参、五味子之类敛补元气。但这类病证的治疗相当困难,所以文中说"勉希万一"。

舌苔黑而干燥,属"津枯火炽",即肾阴枯竭而心火亢盛,当投以泻心火、滋肾水之法,如黄连阿胶汤之类。

舌苔黑燥而中心厚者,属"土燥水竭",即阳明腑实燥热太盛而下竭肾水所致,当投承气类,攻下腑实,使肾水免受其耗灼,即"急下存阴"。临床常用吴鞠通的增液承气汤等,既可下阳明之热,又可补少阴之水。

四、舌生芒刺

【原文】

又不拘何色,舌上生芒刺者,皆是上焦热极也,当用青布拭冷薄荷水揩之,即去者轻,旋即生者险矣。(20)

【释义】

本条论述舌生芒刺的病机及处理方法。叶天士提出:舌上生芒刺,无论舌苔为何色,均为上焦热极的表现。对舌上生芒刺者,可用青布蘸薄荷水揩拭。如揩而即去者,说明热邪尚未痼结,病情较轻;揩后芒刺虽去而旋即复生者,为热毒极盛,病邪痼结难解,病情重险的标志。

五、辨绛舌

【原文】

再论其热传营,舌色必绛,绛,深红色也。初传绛色,中兼黄白色,此气分之邪未尽也。泄卫透营①,两和可也。纯绛鲜泽者,包络受病也,宜犀角、鲜生地、连翘、郁金、石菖蒲等。延之数日,或平素心虚有痰,外热一陷,里络②就闭,非菖蒲、郁金等所能开,须用牛黄丸、至宝丹之类以开其闭,恐其昏厥为痉也。(14)

【词解】

① 泄卫透营:实指"清气透营",是针对邪入营分而气分病邪未尽的治法。

② 里络:这里指心包络。

【释义】

本条论述绛舌的辨治。邪在卫分、气分多见舌苔的变化,邪在营分、血分多见舌质的变化。"其邪传营,舌色必绛",所以绛舌是营分证的辨证要点之一。邪热初传营分之际,舌色虽已转绛,但常罩有黄白苔垢,这是邪热初传营分而气分之邪犹未尽解的表现。本证气热衰而未尽,营热也未炽盛,治疗当于清营之中,佐以清气透泄之品,也就是叶天士所说的"泄卫透营"。"透营"是指透达营分之热,而"泄卫"是指使邪热向外表透达,所以其"卫"可看作作为"外表"的意思。

如见舌质纯绛鲜泽,则示包络已经受病。包络为心之外衣,代心行令,亦主神明,邪热内陷即可出现神昏、谵语等症。当急予清心开窍之品,如犀角、鲜生地、连翘、菖蒲、郁金之类。如果救治不及时,延之数日,或患者平素心虚有痰湿内伏,外热一陷必与痰互结而致包络闭阻,则神志症状更为严重,甚至出现昏聩不语等危重证候。此时已非菖蒲、郁金开窍之力所能及,当急予安宫牛黄丸、至宝丹之类清心化痰开窍剂以急开其闭,否则可造成痉厥等险恶病变。

【原文】

舌色绛而上有粘腻似苔非苔者,中挟秽浊之气,急加芳香逐之。舌绛欲伸出口,而抵齿难骤伸者,痰阻舌根,有内风也。舌绛而光亮,胃阴亡也,急用甘凉濡润之品。若舌绛而干燥者,火邪劫营,凉血清火为要。舌绛而有碎点,白黄者,当生疳①,大红点者,热毒乘心也,用黄连、金汁。其有虽绛而不鲜,干枯而痿者,肾阴涸也,急以阿胶、鸡子黄、地黄、天冬等救之,缓则恐涸极而无救也。(17)

【词解】

① 疳:是好发于幼弱小儿的一种病变,也有把舌上发生的溃疡叫做"口疳"

235

或"舌疳"等。这里指的是后者。

【释义】

本条论述七种绛舌的辨治。若见舌色绛而舌面罩有黏腻苔垢，为邪在营分兼夹秽浊之气郁伏中焦，常伴有胸脘痞满、呕恶等症状，治疗当在清营透热的同时加入芳香之品，如藿香、佩兰、白豆蔻、菖蒲、郁金等。若见舌绛而舌体伸展不利，是热邪亢盛、痰浊内阻而内风欲动之象，治疗当清营凉血，息风化痰，药用犀角、钩藤、鲜菖蒲、天竺黄等。若见舌绛而光亮，质地柔嫩，望之若干，扪之有津，即所谓"镜面舌"，系胃阴衰亡，治疗宜重用甘凉濡润之品以养胃阴，不可误投清营泄热法，更忌苦寒之品。若见舌绛而舌面干燥无津，为营热炽盛，劫灼营阴之征，治疗应予大剂清营凉血泻火之剂，如清营汤之类。若见舌绛而舌面布有碎点呈黄白色者，系热毒炽盛，舌将生疳的征象，治疗应以清营凉血降火为主。若见舌绛而舌面上有大红点，为热毒乘于心经，即心火炽盛的表现，证情甚重，治当急进清火解毒之品，如黄连、金汁等，并可佐以甘寒生津的鲜生地、鲜石斛之类。若见舌绛不鲜，干枯而痿，即舌质毫无荣润之气，干枯痿软，为肾阴枯涸的表现，应予大剂咸寒滋肾补阴之品，以救欲竭之阴，当急以阿胶、鸡子黄、地黄、天冬等救之，否则精气涸竭，可造成阴阳离决的危重证候。

六、辨紫舌

【原文】

再有热传营血，其人素有瘀伤宿血在胸膈中，挟热而搏，其舌色必紫而暗，扪之湿，当加入散血之品，如琥珀、丹参、桃仁、丹皮等。不尔，瘀血与热为伍，阻遏正气，遂变如狂发狂之证。若紫而肿大者，乃酒毒冲心。若紫而干晦者，肾肝色泛也，难治。（16）

【释义】

本条论述紫舌辨治。紫舌所示的病变较绛舌更深一层，多由营血分热毒极盛所致。如兼夹瘀血而出现紫舌的，其色必紫暗，扪之潮湿，是瘀热相搏之象，治疗当予清营凉血方主中加入活血散瘀之品，如琥珀、丹参、桃仁、丹皮之类。否则易致热邪与瘀血互结，瘀热阻遏机窍，扰乱神明而现如狂、发狂等危重证候。若饮酒过量，以致酒毒生湿，内阻脉络，酒毒冲心，亦可出现紫舌，但多紫而肿大。若见紫而晦暗之舌，多为热邪深入下焦，劫灼肝肾之阴，肝肾脏色外露的表现，多见于温病后期，病情较重，预后不良，故叶天士说"难治"。

七、辨淡红舌

【原文】

舌淡红无色者,或干而色不荣者,当是胃津伤而气无化液也,当用炙甘草汤,不可用寒凉药。(25)

【释义】

本条论述淡红舌的病机和治法。舌淡红者,是指舌质较正常人红润适中之色泽为淡而少血色,可见于温病后期气血双亏者。如见舌面干燥而色泽不荣润,是胃津耗伤,气虚不能化生津液所致,当用炙甘草汤气液双补。不可因舌面干燥,便认为是热盛伤津而投以寒凉,否则徒伤胃气,津液更不能化生,胃津愈不能回复。

八、验齿

【原文】

再温热之病,看舌之后亦须验齿。齿为肾之余,龈为胃之络。热邪不燥胃津必耗肾液,且二经之血皆走其地,病深动血,结瓣于上。阳血者色必紫,紫如干漆;阴血者色必黄,黄如酱瓣。阳血若见,安胃为主;阴血若见,救肾为要。然豆瓣色者多险,若证还不逆者尚可治,否则难治矣。何以故耶?盖阴下竭阳上厥也。(31)

【释义】

本条论述验齿的意义及齿龈结瓣的病机、治疗和预后。验齿是叶天士首创的温病诊断方法,齿为骨之余,肾主骨,而龈又为胃之络,故齿与胃、肾两脉的关系较为密切,所以从齿龈的变化可推断胃与肾的病变。温邪伤阴多以耗伤胃津或肾液为主,故观察齿龈的变化可以了解热邪的浅深轻重、病变的重心及津液耗伤的程度,从而为辨证施治提供依据。

齿龈间结有血瓣,乃热邪动血,血凝而成,观察其色泽变化可判断病之虚实。凡瓣色紫,甚则紫如干漆,多为阳明热盛动血,属实,称为阳血,治宜清胃生津,即祛除胃中之邪,补胃津不足,故谓"安胃为主";如瓣色黄如酱瓣,则为热灼肾阴,虚阳载血上浮,属虚,称为阴血,证情多较凶险,应急予滋肾养阴之品,故谓"救肾为要"。若尚未出现败象者,还可设法救治,如证见"阴下竭,阳上厥"的逆候,则多难救治,这里所说的"阴下竭,阳上厥",是指真阴下竭而虚阳上浮的阴阳离决之证。

【原文】

齿若光燥如石者,胃热甚也。若无汗恶寒,卫偏胜也,辛凉泄卫,透汗为要。

237

若如枯骨色者,肾液枯也,为难治。若上半截①润,水不上承,心火上炎也,急急清心救水,俟枯处转润为妥。(32)

【词解】

① 上半截:指近齿的切缘部分。

【释义】

本条论述齿燥的辨治。牙齿光燥如石,多属胃热较甚,同时兼胃津受伤,治疗当清胃热,养胃阴。但亦须结合全身见症辨证,如齿虽燥但有无汗恶寒等表证,则系阳热内郁,卫气不通所致,不可误认为胃热亢盛,治疗应予辛凉透汗之剂,以泄卫透表,表开热散则津液可以布化,牙齿自可转润。所以在治法中仍强调"透汗"以宣通卫气。若见齿燥而色如枯骨者,则为肾液枯竭,预后多属不良,故称难治。齿燥如枯骨一般见于温病后期,叶天士对此未提出治法,临证当以大剂滋养肾阴之品,如《温病条辨》加减复脉汤类,以救将竭之肾阴。若牙齿上半截润而下半截燥,属肾水不能上润其根,心火燔灼上炎之证,治疗急当滋水清心并进,以使肾水得复可以上润,心火得降而不致灼阴,则牙齿下半截干燥部分自可转润。

九、辨斑疹白㾦

【原文】

凡斑疹初见,须用纸捻①照见胸背两胁。点大而在皮肤之上者为斑,或云头隐隐②,或琐碎小粒者为疹,又宜见而不宜见多。按方书谓斑色红者属胃热,紫者热极,黑者胃烂,然亦必看外证所合,方可断之。(27)

【词解】

① 纸捻:用纸搓成绳、线状,可以燃点作引火或照明用。

② 云头隐隐:指斑疹的出现,像天空的浮云,朵朵露头,但又不显。

【释义】

本条论述斑疹的形态和病机,以及红、紫、黑斑的诊断意义。斑疹初现时,以胸背及两胁为最多见,故必须注意察看这些多发部位。至于斑与疹的区别,点大而平摊于皮肤之上者为斑,如呈琐碎小粒如云头隐隐者为疹。斑疹外发,标志着营血分之邪热有外达之机,所以说"宜见",但如斑疹外发过多过密,则又说明营血分热盛毒重,病情较重,故又"不宜见多"。

温病发斑多为阳明胃热炽盛,内迫血分,血液外溢肌肤所致,斑疹的颜色有红、紫、黑的不同,色红为胃热内迫营血;色紫则表明热势加重,故为热极;色黑为热毒已极,故称胃烂。但仅凭斑色来判断病情是不全面的,必须结合全身证候进行综合分析,才能作出正确的诊断,故叶天士强调:"必看外证所合,方可断之。"

【原文】

若斑色紫,小点者,心包热也;点大而紫,胃中热也。黑斑而光亮者,热胜毒盛,虽属不治,若其人气血充者,或依法治之,尚可救;若黑而晦者必死;若黑而隐隐,四旁赤色,火郁内伏,大用清凉透发,间有转红成可救者。若夹斑带疹,皆是邪之不一,各随其部而泄。然斑属血者恒多,疹属气者不少。斑疹皆是邪气外露之象,发出宜神情清爽,为外解里和之意;如斑疹出而昏者,正不胜邪,内陷为患,或胃津内涸之故。(29)

【释义】

本条论述紫斑、黑斑的诊断意义,斑疹的病机及预后。温病过程中出现斑疹,多提示为热毒深入营血。一般认为,斑疹色泽红润为顺,斑色发紫为热邪深重。除辨色泽外还可以观察形态,凡紫而点小者,属心包热盛;紫而点大者,属胃热炽盛;若见斑色发黑,较紫斑色深,示热盛毒重,其预后与人体气血盛衰有关,凡斑黑而色泽光亮者,表明人体气血尚充,虽属热毒深重,尚有抗邪外出的可能,如及时正确地施治,犹可转危为安。但斑黑而晦暗者,表明热毒极重而正不胜邪,故预后不良。若斑色黑而隐隐且四旁呈赤色者,则是邪毒郁伏不能外达,须用大剂清热凉血解毒之剂,使其郁伏之邪透达于外,则斑色亦可由黑转红,从而转成为可救之候。

斑疹发生机制虽与热入营血有关,但具体分析斑与疹发生机理还是有一定的差别,即"斑属血者恒多,疹属气者不少"。其意指斑为阳明热毒迫陷营血,热毒从肌肉而发,疹为肺经邪热炽盛波及营分,热毒从血络发出。斑疹的外发为邪热外达之象,透发后理应神清气爽,脉静身凉。反之,斑疹虽已发出,却现神昏现象,则属正不胜邪,或胃中津液枯涸,水不制火,火毒太盛,预后多属不良。

【原文】

再有一种白㾦,小粒如水晶色者,此湿热伤肺,邪虽出而气液枯也,必得甘药补之。或未至久延,伤及气液,乃湿郁卫分,汗出不彻之故,当理气分之邪,或白如枯骨者多凶,为气液竭也。(30)

【释义】

本条论述白㾦的形态、病机、治法及预后。白㾦为皮肤所出的白色小颗粒,高出皮肤,内含水液,呈水晶色。其成因为湿热郁于气分,由肺而外达肌肤而成,故白㾦多见于湿热相夹之证,在湿温、伏暑等病中常见,治以清泄气分湿热为主。白㾦每随汗而泄,若反复发出,邪气虽得以外解,气液必受耗伤,因此,当白㾦发出过数次后,当考虑予甘平清养之剂以增补气液。如果气液耗伤过甚以致枯竭而见白㾦色如枯骨,则为正虚危候,预后不良。

239

第十七章
《温病条辨》选读

第一节 温病大纲

【原文】

温病者,有风温、有温热、有温疫、有温毒、有暑温、有湿温、有秋燥、有冬温、有温疟。(上焦篇1)

风温者,初春阳气始开,厥阴行令,风夹温也。温热者,春末夏初,阳气弛张,温盛为热也。温疫者,厉气①流行,多兼秽浊,家家如是,若役使然也。温毒者,诸温夹毒,秽浊太甚也。暑温者,正夏之时,暑病之偏于热者也。湿温者,长夏初秋,湿中生热,即暑病之偏于湿者也。秋燥者,秋金燥烈之气也。冬温者,冬应寒而反温,阳不潜藏,民病温也。温疟者,阴气先伤,又因于暑,阳气独发也。

【词解】

① 厉气:疫疠之气,又称戾气、疫气、杂气等,是一种具有强烈传染性的致病邪气,为温疫病的致病原因。

【释义】

本条论述温病的概念,内容涉及温病的范围、分类、命名等。吴鞠通提出温病包括风温、温热、温疫、温毒、暑温、湿温、秋燥、冬温、温疟等九种疾病。九种温病的发生都与特定的季节气候和感受特异的病邪有一定的关系。如风温是因为初春季节,阳气始动,厥阴风木主气,气候转温,所以风夹温而形成风热病邪,风热病邪犯于肺卫,引起风温。温热是因为春末夏初,阳热之气发动,气候由温而转热,所以容易形成温热病邪,温热病邪往往直接犯于气分或营血分,从而引起温热。温疫是由于感受疫疠之气,疫疠之气每兼夹秽浊,发病后相互传染造成流行,以致家家发病,病情也相似,如同每家分摊劳役一般,所以称为温疫。温毒是由于温邪夹有毒邪,秽浊毒气尤重,所以患病则头面肿大,或咽喉肿痛腐烂,或皮肤红肿发斑。暑温是在盛夏时节,感受暑邪中热偏盛的病邪,即暑热病邪而发生的疾病。湿温是在夏末秋初的长夏季节,因天暑下迫,地湿上蒸,感受暑邪中湿偏盛的病邪,即暑湿、湿热病邪而发生的疾病。秋燥是秋季气候干燥,感受燥邪而引起的疾病。冬温是冬季应寒反温,阳气不能潜藏,形成了风热病邪,引起与风温相似的病变。温疟是因人体的阴气先已耗伤,又感受夏季暑邪而发生的一种疟疾。实际上温病的各类不止吴鞠通所说的九种,本书中讨论的伏暑、疟、痢、疸等,均可归属于温病的范围。

原文中虽未提出温病的分类,但从本书分节的题目看,吴鞠通把温病分为三类:温热类温病,主要病种有风温、温热、温疫、温毒等;湿热类温病,主要病种有暑温、伏暑、湿温等;燥热类温病,主要病种有秋燥等。

【原文】

凡病温者,始于上焦,在手太阴(上焦篇2)。

伤寒由毛窍而入,自下而上,始足太阳。足太阳膀胱属水,寒即水之气,同类相从,故病始于此。古来但言膀胱主表,殆未尽其义。肺者,皮毛之合也,独不主表乎?……治法必以仲景六经次传为祖法。温病由口鼻而入,自上而下,鼻通于肺,始手太阴。太阴金也,温者火之气,风者火之母,火未有不克金者,故病始于此,必从河间三焦定论。再寒为阴邪,虽《伤寒论》中亦言中风,此风从西北方来,乃觱发①之寒风也,最善收引,阴盛必伤阳,故首郁遏太阳经中之阳气,而为头痛、身热等证。太阳阳腑也,伤寒阴邪也,阴盛伤人之阳也。温为阳邪,此论中亦言伤风,此风从东方来,乃解冻之温风也,最善发泄,阳盛必伤阴,故首郁遏太阴经中之阴气,而为咳嗽、自汗、口渴、头痛、身热、尺热等证。太阴阴脏也,温热阳邪也,阳盛伤人之阴也。阴阳两大法门之辨,可了然于心目间矣。

【词解】

① 觱(bì)发:指自西北方向吹来的寒冷的风。

【释义】

本条论述温病初起的发病部位以及伤寒与温病在发病方面的差异。吴鞠通提出"凡病温者,始于上焦,在手太阴",与叶天士"温邪上受,首先犯肺"的发病观点是一致的,并对《伤寒论》传统的太阳膀胱主表的观点提出异议。云:"古来但言膀胱主表,殆未尽其义。肺者,皮毛之合也,独不主表乎!"既未否定膀胱主表之说,又以肺合皮毛的理论为基础,提出温病始发于上焦手太阴肺的新发病观。温病系感受温邪而发病,温邪一般通过口鼻侵犯人体,鼻与肺气相通,温邪从口鼻而入,首先侵犯肺经,从而病发于手太阴肺经。

伤寒与温病在发病方面的不同主要有两个方面:一是邪犯的途径不同,伤寒是感受寒邪而发病,寒邪一般通过肌表的毛窍而侵犯人体,首先犯于足太阳膀胱经,膀胱属水,水与寒的性质相类,所以寒邪先犯膀胱经是"同类相从"。二是病邪的性质不同,一寒一温迥然有别,寒邪属于阴邪,伤寒中的"风"是从西北方向来的,属寒风,性质收引,首先郁遏太阳经中的阳气,从而发生头痛、身热等症状。足太阳膀胱经属阳腑,寒邪属于阴邪,阴寒盛易损伤人体阳气,所以伤寒易伤阳。温病中的"风"是从东方来的风,是能解冻的温暖之风,善于发泄,易耗伤阴液,侵犯人体后,首先郁遏手太阴肺经,出现咳嗽、自汗、口渴、身热、尺肤热等症状。手太阴肺经属阴脏,温邪性质属阳,阳热盛必然要耗伤人体的阴液。

伤寒的病因是寒邪,性质属阴,易伤阳气;温病的病因为温邪,性质属阳,易伤阴液。掌握伤寒与温病不同的病理属性,对于辨证论治具有重要的意义。

第二节　风温、温热、温疫、冬温

一、邪犯上焦

【原文】

太阴风温、温热、温疫、冬温、初起恶风寒者,桂枝汤主之;但热不恶寒而渴者,辛凉平剂银翘散主之。温毒、暑温、湿温、温疟,不在此例。(上焦篇4)

桂枝汤方

桂枝六钱　芍药(炒)三钱　炙甘草二钱　生姜三片　大枣(去核)二枚

煎法服法,必如《伤寒论》原文而后可,不然,不惟失桂枝汤之妙,反生他变,病必不除。

辛凉平剂银翘散方

连翘一两　银花一两　苦桔梗六钱　薄荷六钱　竹叶四钱　生甘草五钱　芥穗四钱　淡豆豉五钱　牛蒡子六钱

上杵为散,每服六钱,鲜苇根汤煎,香气大出,即取服,勿过煮。肺药取轻清,过煮则味厚而入中焦矣。病重者,约二时一服,日三服,夜一服;轻者三时一服,日二服,夜一服;病不解者,作再服。……胸膈闷者,加藿香三钱、郁金三钱,护膻中;渴甚者,加花粉;项肿咽痛者,加马勃、元参;衄者,去芥穗、豆豉,加白茅根三钱、侧柏炭三钱、栀子炭三钱;咳者,加杏仁利肺气;二、三日病犹在肺,热渐入里,加细生地、麦冬保津液;再不解,或小便短者,加知母、黄芩、栀子之苦寒,与麦、地之甘寒,合化阴气,而治热淫所胜。

[方论]按温病忌汗,汗之不惟不解,反生他患。盖病在手经,徒伤足太阳无益;病自口鼻吸受而生,徒发其表亦无益也。且汗为心液,心阳受伤,必有神明内乱、谵语癫狂、内闭外脱之变。再,误汗虽曰伤阳,汗乃五液①之一,未始不伤阴

也。《伤寒论》曰："尺脉微者为里虚,禁汗",其义可见。其曰伤阳者,特举其伤之重者而言之耳。温病最善伤阴,用药又复伤阴,岂非为贼立帜乎?此古来用伤寒法治温病之大错也。……

【词解】

① 五液:五脏所化生的液体,即汗、涕、泪、涎、唾。

【释义】

本条主要论述风温、温热、温疫、冬温等温病初起邪在肺卫阶段的治法。吴鞠通提出温病初起以辛凉为治疗大法,以银翘散为主方,若表证初起,恶风寒较重,可用辛温之剂桂枝汤以暂缓其表。感受温邪为病,必以发热重恶寒轻,或不恶寒,甚至口渴为临床主症,治以银翘散辛凉解表,方中银花、连翘、竹叶,辛凉清热宣透;荆芥、豆豉、薄荷,解表发汗、祛邪外出;牛蒡、桔梗、甘草,轻宣肺气;苇根,生津止渴。诸药配伍共奏辛凉解表,宣肺泄热之效。

吴鞠通对银翘散的临床运用提出以下注意点:一是关于本方的煎煮法。将方中的药物捣为粗末,每次用六钱,用鲜芦根煎汤,闻到药的香气大出时,就可以服用,切勿过度的煎煮。因为病变初起,邪犯肺经,邪势不盛,病位偏上,治疗时宜取药物的轻清之气,以利于药达病所,疏散病邪。二是关于本方的服法。主张多次频服,即服药的次数可根据病情而定:如病较重的,可四个小时服一次,即白天服三次、夜里服一次;病较轻的,可六个小时服一次,即白天服两次,夜里服一次。如服一剂后病仍未愈,可再次服用。三是本方的加减法。兼有浊邪郁阻气机而导致胸膈闷满不舒,可加藿香、郁金,以芳香化浊、保护膻中,如兼有口渴较甚,可加用天花粉,以生津止渴;如兼有颈项与咽喉肿痛,可加用马勃、玄参,以利咽止痛;如兼有衄血,原方中去荆芥、豆豉,加入白茅根、侧柏叶炭、栀子炭,以凉血止血;兼有咳嗽,加用杏仁,以宣通肺气;如病已有两三天,病变的重心虽仍在肺,但邪热已渐渐深入,有入营分而耗伤营阴的趋势,可加入麦冬、生地,以凉营滋阴;如热再不能得解,或小便短少,就可加入知母、黄芩、栀子等苦寒清热药,并与麦冬、生地等甘寒药配合,甘苦化阴,以治热邪亢盛。由此看出,银翘散虽为肺卫证主方,对肺经气分热盛,甚至热入营血时,也可通过加减后运用。

本条提出"温病忌汗",认为"汗之不惟不解,反生他患",其原理如下:一是温为阳邪,本易化热劫液,若辛温发汗,属以热治热,必更伤阴液。所以吴鞠通说:"温病最善伤阴,用药又复伤阴。岂非为贼立帜乎?"二是受邪途径不同,温邪受自口鼻,鼻气通于肺,肺居膈上,与心相依,二者同在上焦,用辛温助热,极易导致"逆传",致神明内乱,出现谵语,如狂诸症,如果阴损及阳,则易致内闭外脱。三是汗为五液之一,误汗既可伤阳,也可伤阴,更何况温病尤易耗伤津液,故辛温发汗之法当忌。

【原文】

太阴风温，但咳，身不甚热，微渴者，辛凉轻剂桑菊饮主之。（上焦篇6）

咳，热伤肺络也。身不甚热，病不重也。渴而微，热不甚也。恐病轻药重，故另立轻剂方。

辛凉轻剂桑菊饮方

杏仁二钱　连翘一钱五分　薄荷八分　桑叶二钱五分　菊花一钱　苦梗二钱　甘草八分　苇根二钱

水二杯，煮取一杯，日二服。二、三日不解，气粗似喘，燥在气分者，加石膏、知母；舌绛暮热，甚燥，邪初入营，加元参二钱、犀角一钱；在血分者，去薄荷、苇根，加麦冬、细生地、玉竹、丹皮各二钱；肺热甚加黄芩；渴者加花粉。

［方论］此辛甘化风、辛凉微苦之方也。盖肺为清虚之脏，微苦则降，辛凉则平，立此方所以避辛温也。今世佥①用杏苏散通治四时咳嗽，不知杏苏散辛温，只宜风寒，不宜风温，且有不分表里之弊。此方独取桑叶、菊花者，桑得箕星②之精，箕好风，风气通于肝，故桑叶善平肝风；春乃肝令而主风，木旺金衰之候，故抑其有余。桑叶芳香有细毛，横纹最多，故亦走肺络而宣肺气。菊花晚成，芳香味甘，能补金水二脏，故用之以补其不足。风温咳嗽，虽系小病，常见误用辛温重剂销烁肺液，致久嗽成劳者不一而足。圣人不忽于细，必谨于微，医者于此等处，尤当加意也。

【词解】

① 佥：全，都。

② 箕星：为星名，即二十八宿之一，青龙七宿的末一宿。

【释义】

本条论述风温邪袭太阴肺卫，肺气失宣咳嗽的证治。风温病初起，风热之邪侵袭肺卫，若但见咳嗽，而发热、口渴不甚，说明邪郁卫表较轻，而邪郁肺经较重，治疗当辛凉轻剂，宣肺透邪，以桑菊饮为主方。方中桑叶、菊花、连翘、薄荷，辛凉轻透，疏散风热；桔梗、甘草、杏仁，开肺气，以止咳嗽；苇根，生津止渴。诸药合用，共奏辛凉宣肺之功。

运用桑菊饮时，如用药两三天后，病情仍未解，反而出现呼吸气息粗大如喘息一般，是燥热犯于肺经气分所致，方中可加入石膏、知母；如见舌红绛而傍晚身热较甚，口中干燥，是病邪深入营分的表现，可加用元参、犀角；如病邪深入血分，可去掉薄荷、芦根，加入麦冬、细生地、玉竹、丹皮；肺热较甚，可加入黄芩；口渴较甚，可加入天花粉。

【原文】

太阴温病,脉浮洪,舌黄,渴甚,大汗,面赤恶热者,辛凉重剂白虎汤主之。(上焦篇7)

脉浮洪,邪在肺经气分也。舌黄,热已深。渴甚,津已伤也。大汗,热逼津液也。面赤,火炎上也。恶热,邪欲出而未遂也。辛凉平剂焉能胜任,非虎啸风生,金飚①退热,而又能保津液不可,前贤多用之。

辛凉重剂白虎汤方

生石膏(研)一两　知母五钱　生甘草三钱　白粳米一合

水八杯,煮取三杯,分温三服,病退,减后服,不知,再作服。

【词解】

① 金飚:即秋天的狂风。

【释义】

本条主要论述太阴温病气分热盛的证治。温邪侵袭肺胃,肺经气分热盛,故见脉浮洪,舌黄,渴甚,大汗,面赤恶热等气热弛张之象,从"邪在肺经气分"可知,本证当有咳喘,咳痰等表现。治疗当清泄肺胃邪热,辛凉轻剂已属杯水车薪,故用白虎汤主之。白虎汤善清肺胃无形之热,若肺气壅闭咳喘较重者,可用麻杏石甘汤。

【原文】

太阴温病,不可发汗,发汗而汗不出者,必发斑疹,汗出过多者,必神昏谵语。发斑者,化斑汤主之;发疹者,银翘散去豆豉,加细生地、丹皮、大青叶,倍元参主之。禁升麻、柴胡、当归、防风、羌活、白芷、葛根、三春柳。神昏谵语者,清宫汤主之,牛黄丸、紫雪丹、局方至宝丹亦主之。(上焦篇16)

温病忌汗者,病由口鼻而入,邪不在足太阳之表,故不得伤太阳经也。时医不知而误发之,若其人热甚血燥,不能蒸汗,温邪郁于肌表血分,故必发斑疹也。若其人表疏,一发而汗出不止,汗为心液,误汗亡阳,心阳伤而神明乱,中无所主,故神昏。心液伤而心血虚,心以阴为体,心阴不能济阳,则心阳独亢,心主言,故谵语不休也。且手经逆传,世罕知之,手太阴病不解,本有必传手厥阴心包之理,况又伤其气血乎!

化斑汤方

石膏一两　知母四钱　生甘草三钱　元参三钱　犀角二钱　白粳米一合

水八杯,煮取三杯,日三服,渣再煮一钟,夜一服。

银翘散去豆豉加细生地丹皮大青叶倍元参方

即于前银翘散内去豆豉,加:

细生地四钱　大青叶三钱　丹皮三钱　元参加至一两

清宫汤方

元参心三钱　莲子心五分　竹叶卷心二钱　连翘心二钱　犀角尖（磨冲）二钱　连心麦冬三钱

［加减法］热痰盛加竹沥、梨汁各五匙；咯痰不清，加栝蒌皮一钱五分；热毒盛加金汁、人中黄；渐欲神昏，加银花三钱、荷叶二钱、石菖蒲一钱。

安宫牛黄丸方

牛黄一两　郁金一两　犀角一两　黄连一两　朱砂一两　梅片二钱五分　麝香二钱五分　真珠五钱　山栀一两　雄黄一两　金箔衣　黄芩一两

上为极细末，炼老蜜为丸，每丸一钱，金箔为衣，蜡护。脉虚者人参汤下，脉实者银花、薄荷汤下，每服一丸。兼治飞尸①卒厥，五痫中恶，大人小儿痉厥之因于热者。大人病重体实者，日再服，甚至日三服；小儿服半丸，不知再服半丸。

紫雪丹方（从《本事方》去黄金）

滑石一斤　石膏一斤　寒水石一斤　磁石（水煮）二斤　捣煎去渣入后药

羚羊角五两　木香五两　犀角五两　沉香五两　丁香一两　升麻一斤　元参一斤　炙甘草半斤

以上八味，并捣锉，入前药汁中煎，去渣入后药。

朴硝、硝石各二斤，提净，入前药汁中，微火煎，不住手将柳木搅，候汁欲凝，再加入后二味。

辰砂（研细）三两　麝香（研细）一两二钱　入煎药拌匀。合成退火气，冷水调服一、二钱。

局方至宝丹方

犀角（镑）一两　朱砂（飞）一两　琥珀（研）一两　玳瑁（镑）一两　牛黄五钱　麝香五钱

以安息重汤炖化，和诸药为丸一百丸，蜡护。

【词解】

① 飞尸：又称为传尸劳，为一种可以传染的虚劳病。

【释义】 本条论述温病忌汗之理及误汗而引起斑疹、邪闭心包等变证的证治。太阴温病误用辛温发汗，若素体阴液不足，无作汗之源，汗不得出，邪热内逼营血，热盛动血，迫血妄行，可出现斑疹。发斑者，治疗当凉血解毒化斑，用化斑汤；发疹者，治疗当清营凉血，解毒透疹，用银翘散去豆豉，加细生地、丹皮、大青叶，倍元参。治疗温病的斑疹禁用升麻、柴胡、当归、防风、羌活、白芷、葛根、三春柳等辛温发散之品。

　　若卫表疏松,汗出不止,损伤心阳心阴,邪热可乘虚而入,闭阻心包,致神明失主,出现神昏谵语。治疗当清心泄热,开闭通窍,可用清宫汤,配合安宫牛黄丸、紫雪丹、局方至宝丹等。安宫牛黄丸、紫雪丹、至宝丹被称为温病"开窍三宝",其作用均清热解毒、祛痰开窍、镇惊安神。但具体分之,三方作用又有所不同:安宫牛黄丸寒凉性最强,长于清解热毒。紫雪丹寒凉之性稍逊于安宫牛黄丸,长于镇静安神、清泄阳明之热,并有通导大小便之功。至宝丹寒凉之性更次于紫雪丹,长于宁心安神、辟秽化痰开窍。

　　本条所列的化斑汤、清宫汤、安宫牛黄丸、紫雪丹、局方至宝丹等是治疗斑疹和邪闭心包的著名方剂,所以本条虽是讨论温病误治的处理,实际上却是论述温病斑疹和邪闭心包治法的主要条文。

【原文】

　　邪入心包,舌謇①肢厥,牛黄丸主之,紫雪丹亦主之。(上焦篇17)

　　厥者,尽也。阴阳极造其偏,皆能致厥。伤寒之厥,足厥阴病也。温热之厥,手厥阴病也。舌卷囊缩,虽同系厥阴现证,要之,舌属手,囊属足也。盖舌为心窍,包络代心用事,肾囊前后,皆肝经所过,断不可以阴阳二厥混而为一。若陶节庵所云:"冷过肘膝,便为阴寒",恣用大热。再热厥之中亦有三等:有邪在络居多,而阳明证少者,则从芳香,本条所云是也;有邪搏阳明,阳明太实,上冲心包,神迷肢厥,甚至通体皆厥,当从下法,本论载入中焦篇;有日久邪杀阴亏而厥者,则从育阳潜阳法,本论载入下焦篇。

　　牛黄丸、紫雪丹方(并见前)

【词解】

　　① 舌謇:舌体活动不灵活。

【释义】

　　本条论述邪入心包的证治。邪闭心包的主要证治在前文(上焦篇16)已有论述。本条补充了邪闭心包除神昏谵语外的另两个主症:舌謇、肢厥。

　　在本条自注中,对厥证作了较系统的论述:其一是对伤寒之厥与温病之厥进行了比较。认为伤寒之厥可见囊缩,而温病之厥可见舌卷。厥证表现虽都为四肢厥冷,但病机有寒热之别,因阳气大衰,阴寒内盛者属寒厥,多见于伤寒;因邪热内闭,阳不外达者属热厥,多见于温病。其二是论述了温病中的三种厥证。一是热闭心包而属上焦者,治疗主以芳香开窍法,如牛黄丸之类。二是阳明热结上扰心神而属中焦者,治当泻阳明之热与开窍并施。三是真阴耗竭心神失养而属下焦者,先用牛黄丸等开窍,再予复脉存阴,三甲潜阳。所以温病热厥治疗,有开闭、攻下、育阴潜阳等法。

247

二、邪犯中焦

【原文】

面目俱赤,语声重浊,呼吸俱粗,大便闭,小便涩,舌苔老黄,甚则黑有芒刺,但恶热,不恶寒,日晡益甚者,传至中焦,阳明温病也。脉浮洪躁甚者,白虎汤主之;脉沉数有力,甚则脉体反小而实者,大承气汤主之。暑温、湿温、温疟,不在此例。(中焦篇1)

阳明之脉荣于面,《伤寒论》谓阳明病面缘缘正赤①,火盛必克金,故目白睛亦赤也。语声重浊,金受火刑而音不清也。呼吸俱粗,谓鼻息来去俱粗,其粗也平等,方是实证;若来粗去不粗,去粗来不粗,或竟不粗,则非阳明实证,当细辨之,粗则喘之渐也。大便闭,阳明实也。小便涩,火腑不通,而阴气不化也。口燥渴,火烁津也。舌苔老黄,肺受胃浊,气不化津也(按《灵枢》论诸脏温病,独肺温病有舌苔之明文,余则无有。可见舌苔乃胃中浊气,熏蒸肺脏,肺气不化而然)。甚则黑者,黑,水色也,火极而似水也,又水胜火,大凡五行之极盛,必兼胜己之形。芒刺,苔久不化,热极而起坚硬之刺也;倘刺软者,非实证也。不恶寒,但恶热者,传至中焦,已无肺证,阳明者,两阳合明也,温邪之热,与阳明之热相搏,故但恶热也。或用白虎,或用承气者,证同而脉异也。浮洪躁甚,邪气近表,脉浮者不可下,凡逐邪者,随其所在,就近而逐之,脉浮则出表为顺,故以白虎之金飚以退烦热。若沉小有力,病纯在里,则非下夺不可矣,故主以大承气。按吴又可《温疫论》中云:舌苔边白但见中微黄者,即加大黄,甚不可从。虽云伤寒重在误下,温病重在误汗,即误下不似伤寒之逆之甚,究竟承气非可轻尝之品,故云舌苔老黄,甚则黑有芒刺,脉体沉实,的系燥结痞满,方可用之。

白虎汤(方见前)

大承气汤方

大黄六钱　芒硝三钱　厚朴三钱　枳实三钱

水八杯,先煮枳、朴,后纳大黄、芒硝,煮取三杯。先服一杯,约二时许,得利止后服,不知,再服一杯,再不知,再服。

【词解】

① 缘缘正赤:整个部位俱为红色。

【释义】

本条论述阳明腑证的证治。也可看做是阳明温病的证治大纲,主要讨论白虎汤和大承气汤的证治。阳明温病的主要表现有:面部和眼白发红,说话声音重浊,呼气和吸气都很粗大,大便闭结不通,小便短赤不畅,舌苔呈老黄色,甚至色黑而粗糙起刺，病人只觉得恶热，不觉得恶寒，热势下午到傍晚更加明显。但具体来分，又有气热证与实热证之别。从脉象区别：脉浮洪而躁急，是阳明气热炽盛，弛张内外；如脉象沉小有力，是阳明燥热炽盛，实热内结。对于阳明温病的治疗，吴鞠通提出："凡逐邪者，随其所在，就近而逐之。"脉见浮洪躁急，治疗当以"出表为顺"，故用白虎汤达热外透；脉见沉数小实，治疗"非下夺不可"，用承气汤苦寒下夺。

【原文】

阳明温病，诸证悉有而微，脉不浮者，小承气汤微和之。（中焦篇3）

以阳明温病发端者，指首条所列阳明证而言也，后凡言阳明温病者仿此。诸证悉有，以非下不可，微则未至十分亢害，但以小承气通和胃气则愈，无庸芒硝之软坚也。

小承气汤方（苦辛通法重剂）

大黄五钱　厚朴二钱　枳实一钱

水八杯，煮取三杯，先服一杯，得宿粪，止后服，不知再服。

【释义】

本条论述阳明实证轻证的证治。本条具备阳明温病的所有症状，治疗必须用攻下的方法，但由于症状轻微，邪势尚未达到亢盛的程度，所以只须用小承气汤通利肠腑、和调胃气就可以痊愈，不必用芒硝软坚润燥。

【原文】

阳明温病，纯利稀水无粪者，谓之热结旁流①，调胃承气汤主之。

热结旁流，非气之不通，不用枳、朴，独取芒硝入阴以解热结，反以甘草缓芒硝急趋之性，使之留中解结，不然，结不下而水独行，徒使药性伤人也。吴又可用大承气汤者非是。（中焦篇7）

调胃承气汤（热淫于内，治以咸寒，佐以甘苦法）

大黄三钱　芒硝五钱　生甘草二钱

【词解】

① 热结旁流：为阳明腑实证的一种。其特点是肠内有燥屎内结，又见下利臭秽稀水。

【释义】

本条论述阳明温病热结旁流的证治。热结旁流为燥屎内结，稀水旁流，燥结不动，亡阴在即。宜调胃承气汤治之。方中有芒硝咸寒软坚，以治燥屎，甘草缓急，更利于软坚解结。对热结旁流证的治疗，有人主张用大承气汤，而吴鞠通认为该证不是腑气不通，所以不用枳实、厚朴，只用芒硝配合大黄祛除肠道热结，并

249

佐以甘草缓和芒硝的趋下作用,使芒硝能留在肠中解除燥结。如果只注重泻下,会导致燥结不下而水液下行,反而徒伤正气。

【原文】

阳明温病,无上焦证,数日不大便,当下之,若其人阴素虚,不可行承气者,增液汤主之。服增液汤已,周十二时观之,若大便不下者,合调胃承气汤微和之。(中焦篇11)

此方所以代吴又可承气养荣汤法也。妙在寓泻于补,以补药之体,作泻药之用,既可攻实,又可防虚。余治体虚之温病,与前医误伤津液、不大便、半虚半实之证,专以此法救之,无不应手而效。

增液汤方(咸寒苦甘法)

元参一两 麦冬(连心)八钱 细生地八钱

水八杯,煮取三杯,口干则与饮,令尽,不便,再作服。

[方论]温病之不大便,不出热结液干二者之外。其偏于阳邪炽甚,热结之实证,则从承气法矣;其偏于阴亏液涸之半虚半实证,则不可混施承气,故以此法代之。独取元参为君者,元参味苦咸微寒,壮水制火,通二便,启肾水上潮于天,其能治液干,固不待言,《本经》①称其主治腹中寒热积聚,其并能解热结可知。麦冬主治心腹结气,伤中伤饱,胃络脉绝,羸瘦短气,亦系能补能润能通之品,故以为之佐。生地亦主寒热积聚,逐血痹,用细者,取其补而不腻,兼能走络也。三者合用,作增水行舟之计,故汤名增液,但非重用不为功。

本论于阳明下证,峙立三法:热结液干之大实证,则用大承气;偏于热结而液不干者,旁流是也,则用谓胃承气;偏于液干多而热结少者,则用增液,所以迴护其虚,务存津液之心法也。

按吴又可纯恃承气以为攻病之具,用之得当则效,用之不当,其弊有三:一则邪在心包、阳明两处,不先开心包,徒攻阳明,下后仍然昏惑谵语,亦将如之何哉?吾知其必不救矣。二则体亏液涸之人,下后作战汗,或随战汗而脱,或不蒸汗徒战而脱。三者下后虽能战汗,以阴气大伤,转成上嗽下泄,夜热早凉之怯证,补阳不可,救阴不可,有延至数月而死者,有延至岁余而死者,其死均也。

【词解】

① 本经:指《神农本草经》。

【释义】

本条论述液干便秘证的证治。增液汤是养阴之方,治疗阳明温病大便不通之证,用具滋补作用的药物,来达到祛邪的目的,为寓泻法于补法之中,属治法之变局。吴鞠通进一步指出:温病出现不大便的症状,其原因主要为实热内结和阴液干涸两方面,属于阳热炽盛、实热内结的,应使用承气汤苦寒攻下;属于阴液耗损,虚实夹杂者,不能单纯使用承气汤,而应通过增加肠道的津液,达到通润大便的目的。增液汤以元参为君,配伍生地麦冬,三药均滋阴增液,润燥制火。用于阳明温病之液干便秘证,具有增液行舟之效。

阳明温病攻下有三法:热结肠腑的大实证,当用大承气汤治疗;热结旁流的,应投调胃承气汤治疗;偏重阴液亏耗的,则须用增液汤治疗。用增液汤经过十二时仍然未大便,液亏与热结并存者,当用调胃承气汤。

吴鞠通在按中提出误用承气汤攻下的三个弊端:其一,如不仅热炽阳明,且已传入心包,此时若不先清心开窍,只徒然攻下阳明,即使大便通畅,患者仍然神志昏糊、谵语妄言,则很难救治。其二,素体阴虚或病变中阴液严重耗损者,若单纯用攻下法,可出现战汗,但战汗后常出现正气外脱的危重证候。其三,运用攻下后虽然能作战汗,但由于攻下和战汗都会损伤阴津与阳气,致使病情传变,出现上见咳嗽、下见泻泄,夜晚发热而清晨热退的虚损病证,这时既不能温补阳气,又不能滋养阴液,治疗较为困难。

【原文】

阳明温病,下之不通,其证有五:应下失下,正虚不能运药,不运药者死,新加黄龙汤主之。喘促不宁,痰涎壅滞,右寸实大,肺气不降者,宣白承气汤主之。左尺牢坚①,小便赤痛,时烦渴甚,导赤承气汤主之。邪闭心包,神昏舌短,内窍不通,饮不解渴者,牛黄承气汤主之。津液不足,无水舟停者,间服增液,再不下者,增液承气汤主之。(中焦篇17)

温病中下之不通者共有五因:其因正虚不运药者,正气既虚,邪气复实,勉拟黄龙法,以人参补正,以大黄逐邪,以冬、地增液,邪退正存一线,即可以大队补阴而生,此邪正合治法也。其因肺气不降,而里证又实者,必喘促寸实,则以杏仁、石膏宣肺气之痹,以大黄逐肠胃之结,此脏腑合治法也。其因火腑不通,左尺必现牢坚之脉(左尺,小肠脉也,俗候于左寸者非,细考《内经》自知),小肠热盛,下注膀胱,小便必涓滴赤且痛也,则以导赤去淡通之阳药,加连、柏之苦通火腑,大黄、芒硝承胃气而通大肠,此二肠同治法也。其因邪闭心包,内窍不通者,前第五条已有先与牛黄丸,再与承气之法,此条系已下而不通,舌短神昏,闭已甚矣,饮不解渴,消亦甚矣,较前条仅仅谵语,则更急而又急,立刻有闭脱之虞,阳明大实不通,有消亡肾液之虞,其势不可少缓须臾,则以牛黄丸开手少阴之闭,以承气急泻阳明,救足少阴之消,此两少阴合治法也。再此条亦系三焦俱急,当与前第九条用承气、陷胸合法者参看。其因阳明太热,津液枯燥,水不足以行舟,而结粪不下者,非增液不可。服增液两剂,法当自下,其或脏燥太甚之人,竟有不下者,则以增液合调胃承气汤,缓缓与服,约二时服半杯沃之,此一腑中气血合治法也。

新加黄龙汤(苦甘咸法)

细生地五钱　生甘草二钱　人参一钱五分(另煎)　生大黄三钱　芒硝一钱　元参五钱　麦冬(连心)五钱　当归一钱五分　海参(洗)二条　姜汁六匙

水八杯,煮取三杯。先用一杯,冲参汁五分、姜汁二匙,顿服之,如腹中有响声,或转矢气者,为欲便也;候一、二时不便,再如前法服一杯;候二十四刻②,不便,再服第三杯;如服一杯,即得便,止后服,酌服益胃汤一剂(益胃汤方见前),余参或可加入。

宣白承气汤方(苦辛淡法)

生石膏五钱　生大黄三钱　杏仁粉二钱　栝蒌皮一钱五分

水五杯,煮取二杯,先服一杯,不知再服。

导赤承气汤

赤芍三钱　细生地五钱　生大黄三钱　黄连二钱　黄柏二钱　芒硝一钱

水五杯,煮取二杯,先服一杯,不下再服。

牛黄承气汤

即用前安宫牛黄丸二丸,化开,调生大黄末三钱,先服一半,不知再服。

增液承气汤

即于增液汤内,加大黄三钱,芒硝一钱五分。

水八杯,煮取三杯,先服一杯,不知再服。

【词解】

① 左尺牢坚:左手尺部的脉象实大弦长而硬。

② 二十四刻:一小时为四刻,二十四刻为六小时。

【释义】

本条论述阳明温病腑实兼证的辨治。“下之不通”四字,可以理解为不能简单投用承气汤攻下,或者说仅用一般下法难以奏效。阳明腑实没有及时攻下,正气严重损伤,不能运化吸收药力,方药不能发挥作用,常致病情严重,可用新加黄龙汤治疗,方中人参、甘草,扶补正气;大黄、芒硝,泻热软坚;麦冬、生地、玄参,滋阴润燥;海参,滋补阴液,咸寒软坚;当归,和血分之滞;姜汁,宣畅肠胃气机。诸药合用,共奏扶正祛邪之效。本证病理本质是阳明腑实,兼有元气、阴液亏损。若阳明腑实,兼见气急喘促,坐卧不安,喉中痰涎壅阻,脉象右寸实大,此属热结肠腑,肺气不能肃降,可用宣白承气汤治疗,方中石膏,清肺胃邪热;杏仁、瓜蒌皮,宣降肺气,化痰平喘;大黄,攻下腑实。诸药合用,共奏清宣肺热,通降腑气,上下合治之效。若阳明腑实,兼见脉象左尺坚牢,小便色红赤,尿时涩痛,时常心烦口渴,此时宜投导赤承气汤治疗。方中大黄、芒硝,攻下腑实;生地、赤芍、黄连、黄柏,滋阴泄热。诸药合用,共奏"二肠同治"之效。若阳明腑实,热邪内阻心包、机窍闭阻不通,出现神志昏迷,舌体短缩,口渴而饮水不能解渴,宜用牛黄承气汤治疗。方中以安宫牛黄丸,清心包热闭;生大黄攻下阳明腑实。若因肠道津液不足,大便传导困难而便秘,就像河道中无水船舶不能行驶一样,即"无水舟停",可以先服增液汤,增水行舟,如果服后仍然不解大便,说明肠腑仍有热结,阴液损伤较甚,应以增液承气汤治疗。方中大黄、芒硝,攻下腑实,泻热软坚;生地、麦冬、玄参滋阴润燥。诸药合用,共奏滋阴攻下之效。本条充分体现了吴鞠通对《伤寒论》下法的继承和发展。

【原文】

阳明温病,下后汗出,当复其阴,益胃汤主之。(中焦篇12)

温热本伤阴之病,下后邪解汗出,汗亦津液之化,阴液受伤,不待言矣,故云当复其阴。此阴指胃阴而言,盖十二经皆禀气于胃,胃阴复而气降得食,则十二经之阴皆可复矣。欲复其阴,非甘凉不可,汤名益胃者,胃体阳而用阴,取益胃用之义也。下后急议复阴者,恐将来液亏燥起,而成干咳身热之怯证①也。

益胃汤方(甘凉法)

沙参三钱　麦冬五钱　冰糖一钱　细生地五钱　玉竹(炒香)一钱五分

水五杯,煮取二杯,分二次服,渣再煮一杯服。

【词解】

① 怯证:一般指虚劳证,此处指以虚损为主的病证。

【释义】

本条论述攻下后汗出损伤胃阴的证治。苦寒攻下可损伤阴液,如见出汗,则阴伤更甚,所以吴鞠通提出"下后汗出"应当补益阴液。由于人体十二经脉之气血都来源于胃,胃阴恢复,胃气和降,化源有继,十二经脉的阴液可恢复正常,所以当注重补益胃阴,补益阴液必须用甘凉濡润之品,可用益胃汤,方中沙参、麦冬、玉竹、生地,甘寒清润,滋养肺胃,冰糖,养胃和胃。本方名为"益胃",是因为胃的实体是阳腑,而所起的作用是化生阴液,益胃就是补益胃腑之阴以化生阴液。当然,本方并不只用于下后汗出之证,对于温病后期有胃阴耗伤者,都可酌情使用。

【原文】

下后数日,热不退,或退不尽,口燥咽干,舌苔干黑,或金黄色,脉沉而有力者,护胃承气汤微和之;脉沉而弱者,增液汤主之。(中焦篇15)

温病下后,邪气已净,必然脉静身凉,邪气不净,有延至数日邪气复聚于胃,须再通其里者,甚至屡下而后净者,诚有如吴又可所云。但正气日虚一日,阴津日耗一日,须加意防护其阴,不可稍有卤莽,是在任其责者临时斟酌尽善耳。吴又可于邪气复聚之证,但主以小承气,本论于此处分别立法。

护胃承气汤方(苦甘法)

生大黄三钱　元参三钱　细生地三钱　丹皮二钱　知母二钱　麦冬(连心)三钱

水五杯,煮取二杯,先服一杯,得结粪,止后服,不便,再服。

增液汤(方见前)

【释义】

本条论述阳明温病攻下伤阴,邪热未尽的证治。本条所论内容与上条相似,其不同之处是,上条为下后阴伤而邪热属无形,本条属下后阴伤腑实内结,用护胃承气汤治疗,方中生地、玄参、麦冬,滋阴养液;生大黄,攻下腑实;知母,清胃腑之热,丹皮,活血清热。全方清滋通腑并施,适用于腑实未尽,阴液损伤之证,对于单纯的液干便秘之证,只可用增液汤。下后腑实未尽,再用下法时,要注意保护津液,再下之药不可过猛,同时配合滋阴之品。

【原文】

阳明温病,无汗,实证未剧,不可下,小便不利者,甘苦合化,冬地三黄汤主之。(中焦篇29)

大凡小便不通,有责之膀胱不开者,有责之上游结热者,有责之肺气不化者。温热之小便不通,无膀胱不开证,皆上游(指小肠而言)热结,与肺气不化而然也。小肠火腑,故以三黄苦药通之;热结则液干,故以甘寒润之;金受火刑,化气维艰,故倍用麦冬以化之。

冬地三黄汤方(甘苦合化阴气法)

麦冬八钱　黄连一钱　苇汁半酒杯(冲)　元参四钱　黄柏一钱　银花露半酒杯(冲)　细生地四钱　黄芩一钱　生甘草三钱

水八杯,煮取三杯,分三次服,以小便得利为度。

【释义】

本条论述温病热盛伤阴,小便不利的证治。阳明温病,邪热炽盛,损伤阴液,化源不足,故小便不利,且无汗。"实证未剧"指未形成阳明腑实之证,故不可用下法,治疗主以甘苦合化之法,即甘寒与苦寒药配合,一以养阴,一以清热,方用冬地三黄汤,方中黄连、黄芩、黄柏,苦寒清热,通泻火腑;麦冬、玄参、生地,滋阴生津,以充化源;苇根、甘草,益气生津;银花露,辛凉清泄。全方清滋并用,甘苦合化,适用于温病邪热尚炽,阴液已伤之证。

自注中分析温病小便不利的原因有三:膀胱不开、上游(小肠)结热、肺气不化,其实质不外津液不足与津液不布两大原因。本条所论的小便不利则是由邪热炽盛,耗伤阴液,化源匮乏所致,用药当清热与养阴兼施。温病中造成小便不利的原因很多,如湿阻三焦,膀胱气化失司;肾气虚衰,开合失司等,不可拘定吴鞠通所论。

三、邪入营血

【原文】

太阴温病,寸脉大,舌绛而干,法当渴,今反不渴者,热在营中也,清营汤去黄连主之。(上焦篇15)

渴乃温之本病,今反不渴,滋人疑惑;而舌绛且干,两寸脉大,的系温病。盖邪热入营,蒸腾营气上升,故不渴,不可疑不渴非温病也。故以清营汤清营分之热,去黄连者,不欲其深入也。

【释义】

本条论述太阴温病营分证的证治。寸脉大,是邪在太阴之象。舌绛而干,是邪入营分而营阴耗伤的表现。"反不渴"属反常现象,是邪热深入营分,蒸腾营气上升,营阴上承于口,所以患者没有明显的口渴症状。治疗当清泄营热,可用清营汤,方中犀角,清泄营分热毒,并清心热;黄连,配合犀角清心解毒。生地、玄参、麦冬,清营养阴;银花、连翘、竹叶,轻清透泄,使营分邪热向外透解。黄连味苦性燥,易耗伤营阴,所以文中特别提出,在用清营汤时,要去黄连。

【原文】

太阴温病,气血两燔者,玉女煎①去牛膝加元参主之。(上焦篇10)

气血两燔,不可专治一边,故选用张景岳气血两治之玉女煎。去牛膝者,牛膝趋下,不合太阴证之用。改熟地为细生地者,亦取其轻而不重,凉而不温之义,且细生地能发血中之表也。加元参者,取其壮水制火,预防咽痛失血等证也。

玉女煎去牛膝熟地加细生地元参方(辛凉合甘寒法)

生石膏一两　知母四钱　元参四钱　细生地六钱　麦冬六钱

水八杯,煮取三杯,分二次服,渣再煮一钟服。

【词解】

① 玉女煎:方出《景岳全书》,由石膏、熟地、麦冬、知母、牛膝组成,主治阴虚胃热之证。

【释义】

本条论述太阴温病气营两燔证的证治。原文中所说的"气血两燔",实际是指气营两燔证,治疗当气营两清,方用玉女煎去牛膝熟地加细生地元参方,方中

255

石膏、知母,清气分之热;生地、玄参、麦冬,凉营滋阴。本方是治疗温病气营两燔证的主要方剂,如确属气血两燔证,当加凉血之品。

去原方中的牛膝,是因牛膝性质趋下,与病位在上焦的病证不相符合。原方中的熟地改为细生地,是因熟地性温而重浊,不如生地性凉而清润,善清血分之邪热。方中加用元参,是因为元参有生津清热、壮水制火的作用,配合方中诸药可预防咽痛、各种出血等病证发生。

【原文】

太阴温病,血从上溢者,犀角地黄汤合银翘散主之。有中焦病者,以中焦法治之。若吐粉红血水者,死不治;血从上溢,脉七、八至以上,面反黑者,死不治;可用清络育阴法。(上焦篇11)

血从上溢,温邪逼迫血液上走清道,循清窍而出,故以银翘散败温毒,以犀角地黄清血分之伏热,而救水即所以救金也。至粉红水非血非液,实血与液交迫而出。有燎原之势,化源速绝。血从上溢,而脉至七、八至,面反黑,火极而似水,反兼胜已之化也,亦燎原之势莫制,下焦津液亏极,不能上济君火,君火反与温热之邪合德,肺金其何以堪,故皆主死。化源绝,乃温病第一死法也。

犀角地黄汤方(甘咸微苦法)

干地黄一两　生白芍三钱　丹皮三钱　犀角三钱

水五杯,煮取二杯,分二次服,渣再煮一杯服

银翘散(方见前)

已用过表药者,去豆豉、芥穗、薄荷。

【释义】

本条主要论述太阴温病热入血分的证治,同时讨论了"温病死证"。邪热侵犯肺经,肺经热盛,深入血分,损伤肺络可致咯血。治疗当清肺泄热,凉血解毒,可用犀角地黄汤合银翘散加减治疗,以犀角地黄汤凉血解毒,银翘散清肺泄热。若吐粉红色血水且面色发黑,说明病情危重,其原因是"血与液交迫而出,有燎原之势,化源速绝"。表明热势极盛,肺之化源已绝。而吴鞠通提出"化源绝,乃温病第一死法",所以属危重之证。若血从上溢,脉至七、八至,面反黑,是热势极盛的表现。其面色发黑,是"火极而似水,反兼胜已之化也"。一般表现为面部暗黑发紫,为面部血行瘀滞所致,属危象,治疗当清泄邪热,培补真阴。

四、邪犯下焦

【原文】

风温、温热、温疫、温毒、冬温,邪在阳明久羁[①],或已下,或未下,身热面赤,

口干舌燥,甚则齿黑唇裂,脉沉实者,仍可下之;脉虚大,手足心热甚于手足背者,加减复脉汤主之。(下焦篇1)

温邪久羁中焦,阳明阳土,未有不克少阴癸水者,或已下而阴伤,或未下而阴竭。若实证居多,正气未至溃败,脉来沉实有力,尚可假手于一下,即《伤寒论》中急下以存津液之谓。若中无结粪,邪热少而虚热多,其人脉必虚,手足心主里,其热必甚于手足背之主表也。若再下其热,是竭其津而速之死也。故以复脉汤复其津液,阴复则阳留,庶可不至于死也。去参、桂、姜、枣之补阳,加白芍收三阴之阴,故云加减复脉汤。在仲景当日,治伤于寒者之结代,自有取于参、桂、姜、枣,复脉中之阳;今治伤于温者之阳亢阴竭,不得再补其阳也。用古法而不拘用古方,医者之化裁也。

加减复脉汤方(甘润存津法)

炙甘草六钱　干地黄六钱(按地黄三种用法:生地者,鲜地黄未晒干者也,可入药煮用,可取汁用,其性甘凉,上中焦用以退热存津;干地黄者,乃生地晒干,已为丙火炼过,去其寒凉之性,本草称其甘平;熟地制以酒与砂仁,九蒸九晒而成,是又以丙火、丁火合炼之也,故其性甘温。奈何今人悉以干地黄为生地,北人并不知世有生地,谓干地黄为生地,而曰寒凉,指鹿为马,不可不辨)　生白芍六钱　麦冬(不去心)五钱　阿胶三钱　麻仁三钱(按柯韵伯谓:旧传麻仁者误,当系枣仁。彼从心悸动三字中看出传写之误,不为无见。今治温热,有取于麻仁甘益气,润去燥,故仍从麻仁)

水八杯,煮取八分三杯,分三次服。剧者加甘草至一两,地黄、白芍八钱,麦冬七钱,日三,夜一服。

【词解】

① 羁:停留。

【释义】

本条论述温病后期真阴耗伤的证治。阳明温病,邪热久留,可传入下焦,损伤肝肾阴液,阳明温病耗伤阴液可见两种情况:一是腑实阴伤,脉沉实,并见身热面赤,口干舌燥,甚则齿黑唇裂等,治疗仍可用攻下之法,但应注意苦寒攻下与滋阴养液并施,可用增液承气汤等;二是肝肾阴液大伤,常见脉虚大,手足心热甚于手足背等,当用加减复脉汤以滋养肝肾真阴。方中炙甘草,化生气血为主药;生地、阿胶、麦冬、白芍,养阴生津,补益肝肾;麻仁,润燥制火。运用本方时有两点应予注意:其一,下焦真阴耗伤之证的原因,除阳明热盛耗及肾阴外,邪入营血、内陷厥少,都能耗及肾阴而发生本证。其二,对肾阴耗伤证的判断,除原文所述之外,还应参考温病的病期、全身症状作全面考虑。

257

【原文】

少阴温病，真阴欲竭，壮火复炽，心中烦，不得卧者，黄连阿胶汤主之。（下焦篇11）

心中烦，阳邪挟心阳独亢于上，心体之阴，无容留之地，故烦杂无奈；不得卧，阳亢不入于阴，阴虚不受阳纳，虽欲卧得乎？此证阴阳各自为道，不相交互，去死不远，故以黄芩从黄连，外泻壮火而内坚真阴；以芍药从阿胶，内护真阴而外捍亢阳。名黄连阿胶汤者，取一刚以御外侮，一柔以护内主之义也。其交关变化神明不测之妙，全在一鸡子黄，前人训鸡子黄，金谓鸡为巽木，得心之母气，色赤入心，虚则补母而已，理虽至当，殆未尽其妙。盖鸡子黄有地球之象，为血肉有情，生生不已，乃奠安中焦之圣品，有甘草之功能，而灵于甘草；其正中有孔，故能上通心气，下达肾气，居中以达两头，有莲子之妙用；其性和平，能使亢者不争，弱者得振；其气焦臭，故上补心；其味甘咸，故下补肾。

黄连阿胶汤方（苦甘咸寒法）

黄连四钱　黄芩一钱　阿胶三钱　白芍一钱　鸡子黄二枚

水八杯，先煮三物，取三杯，去滓，内胶烊尽，再内鸡子黄，搅令相得，日三服。

【释义】

本条论述少阴温病阴虚火炽的证治。所谓阴虚火炽，是在温病后期，肾水亏虚，不能上济心火，心肾不交而引起的病证，常见心中烦，不得卧等。治当清热育阴，方用黄连阿胶汤。方中黄连、黄芩，清邪热，泄心火；阿胶、白芍，滋肝肾，养真阴；鸡子黄，养心而滋肾。诸药合用，刚柔相济，抑壮火而救阴精。对本证的判断除原文所述外，还应有身热不甚，或热势已退，舌红苔薄黄而干或薄黑而干，脉细数等。

【原文】

夜热早凉，热退无汗，热自阴来者，青蒿鳖甲汤主之。（下焦篇12）

夜行阴分而热，日行阳分而凉，邪气深伏阴分可知；热退无汗，邪不出表而仍归阴分，更可知矣，故曰热自阴分而来，非上中焦之阳热也。邪气深伏阴分，混处气血之中，不能纯用养阴，又非壮火，更不得任用苦燥。故以鳖甲蠕动之物，入肝经至阴之分，既能养阴，又能入络搜邪；以青蒿芳香透络，从少阳领邪外出；细生地清阴络之热；丹皮泻血中之伏火；知母者，知病之母也，佐鳖甲、青蒿而成搜剔之功焉。再此方有先入后出之妙，青蒿不能直入阴分，由鳖甲领之入也；鳖甲不能独出阳分，由青蒿领之出也。

青蒿鳖甲汤方（辛凉合甘寒法）

青蒿二钱　鳖甲五钱　细生地四钱　知母二钱　丹皮三钱

水五杯,煮取二杯,日再服。

【释义】

本条论述温病后期邪入阴分的证治。温病后期出现夜热早凉,热退无汗,与邪热内盛所引起的发热显然不同,为阴液已亏,余邪留伏阴分所致,治疗当养阴透邪,方用青蒿鳖甲汤。方中鳖甲,滋阴入络搜邪;青蒿,芳香透络,配伍鳖甲领阴分余热外出;丹皮,泻伏火;生地,养阴清热;知母,清热生津润燥。诸药合用,共奏养阴透热之效。本证应与邪热内盛证鉴别,本证虽有发热,但热势不甚,常为低热,并有形体较瘦,舌红苔少,脉沉细数等表现,多出现于病变的后期阶段。

【原文】

下焦温病,热深厥甚,脉细促,心中憺憺大动①,甚则心中痛者,三甲复脉汤主之。(下焦篇14)

心中动者,火以水为体,肝风鸱张②,立刻有吸尽西江之势,肾水本虚,不能济肝而后发痉,既痉而水难猝补,心之本体欲失,故憺憺然而大动也。甚则痛者,"阴维为病主心痛",此证热久伤阴,八脉丽于肝肾,肝肾虚而累及阴维故心痛,非如寒气客于心胸之心痛可用温通。故以镇肾气、补任脉、通阴维之龟板止心痛,合入肝搜邪之二甲,相济成功也。

三甲复脉汤方(同二甲汤法)

即于二甲复脉汤内,加生龟板一两。

炙甘草六钱　干地黄六钱　生白芍六钱　麦冬五钱　阿胶三钱　麻仁三钱
生牡蛎五钱　生鳖甲八钱　生龟板一两

【词解】

① 心中憺憺大动:语出《素问·至真要大论》。形容心中有空虚而震动感,类似"怔忡",为心悸之重证。

② 肝风鸱张:鸱:指鸱鹰。肝风鸱张,形容肝风内动之势剧烈。

【释义】

本条论述虚风内动的证治。温病后期肝肾之阴大伤,不能濡养筋脉,造成肢体痉挛抽搐,即为"水不涵木"所致的虚风内动,治当滋阴息风,以三甲复脉汤为主方。方中以加减复脉汤滋养肝肾阴液;鳖甲、龟甲、牡蛎,重镇潜阳息风。本证应与邪热内盛引起的肝风内动进行区别,本证的诊断要点,除原文所述外,还应参考本病发生在温病的后期,其虚风内动的表现,除有心中憺憺大动之外,还可出现肢体痉厥,神情倦怠无力,舌多干绛,脉细数而虚。若发生痉厥,多表现为手足蠕动、肢体拘急,与肝热动风之手足剧烈抽搐,伴高热者迥然有别。

【原文】

热邪久羁，吸烁真阴，或因误表，或因妄攻，神倦瘛疭，脉气虚弱，舌绛苔少，时时欲脱者，大定风珠主之。（下焦篇16）

此邪气已去八、九，真阴仅存一、二之治也。观脉虚苔少可知，故以大队浓浊填阴塞隙，介属潜阳镇定。以鸡子黄一味，从足太阴，下安足三阴，上济手三阴，使上下交合，阴得安其位，斯阳可立根基，俾阴阳有眷属一家之义，庶可不致绝脱欤！

大定风珠方（酸甘咸法）

生白芍六钱　阿胶三钱　生龟板四钱　干地黄六钱　麻仁二钱　五味子二钱　生牡蛎四钱　麦冬（连心）六钱　炙甘草四钱　鸡子黄（生）二枚　鳖甲（生）四钱

水八杯，煮取三杯，去滓，再入鸡子黄，搅令相得，分三次服。喘加人参，自汗者加龙骨、人参、小麦，悸者加茯神、人参、小麦。

【释义】

本条接上再论述虚风内动的证治。本条所论与三甲复脉汤证相似，所用的大定风珠即是三甲复脉汤加五味子、鸡子黄，方中增加了血肉有情之品，对于肾精亏虚较甚而伴有时时欲脱者更为适宜。

第三节　暑　温

【原文】

形似伤寒，但右脉洪大而数，左脉反小于右，口渴甚，面赤，汗大出者，名曰暑温，在手太阴，白虎汤主之；脉芤甚者，白虎加人参汤主之。（上焦篇22）

此标暑温之大纲也。按温者热之渐，热者温之极也。温盛为热，木生火也。热极湿动，火生土也。上热下湿，人居其中而暑成矣。若纯热不兼湿者，仍归前条温热例，不得混入暑也。形似伤寒者，谓头痛、身痛、发热恶寒也。……脉洪大而数，甚则芤，对伤寒之脉浮紧而言也。独见于右手者，对伤寒之左脉大而言也。……口渴甚面赤者，对伤寒太阳证面不赤，口不渴而言也。火烁津液，故口渴。火甚未有不烦者、面赤者。烦也，烦字从火后页，谓火现于面也。汗大出者，对伤寒汗不出而言也。首白虎例者，盖白虎乃秋金之气，所以退烦暑，白虎为暑温之正例也。其源出自《金匮》，守先圣之成法也。

白虎汤、白虎加人参汤方（并见前）

【释义】

本条论述暑温初起的证治和暑邪的致病特点。暑温初起之时,可见发热恶寒,与伤寒病相似。但伤寒恶寒是寒邪闭郁肌表,恶寒明显,且伴有身痛、口不渴、脉浮紧等。而暑温初起的恶寒见于热极之时,因"火盛克金"而致,并伴有高热、面赤、口大渴、脉洪数等暑犯阳明、气分热盛脉证。

暑邪的致病既有热的特性,又有湿的特性,所以兼具湿热双重性质。即吴鞠通所说:"上热下湿,人居其中而暑成矣",与叶天士"暑必挟湿"的观点一致。但有的医家认为,暑与湿性质有阴阳之别,两者虽可兼夹,但毕竟不属一体,不能认为暑之中必有湿,所以提出了"暑多挟湿"的观点,较为妥当。

暑温初起投用白虎汤或白虎加人参汤,是依《伤寒论》例,且与叶天士"夏暑发自阳明"之说相合,所以吴鞠通说"白虎为暑温之正例"。

【原文】

手太阴暑温,如上条证,但汗不出者,新加香薷饮主之。(上焦篇24)

证如上条,指形似伤寒,右脉洪大,左手反小,面赤口渴而言。但以汗不能自出,表实为异,故用香薷饮①发暑邪之表也。按香薷辛温芳香,能由肺之经而达其络。鲜扁豆花,凡花皆散,取其芳香而散,且保肺液,以花易豆者,恶其呆滞也,夏日所生之物,多能解暑,惟扁豆花为最,如无花时,用鲜扁豆皮,若再无此,用生扁豆皮。厚朴苦温,能泄实满。厚朴,皮也,虽走中焦,究竟肺主皮毛,以皮从皮,不为治上犯中。若黄连、甘草,纯然里药,暑病初起,且不必用,恐引邪深入,故易以连翘、银花,取其辛凉达肺经之表,纯从外走,不必走中也。

温病最忌辛温,暑病不忌者,以暑必兼湿,湿为阴邪,非温不解,故此方香薷、厚朴用辛温,而余则佐以辛凉云,下文湿温论中,不惟不忌辛温,且用辛热也。

新加香薷饮方(辛温复辛凉法)

香薷二钱　银花三钱　鲜扁豆花三钱　厚朴二钱　连翘二钱

水五杯,煮取二杯。先服一杯,得汗止后服;不汗再服;服尽不汗,再作服。

【词解】

① 香薷饮:又名香薷散、三物香薷饮。方出《太平惠民和剂局方》,由扁豆、厚朴、香薷组成。

【释义】

本条论述暑温初起暑湿在表的证治。暑温初起,发热恶寒,右脉洪大,左手反小,面赤口渴,但无汗出,为暑湿郁阻于肌表,证属表实,治当清暑化湿,透表祛邪,以新加香薷饮为主方。方中香薷、厚朴、扁豆,解表散寒,涤暑化湿;银花、连翘辛凉清解。本条虽称为手太阴暑温,而其病变部位并不完全在肺,与暑湿内蕴脾胃也有密切关系,新加香薷饮中用厚朴之类,正是为此而设。

在本条中,吴鞠通对暑病用温药的理由进行了阐述,即暑邪为患每夹湿邪,而湿邪非用温药不能解除,但因属暑热为患,与一般的湿病不同,所以又当用辛凉解暑之品,新加香薷饮即为辛温与辛凉并用之方。

【原文】

手太阴暑温,或已经发汗,或未发汗,而汗不止,烦渴而喘,脉洪大有力者,白虎汤主之;脉洪大而芤者,白虎加人参汤主之;身重者,湿也,白虎加苍术汤主之;汗多脉散大,喘喝欲脱者,生脉散主之。(上焦篇26)

此条与上文少异者,只已经发汗一句。

白虎加苍术汤方

即于白虎汤内加苍术三钱。

汗多而脉散大,其为阳气发泄太甚,内虚不可留恋可知。生脉散酸甘化阴,守阴所以留阳,阳留,汗自止也。以人参为君,所以补肺中元气也。

生脉散方(酸甘化阴法)

人参三钱　麦冬(不去心)二钱　五味子一钱

水三杯,煮取八分二杯,分二次服,渣再煎服,脉不敛,再作服,以脉敛为度。

【释义】

本条论暑温病邪在手太阴的证治。关于暑温用白虎汤和白虎加人参汤在前已有论及。本条又补充了兼有湿困者当用白虎加苍术汤,出现气阴欲脱者用生脉散的内容。应当指出,本条虽冠以手太阴暑温,但其病位也不局限于肺:白虎汤和白虎加人参汤所主治的病证多为肺胃热盛;白虎加苍术汤所治者,则属阳明与太阴同病;生脉散所治者则为气阴欲脱之证。

第四节　湿　温

【原文】

头痛恶寒,身重疼痛,舌白不渴,脉弦细而濡,面色淡黄,胸闷不饥,午后身热,状若阴虚,病难速已,名曰湿温。汗之则神昏耳聋,甚则目瞑不欲言,下之则洞泄①,润之则病深不解,长夏深秋冬日同法,三仁汤主之。(上焦篇43)

头痛恶寒,身重疼痛,有似伤寒,脉弦濡,则非伤寒矣。舌白不渴,面色淡黄,则非伤暑之偏于火者矣。胸闷不饥,湿闭清阳道路也。午后身热,状若阴虚者,湿为阴邪,阴邪自旺于阴分……。世医不知其为湿温,见其头痛恶寒身重疼痛也,以为伤寒而汗之,汗伤心阳,湿随辛温发表之药蒸腾上逆,内蒙心窍则神昏,上蒙清窍则耳聋目瞑不言。见其中满不饥,以为停滞而大下之,误下伤阴,而重抑脾阳之升,脾气转陷,湿邪乘势内渍,故洞泄。见其午后身热,以为阴虚而用柔药润之,湿为胶滞阴邪,再加柔润阴药,二阴相合,同气相求,遂有锢结而不可解之势。惟以三仁汤轻开上焦肺气,盖肺主一身之气,气化则湿亦化也。

三仁汤方

杏仁五钱　飞滑石六钱　白通草二钱　白蔻仁二钱　竹叶二钱　厚朴二钱
生薏仁六钱　半夏五钱

甘澜水八碗,煮取三碗,每服一碗,日三服。

【词解】

① 洞泄:原指食后即腹泻,泻下物完谷不化。这里指泻下无度。

【释义】

本条论述湿温病初起的证候特点和治疗宜忌。湿温病初起的临床表现为头痛恶寒,身重疼痛,舌白不渴,脉弦细而濡,面色淡黄,胸闷不饥,午后身热等。午后身热,实际上每表现为身热不扬,午后较重。湿温初起应与伤寒、食滞、阴虚等病证相鉴别。湿温之初头痛、身重、恶寒,与伤寒相似,易误用辛温发汗。但伤寒表证无胸闷,脘痞,苔腻等表现。湿温初起常见胸脘痞满、舌苔白腻等湿邪为病的临床表现,与食滞病证出现的胸闷不饥、腹胀相似,易误用攻下化滞,但食滞一般无发热恶寒、头痛、身重等。内伤阴虚的主要表现为午后发热,与湿温的午后身热相似,易误用滋阴之法。但内伤阴虚起病更慢,病程更长,无恶寒身痛等表证,更无湿象。

三仁汤为治疗湿温的代表方,方中杏仁,轻宣肺气,流气化湿;白蔻仁、厚朴、半夏,芳香化浊,燥湿理气;生薏仁、白通草、滑石,淡渗利湿;竹叶,轻清宣透。诸药合用,共奏芳香辛散,宣化表里湿邪之效,不仅可用于邪在卫表,对于湿温邪在气分时,只要湿重于热,都能用本方加减治疗。

【原文】

脉缓身痛,舌淡黄而滑,渴不多饮,或竟不渴,汗出热解,继而复热,内不能运水谷之湿,外复感时令之湿,发表攻里,两不可施,误认伤寒,必转坏证,徒清热则湿不退,徒祛湿则热愈炽,黄芩滑石汤主之。(中焦篇63)

脉缓身痛,有似中风,但不浮,舌滑不渴饮,则非中风矣。若系中风,汗出则身痛解而热不作矣;今继而复热者,乃湿热相蒸之汗,湿属阴邪,其气留连,不能因汗而退,故继而复热。内不能运水谷之湿,脾胃困于湿也;外复受时令之湿,经络亦困于湿矣。倘以伤寒发表攻里之法施之,发表则诛伐① 无过之表,阳伤而成

263

痉,攻里则脾胃之阳伤,而成洞泄寒中,故必转坏证也。湿热两伤,不可偏治,故以黄芩、滑石、茯苓皮清湿中之热,蔻仁、猪苓宣湿邪之正,再加腹皮、通草,共成宣气利小便之功,气化则湿化,小便利则火腑②通而热自清矣。

黄芩滑石汤方(苦辛寒法)

黄芩三钱　滑石三钱　茯苓皮三钱　大腹皮二钱　白蔻仁一钱　通草一钱猪苓三钱

水六杯,煮取二杯,渣再煮一杯,分温三服。

【词解】

① 诛伐:责罚、伤害之意。

② 火腑:指小肠。

【释义】

本条论述湿热病湿热蕴阻中焦气分的证治。重点阐述湿热蕴阻中焦证的治疗原则是清热化湿,不可用解表攻里法,意在强调湿邪为病的治法要点为"徒清热则湿不退,徒祛湿则热愈炽"。黄芩滑石汤中既有清热之品,又有化湿、利湿之品,是治疗湿热病的代表方之一。方中黄芩,苦寒清热燥湿;滑石、通草、猪苓,利湿泄热;茯苓皮、大腹皮,行气渗湿;白蔻仁,醒脾和胃。但本方清热之力较弱,适用于湿重于热者,对于湿已化火,邪热较盛者,则又当另选他方。

【原文】

湿郁经脉,身热身痛,汗多自利,胸腹白疹,内外合邪,纯辛走表,纯苦清热,皆在所忌,辛凉淡法,薏苡竹叶散主之。(中焦篇66)

白疹者,风湿郁于孙络①毛窍。此湿停热郁之证,故主以辛凉解肌表之热,辛淡渗在里之湿,俾表邪从气化而散,里邪从小便而驱,双解表里之妙法也。

薏苡竹叶散方(辛凉淡法,亦轻以去实法)

薏苡五钱　竹叶三钱　飞滑石五钱　白蔻仁一钱五分　连翘三钱　茯苓块五钱　白通草一钱五分

共为细末,每服五钱,日三服。

【词解】

① 孙络:为极细的络脉。

【释义】

本条论述湿热病出现白瘩的证治。白疹,即为白瘩。白瘩是湿热之邪蕴阻中焦脾胃,外发肌表而致,即自注中所说"风湿郁于孙络毛窍",属"湿停热郁之证"。此证邪虽在表,但与一般的表证不同,也与肌表风湿有别,所以对本证的治疗,忌用纯辛发表,也忌用纯苦清热,原文提出用"辛凉淡法",即清宣、疏解、淡渗并用,使郁于肌表的湿热之邪,外得以宣解,内从小便而去,即自注中所说的"双解表里"。治疗用薏苡竹叶散,方中薏苡仁、滑石、白通草,利湿之中兼有泄热;白蔻仁、茯苓,健脾和中,渗利湿邪;连翘、竹叶,辛凉透散邪热。

第五节 伏 暑

【原文】

长夏受暑,过夏而发者,名曰伏暑。霜未降而发者少轻,霜既降而发者则重,冬日发者尤重,子、午、丑、未之年为多也。(上焦篇36)

长夏盛暑,气壮者不受也;稍弱者但头晕片刻,或半日而已,次则即病;其不即病而内舍于骨髓,外舍于分肉之间者,气虚者也。盖气虚不能传送暑邪外出,必待秋凉金气相搏而后出也。金气本所以退烦暑,金欲退之,而暑无所藏,故伏暑病发也。其有气虚甚者,虽金风亦不能击之使出,必待深秋大凉初冬微寒相逼而出,故为尤重也。

【释义】

本条论述伏暑的概念及发病规律。伏暑是在长夏时感受暑邪,到秋冬而发的一种温病。病情的轻重除了与发病季节有一定关系外,还与感邪轻重、治疗是否得当及病人的全身状况等有关。原文中提出的暑邪内伏,必须有秋冬寒凉之气引发的论述,揭示了伏暑病在发病之初每伴见表证这一临床特点的原因。

【原文】

太阴伏暑,舌白口渴,无汗者,银翘散去牛蒡、元参加杏仁、滑石主之。(上焦篇38)

此邪在气分而表实之证也。

【释义】

本条论述伏暑邪在气分兼表实的证治。所谓邪在气分兼表实,就是在发病之初既有口渴、壮热等气分里热见症,又有无汗等表实见症。所以治疗用银翘散加杏仁、滑石等宣肺利湿之品,顾及与暑相合之湿邪。而去牛蒡、玄参,是因二药具滋腻之性,有碍于湿之故。

【原文】

太阴伏暑,舌赤口渴,无汗者,银翘散加生地、丹皮、赤芍、麦冬主之。(上焦篇39)

此邪在血分而表实之证也。

265

【释义】

本条论述伏暑邪在血分兼表实的证治。所谓邪在血分兼表实，就是在发病之初既有口渴、舌赤等血分见症，又有无汗等表实见症。所以治疗用银翘散加用生地、丹皮、赤芍、麦冬等凉血养阴之品，以疏解肌表之邪与清解血分之邪热并施。

【原文】

太阴伏暑，舌白口渴，有汗，或大汗不止者，银翘散去牛蒡子、元参、芥穗，加杏仁、石膏、黄芩主之。脉洪大，渴甚汗多者，仍用白虎法；脉虚大而芤者，仍用人参白虎法。（上焦篇40）

此邪在气分而表虚之证也。

【释义】

本条论述伏暑邪在气分兼表虚的证治。所谓邪在气分兼表虚，就是在发病之初既有壮热、口渴等气分热盛见症，又有汗出较多等表虚见症。所以治疗用银翘散加杏仁以宣肺化湿；加石膏、黄芩，以清气分邪热；去牛蒡子、元参、芥穗，是避免辛温发散和滋腻，因气分邪热较盛，所以即使表虚，也不能多用固表之品，以防助热恋邪。如出现口渴、汗多、脉洪大等见症，则是白虎汤之适应证；如兼有气阴两伤者，用白虎加人参汤。

第六节　秋　燥

【原文】

秋感燥气，右脉数大，伤手太阴气分者，桑杏汤主之。（上焦篇54）

……其由于本气自病之燥证，初起必在肺卫，故以桑杏汤清气分之燥也。

桑杏汤方（辛凉法）

桑叶一钱　杏仁一钱五分　沙参二钱　象贝一钱　香豉一钱　栀皮一钱
梨皮一钱

水二杯，煮取一杯，顿服之，重者再作服（轻药不得重用，重用必过病所。再一次煮成三杯，其二、三次之气味必变，药之气味俱轻故也）。

【释义】

本条论述秋燥邪在肺卫时的证治。秋燥是秋季感受燥邪为病，初起除右脉浮数而大的临床表现外，还当有发热恶寒、干咳少痰、咽干鼻燥等燥邪侵犯肺卫之症。其治疗与风热之邪初犯肺卫相似，但因燥邪具有干燥耗阴之性，所以用药宜辛凉甘润,桑杏汤中桑叶、杏仁、淡豆豉,辛凉发散;沙参、梨皮,甘凉润燥;象贝,润肺止咳;栀皮,清泄燥热。诸药合用共奏辛凉甘润,轻透肺卫,疏表润燥之效。

【原文】

燥伤肺胃阴分,或热或咳者,沙参麦冬汤主之。(上焦篇56)

此条较上二条,则病深一层矣,故以甘寒救其津液。

沙参麦冬汤(甘寒法)

沙参三钱　玉竹二钱　生甘草一钱　冬桑叶一钱五分　麦冬三钱　生扁豆一钱五分　花粉一钱五分

水五杯,煮取二杯,日再服,久热久咳者,加地骨皮三钱。

【释义】

本条论述燥伤肺胃阴液的证治。秋燥后期燥邪每伤肺胃阴液,当用沙参麦冬汤,以滋养阴液,清解余热。本条述证较为简略,只提到热、咳二症。但其热当为低热,而咳则少痰或无痰。除此之外,还当有口干、舌红少苔、脉细数等。沙参麦冬汤是热性病肺胃阴伤证的代表方,方中以沙参、麦冬、玉竹、天花粉,甘寒滋养肺胃阴液;扁豆、甘草,和养胃气;桑叶,清透余热。本方不仅可用于秋燥后期,也可用于各种温病引起的肺胃阴伤证。

【原文】

诸气膹郁,诸痿喘呕之因于燥者,喻氏清燥救肺汤主之。(上焦篇58)

清燥救肺汤方(辛凉甘润法)

石膏二钱五分　甘草一钱　霜桑叶三钱　人参七分　杏仁(泥)七分　胡麻仁(炒研)一钱　阿胶八分　麦冬(不去心)二钱　枇杷叶(去净毛,炙)六分

水一碗,煮六分,频频二、三次温服。痰多加贝母、瓜蒌;血枯加生地黄;热甚加犀角、羚羊角,或加牛黄。

【释义】

本条论述燥热在肺,诸气膹郁的证治。吴鞠通提出在热性病中出现痿、喘、呕而由燥热引起者,是肺气膹郁所致,治疗大法在于清润肺经燥热,治用清燥救肺汤,本方为喻嘉言所制,方中桑叶、杏仁、枇杷叶,轻宣肺气;石膏,清肺经燥热;阿胶、麦冬、麻仁,润肺滋液;人参、甘草,益气生津。本方不仅可用于热性病肺胃有燥热者,而且对内伤杂病中各种肺胃燥热而引起的痿、喘、呕等病证都可使用。该方清而不燥,润而不腻,兼能宣肺,吴鞠通提出加减之法,可供临床参考。

第七节 温毒

【原文】

温毒咽痛喉肿，耳前耳后肿，颊肿，面正赤，或喉不痛，但外肿，甚则耳聋，俗名大头温、虾蟆温者，普济消毒饮去柴胡、升麻主之。初起一、二日，再去芩，连，三、四日加之佳。（上焦篇18）

……咽痛者，《经》谓"一阴一阳结，谓之喉痹"，盖少阴、少阳之脉，皆循喉咙，少阴主君火，少阳主相火，相济为灾也。耳前耳后颊前肿者，皆少阳经脉所过之地，颊车①不独为阳明经穴也。面赤者，火色也。甚则耳聋者，两少阳之脉，皆入耳中，火有余则清窍闭也。治法总不能出李东垣普济消毒饮之外。其方之妙，妙在以凉膈散为主，而加化清气之马勃、僵蚕、银花，得轻可去实之妙；再加元参、牛蒡、板蓝根，败毒而利肺气，补肾水以上济邪火。去柴胡、升麻者，以升腾飞越太过之病，不当再用升也。说者谓其引经，亦甚愚矣！凡药不能直至本经者，方用引经药作引，此方皆系轻药，总走上焦，开天气，肃肺气，岂须用升、柴直升经气耶？去黄芩、黄连者，芩、连里药也，病初起未至中焦，不得先用里药，故犯中焦也。

普济消毒饮去升麻柴胡黄芩黄连方

连翘一两　薄荷三钱　马勃四钱　牛蒡子六钱　芥穗三钱　僵蚕五钱　元参一两　银花一两　板蓝根五钱　苦梗一两　甘草五钱

上共为粗末，每服六钱，重者八钱。鲜苇根汤煎，去渣服，约二时一服，重者一时许一服。

【词解】

① 颊车：为足阳明经上的穴位，位于耳的前下方，下颌角的前上方。

【释义】

本条论述温毒的证治。温毒是感受温热毒邪，秽浊毒气而致。临床表现为"咽痛喉肿，耳前耳后肿，颊肿，面正赤，或喉不痛，但外肿，甚则耳聋"。咽喉肿痛是少阴与少阳之火结于喉部所致，即《黄帝内经》所说："一阴一阳结，谓之喉痹。"耳前耳后及颊部肿，因为这些部位是少阳经脉经过之处，颊车穴虽在阳明经上，但与足少阳经很近。面部红赤，是火毒上炎。手、足少阳的经脉循行入耳，少阳火邪循经上炎，闭塞耳窍，故甚则耳聋。

本病的治疗以清热解毒，利咽消肿为主，可用李东垣所制的普济消毒饮,此方以凉膈散为主体,加入能轻清去秽浊之气的马勃、白僵蚕、银花,有"轻可去实"之妙。另外再加上元参、牛蒡子、板蓝根,清热解毒而宣通肺气,补益肾水而上济邪火。方中之所以要去除升麻、柴胡,是因为考虑到本病是因少阳升发过度,故不用升麻、柴胡,以避免升腾发散太过,而使少阳之火势更甚。

一般认为升麻、柴胡之升散与芩、连之苦寒相伍,一升一降,且升麻本身有解毒之功,柴胡有升散少阳之力,对于本病有一定治疗作用,所以不去为宜。温毒以局部红肿热痛,甚至溃烂为临床特征,涉及多种病变,吴鞠通所说的温毒只是其中之一,即大头瘟。

第八节 温病治禁

一、斑疹治禁

【原文】

斑疹,用升提则衄,或厥,或呛咳,或昏痉;用壅补则瞀乱[①]。(中焦篇23)

此治斑疹之禁也。斑疹之邪在血络,只喜轻宣凉解。若用柴胡、升麻辛温之品,直升少阳,使热血上循清道则衄;过升则下竭,下竭者必上厥;肺为华盖,受热毒之熏蒸则呛咳;心位正阳,受升提之摧迫则昏痉。至若壅补,使邪无出路,络道比经道最细,诸疮痛痒,皆属于心,既不得外出,其势必返而归之于心,不瞀乱得乎?

【词解】

① 瞀乱:指心中闷乱,头目昏眩。

【释义】

本条论述温病斑疹的治禁。温病中出现斑疹,是邪热已深入营血的反映,即吴鞠通所说的"邪在血络"。为邪热内陷营血,迫血妄行所致,治应凉血解毒,化斑透疹。治禁中所说的升提,是指用辛温发散透疹之法,这一治法主要是针对风疹、麻疹表气郁闭而设的,不宜用于斑疹营血有热之证。至于原文中所提出的忌用壅补,因斑疹本属热证,治以清解为主,不宜运用补益之品,以防助热伤阴,恋邪不解。但若正气大虚而斑疹内陷之逆证,出现体温骤降,斑疹突然隐没等,治疗可用补气以托斑疹之法,则不属禁忌。

二、淡渗之禁

【原文】

温病小便不利者,淡渗不可与也,忌五苓、八正辈。（中焦篇30）

此用淡渗之禁也。热病有余于火,不足于水,惟以滋水泻火为急务,岂可再以淡渗动阳而烁津乎?奈何吴又可于小便条下,特立猪苓汤,乃去仲景原方之阿胶,反加木通、车前,渗而又渗乎?其治小便血分之桃仁汤中,仍用滑石,不识何解!

【释义】

本条论述温病淡渗之禁。温病中出现小便不利,若因热盛阴伤、化源不足所致的,治疗应以养阴清热为大法,不可见小便不利而滥用淡渗利尿剂,如五苓散、八正散等,如误用淡渗之法,会进一步耗伤阴液。

温病出现小便不利的原因较多,对于阴液耗伤所致的小便不利,当用清热养阴,以充化源;若为湿热阻于下焦、三焦功能失常所致的小便不利,淡渗利消就是当用之法。吴又可所论的小便不利属湿热秽浊之邪所致,所以用猪苓汤去阿胶,加木通、车前子,意在清利湿热。

三、苦寒之禁

【原文】

温病燥热,欲解燥者,先滋其干,不可纯用苦寒也,服之反燥甚。（中焦篇31）

此用苦寒之禁也。温病有余于火,不用淡渗犹易明,并苦寒亦设禁条,则未易明也。举世皆以苦能降火,寒能泻热,坦然用之而无疑,不知苦先入心,其化以燥,服之不应,愈化愈燥。宋人以目为火户,设立三黄汤,久服竟至于瞎,非化燥之明征乎?吾见温病而恣用苦寒,津液干涸不救者甚多,盖化气①比本气②更烈。故前条冬地三黄汤,甘寒十之八、九,苦寒仅十之一、二耳。至茵陈蒿汤之纯苦,止有一用,或者再用,亦无屡用之理。

【词解】

① 化气:这里指滥用药物引起的病变。

② 本气:这里指由病邪导致的病变。

【释义】

本条是论述温病苦寒之禁。所谓苦寒之禁是指温病过程中出现燥热亢盛、热盛阴伤时,治疗不可单用苦寒清热以解燥热,若单用苦寒之剂,会加重燥象,且苦寒之品易于化燥而更伤其阴。治疗当如自注中所说的"先滋其干",即主要投用甘寒之品,配合苦寒,清热与养阴并施,具体治法可参考前述之甘苦合化法,方用冬地三黄汤。

四、下后暴食之禁

【原文】

阳明温病,下后热退,不可即食,食者必复;周十二时后,缓缓与食,先取清者,勿令饱,饱则必复,复必重也。(中焦篇32)

此下后暴食之禁也。下后虽然热退,余焰尚存,盖无形质之邪,每借有形质者以为依附,必须坚壁清野,勿令即食。一日后,稍可食清而又清之物,若稍重浊,犹必复也。勿者,禁止之词;必者,断然之词也。

【释义】

本条论述温病下后暴食之禁。热病后期慎食以防"食复",在《黄帝内经》和《伤寒论》中已有论之,后世对此一直较为重视。原文提出,在攻下后,一日内不可进食,所食之物亦当清稀之品,不可饱食。其意是因热病后,脾胃运化功能较弱,特别是用攻下法之后,脾胃损伤更甚,所以如进食不慎,会导致食不能化,积而为患,或未净之余邪与积食相合,造成病情的反复。但临床上,如用攻下之后,热势已退,病人知饥索食,也未必要等到一日后方进食,但所进之食应注意量少、清淡、易消化。

五、白虎四禁

【原文】

白虎本为达热出表,若其人脉浮弦而细者,不可与也;脉沉者,不可与也;不渴者,不可与也;汗不出者,不可与也;常须识此,勿令误也。(上焦篇9)

此白虎之禁也。按白虎剽悍①,邪重非其力不举,用之得当,原有立竿见影之妙,若用之不当,祸不旋踵②。懦者多不敢用,未免坐误事机;孟浪者,不问其脉证之若何,一概用之,甚至石膏用至斤余之多,应手而效者固多,应手而毙者亦复不少。皆未真知确见其所以然之故,故手下无准的也。

【词解】

① 剽悍:勇武凶猛。

② 祸不旋踵:喻灾难接连而来。

【释义】

本条论述白虎汤的禁忌证。白虎汤的作用是辛寒大清邪热,透热外达,适用

271

于阳明热盛,热势散漫之证,常见壮热,口渴,大汗,舌红,苔黄燥,脉洪大等。如患者脉象浮、或弦、或细,提示病邪在表,或在半表半里,或属虚,则不可用白虎汤;如见到沉脉,提示病邪内结,多属腑实之证,也不能用白虎汤;如患者没有口渴的表现,提示热势不甚,津液耗伤不著,不能用白虎汤;如身体无汗的,或为表邪未尽,或为营阴大伤,也不能用白虎汤。

第九节　治病法论

【原文】

治外感如将(兵贵神速,机圆法活,去邪务尽,善后务细,盖早平一日,则人少受一日之害);治内伤如相(坐镇从容,神机默运,无功可言,无德可见,而人登寿域)。治上焦如羽(非轻不举);治中焦如衡(非平不安);治下焦如权(非重不沉)。

【释义】

本条论述治疗外感、内伤的区别和三焦病证的治则。对外感病与内伤病治疗上的主要区别用"将"和"相"作了高度概括。外感病以邪实为主,治当简捷,去邪务尽;内伤病以正虚为主,治当平稳,以求合和。另一方面,原文中提出的治疗内伤病的原则,对治疗外感病也是适用的,而治疗外感病的原则,对治疗内伤病也同样适用,只是侧重点相对有所不同而已。

对于三焦病证的治则,用"羽"、"衡"、"权"三字作概括,突出了三者在治疗上的主要特点,而这三字的内涵是相当丰富的。"羽"意为轻,即治疗上焦病证所用药物以轻清为主,不能过用苦寒沉降之品,而且用药剂量也较轻,煎煮时间也较短。"衡"意为平,即治疗中焦病证,必平其邪势之盛,使之归于平衡,对于湿热之邪为患者,应根据湿与热之孰轻孰重而予清热化湿之法,不能单治一边。"权"意为重,即治疗下焦病证,所用药物以重镇滋填味厚之品为主,使之直入下焦滋补肾阴,或用介类重镇之品以平息肝风。

第十八章
《湿热病篇》选读

第一节　湿热病提纲

【原文】

湿热证，始恶寒，后但热不寒，汗出胸痞，舌白，口渴不引饮。（1）

自注：此条乃湿热证之提纲也。湿热病阳明太阴经者居多，中气实则病在阳明，中气虚则病在太阴。病在二经之表者，多兼少阳三焦，病在二经之里者，每兼厥阴风木，以少阳厥阴同司相火①，阳明太阴湿热内郁，郁甚则少火皆成壮火，而表里上下充斥肆逆，故是证最易耳聋、干呕、发痉、发厥，而提纲中不言及者，因以上诸证，皆湿热证兼见之变局②，而非湿热病必见之正局③也。始恶寒者，阳为湿遏而恶寒，终非若寒伤于表之恶寒，后但热不寒，则郁而成热，反恶热矣。热盛阳明则汗出，湿蔽清阳则胸痞，湿邪内盛则舌白，湿热交蒸则舌黄，热则液不升而口渴，湿则饮内留而不引饮。然所云表者，乃太阴阳明之表，而非太阳之表。太阴之表四肢也，阳明之表肌肉也、胸中也，故胸痞为湿热必有之证，四肢倦怠，肌肉烦疼，亦必并见。其所以不干太阳者，以太阳为寒水之腑，主一身之表，风寒必自表入，故属太阳。湿热之邪，从表伤者，十之一二，由口鼻入者，十之八九。阳明为水谷之海，太阴为湿土之脏，故多阳明太阴受病。膜原④者，外通肌肉，内近胃腑，即三焦之门户，实一身之半表半里也，邪由上受，直趋中道，故病多归膜原。要之湿热之病，不独与伤寒不同，且与温病大异。温病乃少阴太阳同病，湿热乃阳明太阴同病也。而提纲中不言及脉者，以湿热之证，脉无定体，或洪或缓，或伏或细，各随证见，不拘一格，故难以一定之脉，拘定后人眼目也。

湿热之证，阳明必兼太阴者，徒知脏腑相连，湿土同气，而不知当与温病之必兼少阴比例。少阴不藏，木火内燔，风邪外袭，表里相应，故为温病。太阴内伤，湿饮停聚，客邪再至，内外相引，故病湿热。此皆先有内伤，再感客邪，非由腑及脏之谓。若湿热之证，不挟内伤，中气实者，其病必微，或有先因于湿，再因饥劳而病者，亦属内伤挟湿，标本同病。然劳倦伤脾为不足，湿饮停聚为有余，所以内伤外感孰多孰少，孰实孰虚，又在临证时权衡矣。

【词解】

① 相火：肝、肾、胆、膀胱、心包、三焦的阳气统称为相火，或专指肾阳。

② 变局：指湿热病变中发生的特殊变化，为病变涉及心、肝、肾等脏腑，或出现了营血分的病变，其证候可表现为耳聋、干呕、发痉、发厥等。

③ 正局：指湿热病变的一般变化，为病变在脾胃气分者，证候表现多见始恶寒，后但热不寒，汗出胸痞，舌白，口渴不引饮等。

④ 膜原：也称募原。胸膜与膈肌之间的部位或半表半里部位。

【释义】

本条为湿热病证治提纲。湿热病的致病原因是湿热病邪，多从外感受，特别是夏秋气候炎热，雨水较多，天暑下迫，地湿上蒸之际，容易形成湿热病邪；东南沿海地区，临海傍水，气候温暖潮湿，湿气偏重，故湿邪致病较多。湿热之邪伤人，多从口鼻而入，主要是从消化道感染，此外也可由皮毛而入，所以湿热之邪"从表伤者十之一、二，由口鼻入者十之八、九"。

湿热病的发生，多有内外合邪的特点。素体脾胃不足，湿邪内盛，容易感受外界湿热，正如叶天士所说"里湿素盛，外邪入里，里湿为合。"所以"太阴内伤，湿饮停聚，客邪再至，内外相引，故病湿热"，指出了湿热病的发病特点。当然这一观点并非绝对，素体脾胃功能健全而无里湿者，也可感受湿热之邪，发为湿热病。

湿性属土，脾胃为土脏，湿土之气同性相求，湿热病以脾胃为病变重心，正如薛生白所说："阳明为水谷之海，太阴为湿土之脏，故多阳明、太阴受病。"证之于临床，湿热病多见胸闷、脘痞、呕恶、腹泻等脾胃症状，所以湿热病属阳明太阴者居多。其中素体中阳偏盛者，病位多在胃。素体中阳不足者，病位多在脾，故曰"中气实者病在阳明，中气虚者病在太阴"。病位在脾者多表现为湿重于热，病位在胃者多表现为热重于湿。

湿热病初期，邪困太阴、阳明之表，进而邪传中焦气分，表现为湿热困阻脾胃。病变可传入手少阳三焦或足少阳胆，出现湿热困阻少阳胆腑、三焦之候，导致干呕、耳聋等病证；亦可传入手厥阴心包或足厥阴肝，出现湿浊蒙蔽心包证、湿滞肝经动风证，导致发痉、发厥。故曰："病在二经之表，多兼少阳、三焦；病在二经之里，每兼厥阴风木……最易耳聋、干呕、发痉、发厥。"

本条提出湿热病初起的临床表现为始恶寒，后但热不寒，汗出胸痞，舌白，口渴不引饮。始恶寒，为湿困肌表，阳为湿遏；后但热不寒，系湿郁成热，邪在气分；汗出，为湿热郁蒸之象；胸痞，为湿蔽清阳，气机阻滞；舌白，为湿邪内盛；口渴不引欲，为湿热内阻，津不上承；脉或洪或缓或伏或细，说明湿热病变过程中，证候演变较为复杂,故脉象不定。此外,还可见四肢倦怠,肌肉烦疼等湿阻肌肉的临床表现。

湿热病的正局,是指湿热病在脾胃气分者,证候表现多见始恶寒,后但热不寒,汗出胸痞,舌白,口渴不引饮。湿热病的变局,是指湿热病涉及心、肝、肾等脏腑,或出现营血分病变,其证候可表现为耳聋、干呕、发痉、发厥等。薛生白提出的正局和变局的概念对分析湿热病的病理特点和证候演变规律有一定的意义。

湿热病和伤寒病均有表证,均恶寒发热,但伤寒表证为太阳之表,病位在皮毛,病理性质为寒邪束表,经气郁滞,腠理闭塞,故头痛,身痛,无汗,脉浮紧等症状较为显著。湿热病表证为太阴阳明之表,病位在四肢、肌肉、胸中,病理性质为湿邪困阻,气机不畅,故四肢倦怠,肌肉烦疼,胸痞等症状较为明显。

薛生白认为"湿热之病,不独与伤寒不同,且与温病大异"。这里所说的"温病",主要是指伏气温病中的春温。春温为少阴太阳同病,少阴之水不足而厥阴风火内盛,加上外邪侵袭太阳而发病。湿热病为太阴阳明同病,即湿热之邪犯于脾胃而发病。所以在临床上两者虽都有发热、恶寒,但春温病初起里热亢盛,湿热病初起表湿症状明显,所以并不难区别。薛生白通过对温、湿的辨异,使湿热病自成体系,从而为温病证治明确分为温热、湿热两大类奠定了基础。

湿热病的病情轻重除取决于感邪的轻重,病邪的致病毒力,还与有无兼夹内伤有关。"不挟内伤,中气实者,其病必微"。这里所说的中气,是指脾胃尚健,里湿不盛之人,即使外感湿邪而患湿温,多数病轻而易愈。"或有先因于湿,再因饥劳而病者,其病必甚",属内伤夹湿,标本同病,故病情多重。对于"劳倦伤脾为不足,湿饮停聚为有余"。当理解为劳倦损伤可使脾气不足而不能健运,此属虚中之虚;过饱或太逸可使脾气因实邪阻滞而失健运,则属虚中之实,不可一律视脾胃内伤为虚证,尚有虚实相兼,标本同病者。

第二节 邪在卫表

【原文】

湿热证,恶寒无汗,身重头痛。湿在表分,宜藿香、香薷、羌活、苍术皮、薄荷、牛蒡子等味。头不痛者,去羌活。(2)

自注:身重恶寒,湿遏卫阳之表证,头痛必挟风邪,故加羌活,不独胜湿,且以祛风。此条乃阴湿①伤表之候。

【词解】

① 阴湿:湿邪未化热。

【释义】

本条论述湿邪在表,湿未化热证候的证治。阴湿是指湿邪未化热者,因湿为阴邪,性近于寒,其不夹热者可称为"阴湿"。阴湿伤表的临床表现为恶寒无汗,身重,头痛等。湿困卫表,卫阳郁闭,则见恶寒、无汗;湿着肌腠,气机阻遏,则身重,头痛。因湿未化热,病位在表,里湿不著,故治以芳香辛散,芳化透邪,药用藿香、苍术皮、香薷等芳香辛散之品,佐以羌活祛风胜湿,薄荷、牛蒡宣透卫表。头痛为外感病初起的常见症状,其形成的原因很多,风、寒、暑、湿、热均可引起,本证的头痛主要为风邪上扰清空,经气郁滞所致。羌活虽能胜湿,且可以祛风止痛,但其性质温燥,易于助热化燥,头不痛者,说明风邪在表不甚明显,故去羌活。

【原文】

湿热证,恶寒发热,身重,关节疼痛。湿在肌肉,不为汗解,宜滑石、大豆黄卷、茯苓皮、苍术皮、藿香叶、鲜荷叶、白通草、桔梗等味,不恶寒者,去苍术皮。(3)

自注:此条外候与上条同,惟汗出独异,更加关节疼痛,乃湿邪初犯阳明之表。而即清胃脘之热者,不欲湿邪之郁热上蒸,而欲湿邪之淡渗下走耳。此乃阳湿①伤表之候。

【词解】

① 阳湿:湿邪已经化热。

【释义】

本条论述湿邪在表,湿已化热证候的证治。湿为阴邪,本不分阴阳,薛生白所说的"阴湿"、"阳湿",主要是针对湿邪是否化热或湿邪是否兼夹热邪而言的。阳湿是指湿已化热,湿中蕴热,郁于肌表,见症有较为明显热象者。其临床表现为恶寒,身重,发热,汗出,关节疼痛,不为汗解。治疗在宣化湿邪的同时,配合泄热之品。因湿邪在表,故以透泄疏解为主,佐以淡渗。藿香、苍术皮芳化辛散为主药,配合滑石、大豆黄卷、茯苓皮、通草、荷叶等以渗湿泄热。因蕴热已成,故香薷、羌活等辛温燥烈之品不宜使用,更不可误用辛温发汗。若不恶寒者说明表邪已解,或湿邪化热,苍术性质偏于温燥,故不宜应用。

阴湿伤表与阳湿伤表,均为湿郁肌表之证,均有恶寒、身重等症,病位虽同而病性却异。阴湿为湿未化热,临床特点为恶寒而无汗,且发热不著,治疗以芳化透邪为主;阳湿为湿中蕴热,临床特点为恶寒而伴发热,且汗出不解,治以芳化透散配合淡渗凉泄。

第三节　邪在气分

一、邪在上焦

【原文】

湿热证,初起壮热口渴,脘闷懊憹,眼欲闭,时谵语。浊邪蒙闭上焦,宜涌泄,用枳壳、桔梗、淡豆豉、生山栀,无汗者加葛根。(31)

自注:此与第九条宜参看,彼属余邪,法当轻散;此则浊邪蒙闭上焦,故懊憹脘闷。眼欲闭者,肺气不舒也。时谵语者,邪郁心包也。若投轻剂,病必不除。《经》曰:"高者越之。"用栀豉汤涌泄之剂,引胃脘之阳而开心胸之表,邪从吐散。

【释义】

本条论述湿热浊邪蒙蔽上焦的证治。壮热口渴,是热在气分;脘闷懊憹,为邪郁胸膈,气机不畅;眼欲闭,时谵语,为湿热浊邪,蒙蔽清阳,扰乱心神的表现。本证的病机为湿热浊邪蒙蔽上焦气分,治疗当清宣上焦气机,透化湿热之邪,药用枳壳、桔梗、淡豆豉、生山栀等。从本证的证候和治疗用药可以看出,本证病势较轻,邪势不甚,虽有谵语亦偶尔发生,故可用上述清灵之品。如果真为热势壮盛,谵语频频,则说明湿热秽浊蒙蔽心包较甚,上述药力当嫌不足,可酌情加入石菖蒲、郁金等,以增化浊开闭之力。

二、邪在中焦

【原文】

湿热证,寒热如疟。湿热阻遏膜原,宜柴胡、厚朴、槟榔、草果、藿香、苍术、半夏、干菖蒲、六一散等味。(8)

自注:疟由暑热内伏,秋凉外束而成。若夏月腠理大开,毛窍疏通,安得成疟。而寒热有定期,如疟证发作者,以膜原为阳明之半表半里,湿热阻遏,则营卫气争,证虽如疟,不得与疟同治,故仿又可达原饮之例,盖一由外凉束,一由内湿阻也。

【释义】

本条论述湿热阻遏膜原的证治。邪伏膜原多见于湿热病,以湿热蕴阻半表半里为主,同时兼有湿热阻遏脾胃的表现。"寒热如疟",是邪在膜原(半表半里)的典型症状。湿热阻遏于表里之间,少阳枢机不利,故常常表现为恶寒发热交

277

替,或寒热时起时伏。此外还可伴见脘腹痞闷,舌苔白腻甚至满布垢浊,舌质红绛或紫绛等湿热秽浊之象。治疗方法为疏利透达膜原之邪,即和解表里,燥湿化浊。用药仿吴又可"达原饮",以柴胡和解枢机,透邪外达;苍术、厚朴、草果、槟榔、半夏理气燥湿;藿香、菖蒲芳化湿浊;六一散清利湿热。本证的用药特点,清热之力较弱而燥湿之性较强,对于寒甚热微之证较为适宜。若湿中蕴热较甚者,必须增加清热之品,如黄芩、竹叶等。

本证与疟疾相似,其区别点为,疟疾寒热发作有定期,本证则寒热无定期,每表现为热势起伏,且多寒甚热微,湿浊之象较为显著。

【原文】

湿热证,舌遍体白,口渴。湿滞阳明,宜用辛开,如厚朴、草果、半夏、干菖蒲等味。(12)

自注:此湿邪极盛之候。口渴乃液不上升,非有热也。辛泄太过即可变而为热,而此时湿邪尚未蕴热,故重用辛开,使上焦得通,津液得下也。

【释义】

本条论述湿浊阻滞中焦脾胃的证治。"湿滞阳明",指湿浊阻于中焦脾胃,且以湿在太阴脾为主。其临床表现,以舌上满布白腻之苔、口渴为主,尚可有脘痞,恶心,腹胀等湿浊阻于脾胃的表现。治法为辛开理气,燥化湿浊,药用厚朴、草果、半夏、干菖蒲。

辛味之品具有辛散开泄的作用,可宣通气机,透散湿浊;温燥之品,具有温煦、干燥的作用,可燥化湿浊。但"辛开"有助热伤津之弊,故不可过用。

【原文】

湿热证,初起发热,汗出胸痞,口渴舌白。湿伏中焦,宜藿梗、蔻仁、杏仁、枳壳、桔梗、郁金、苍术、厚朴、草果、半夏、干菖蒲、佩兰叶、六一散等味。(10)

自注:浊邪上干则胸闷,胃液不升则口渴。病在中焦气分,故多开中焦气分之药。此条多有挟食者,其舌根见黄色,宜加瓜蒌、楂肉、莱菔子。

【释义】

本条论述湿热阻于中焦,湿重于热的证治。湿伏中焦为湿热阻于中焦,故临床多见发热,汗出,口渴,胸痞,舌白等。治疗当宣气化湿,以辛温芳化为主,重在化湿,不可妄投寒凉,以免遏伏湿邪。可用杏仁、桔梗、枳壳轻宣肺气,苍术、厚朴、草果、半夏燥湿化浊,郁金、菖蒲、藿梗、佩兰、蔻仁芳香化湿辟秽,六一散清利湿热。

湿热阻于中焦,脾胃运化失常,导致饮食停滞,湿热与食滞相合,除舌根黄腻外,还可见嗳腐吞酸、便溏不爽、不思饮食等湿热积滞胶结于胃肠的表现,治疗可配伍山楂、莱菔子、瓜蒌等消食导滞。

【原文】

湿热证，舌根白，舌尖红。湿渐化热，余湿犹滞，宜辛泄佐清热，如蔻仁、半夏、干菖蒲、大豆黄卷、连翘、绿豆衣、六一散等味。（13）

自注：此湿热参半之证。而燥湿之中，即佐清热者，亦所以存阳明之液也。上二条凭验舌以投剂，为临证时要诀，盖舌为心之外候，浊邪上熏心肺，舌苔因而转移。

【释义】

本条论述湿热参半的证治。"舌根白，舌尖红"，提示湿渐化热，湿犹未净。本证既有湿，又有热，但邪势不重，且湿热之性无明显偏颇，故称"湿热参半"。除舌苔表现外，还可见胸痞、恶心呕吐、身热有汗不解、脉濡数等症。治当辛泄佐清热，即清热与化湿并施。以半夏燥化湿邪，蔻仁、干菖蒲芳化湿邪，豆卷、绿豆衣、连翘、六一散清热利湿。

【原文】

湿热证，壮热口渴，自汗，身重，胸痞，脉洪大而长者，此太阴之湿与阳明之热相合，宜白虎加苍术汤。（37）

自注：热渴自汗，阳明之热也；胸痞身重，太阴之湿兼见矣；脉洪大而长，知湿热滞于阳明之经，故用苍术白虎汤以清热散湿，然乃热多湿少之候。白虎汤仲景用以清阳明无形之燥热也，胃汁枯涸者，加人参以生津，名曰白虎加人参汤，身中素有痹气者，加桂枝以通络，名曰桂枝白虎汤，而其实意在清胃热也。是以后人治暑热伤气身热而渴者，亦用白虎加人参汤；热渴汗泄，肢节烦疼者，亦用白虎加桂枝汤；胸痞身重兼见，则于白虎汤中加入苍术以理太阴之湿；寒热往来兼集，则于白虎汤中加入柴胡，以散半表半里之邪。凡此皆热盛阳明，他证兼见，故用白虎清热，而复各随证以加减。苟非热渴汗泄，脉洪大者，白虎便不可投。辨证察脉，最宜详审也。

【释义】

本条论述湿热病热重于湿的证治及白虎汤的加减运用。湿热病热重于湿证临床表现为壮热口渴、自汗、脉洪大而长、胸痞、身重，病机为"太阴之湿与阳明之热相合"。湿从热化，阳明热盛，热重于湿。治当清泄阳明胃热，兼化太阴脾湿，方用白虎加苍术汤。薛生白提出的"苟非热渴汗泄，脉洪大者，白虎便不可投"。其意强调白虎汤的适应证是"大热"、"大渴"、"大汗"、"脉洪大"四大症，但临床运用时，不必拘泥四大证，只要证属阳明热盛者，便可灵活运用。

针对湿热病不同的兼夹证薛生白提出白虎汤的加减运用：若阳明热盛，兼津

279

气两虚,表现为身热而渴,背微恶寒者,可用白虎汤加人参,清阳明胃热,兼益气生津,即白虎加人参汤;若阳明热盛,兼经脉痹阻,表现为热渴汗泄,肢节烦疼者,可用白虎汤加桂枝,清阳明胃热,兼通络行痹,即白虎加桂枝汤;若阳明热盛,兼表里失和,见寒热往来者,可用白虎汤加柴胡,清阳明胃热,兼和解表里,即白虎加柴胡汤。

三、邪在下焦

【原文】

湿热证,数日后自利,溺赤,口渴,湿流下焦,宜滑石、猪苓、茯苓、泽泻、萆薢、通草等味。(11)

自注:下焦属阴,太阴所司。阴道①虚故自利,化源滞则溺赤,脾不转津则口渴。总由太阴湿盛故也。湿滞下焦,故独以分利为治,然兼证口渴胸痞,须佐入桔梗、杏仁、大豆黄卷开泄中上,源清则流自洁,不可不知。

湿热之邪不自表而入,故无表里可分,而未尝无三焦可辨,犹之河间治消渴亦分三焦者是也。夫热为天之气,湿为地之气,热得湿而愈炽,湿得热而愈横。湿热两分,其病轻而缓,湿热两合,其病重而速。湿多热少则蒙上流下②,当三焦分治,湿热俱多则下闭上壅而三焦俱困矣。

【词解】

① 阴道:指运化水谷的通道,因太阴脾脏主运化水谷,故此处的阴道实际是指脾经。

② 蒙上流下:湿邪的致病特点,蒙上:是指湿邪蒙阻清窍或上焦,出现头昏重,耳聋,神迷,胸闷,咳嗽等;流下:是指湿邪阻于下焦出现小便不利等。

【释义】

本条论述湿流下焦的证治。湿热致病以脾胃为重心,但湿热之邪也常上蒙清窍,下阻膀胱,影响三焦的功能而致三焦俱病。中焦湿热流于下焦,大肠传导失司,则可见大便下利;湿邪下注,膀胱湿阻,气化不行,水道不利,泌别失职,则见小便短赤等。本证病位在大、小肠,膀胱,虽部位属下焦,但与太阴脾在生理、病理方面有密切的关系,故曰"太阴所司"。所以虽称"湿流下焦",但中焦脾湿仍盛。治疗大法为淡渗分利,通调水道,药用滑石、猪苓、茯苓、泽泻、萆薢、通草分利湿邪,小便通利则便泄自止,湿邪一去则口渴自愈,所谓"治湿不利小便非其治也",亦符合"利小便所以实大便"之旨。佐入桔梗、杏仁、大豆黄卷,意在宣开上焦肺气,因肺为水之上源,肺气肃降,有助于下焦水道的通利,故曰"源清则流自洁"。

本条所论湿热致病的特点，是对首条提纲内容的补充。薛生白提出"热得湿而愈炽，湿得热而愈横。湿热两分，其病轻而缓，湿热两合，其病重而速"。认为湿热交阻，湿热蕴蒸是湿热证主要的病理变化。热与湿合，则热势难以清解而愈加炽烈；湿得热助，则湿邪难化且病势更甚。治疗当清热化湿，使湿热两分。湿热证的病变重心在脾胃，但湿热之邪亦可上蒙清窍，下阻膀胱，分阻于上、中、下三焦。湿热化火，可内陷营血，深入手足厥阴，出现斑疹、窍闭神昏、动风抽搐等重证；湿从热化，亦常可损伤阴液；湿从寒化，也可损伤阳气。

第四节 变证、类证

一、变证

【原文】

湿热证，三四日即口噤，四肢牵引拘急，甚则角弓反张。此湿热侵入经络脉隧中，宜鲜地龙、秦艽、威灵仙、滑石、苍耳子、丝瓜藤、海风藤、酒炒黄连等味。（4）

自注：此条乃湿邪挟风者。风为木之气，风动则木张，乘入阳明之络则口噤，走窜太阴之经则拘挛，故药不独胜湿，重用息风，一则风药能胜湿，一则风药能疏肝也。选用地龙、诸藤者，欲其宣通脉络耳。

【释义】

本条论述湿热兼夹风邪侵袭经脉而致痉的证治。湿热夹风侵袭阳明、太阴经络，可见口噤、四肢牵引拘急，甚则角弓反张。湿热病出现痉证，一般有两种情况：一为湿热化火引动肝风，筋脉挛急多伴神识迷乱，即所谓"痉厥并见"；二为湿热侵犯经络而致痉，仅为筋脉拘急，而无神识昏迷。本证即属后者，治疗当祛风化湿，清热通络。秦艽、威灵仙、苍耳子祛风胜湿，鲜地龙镇痉通络，丝瓜络、海风藤通络舒筋，滑石、黄连利湿清热。本证重用祛风药，如地龙、丝瓜络、海风藤等，其机理为"一则风药能胜湿，一则风药能疏肝"。但其"重用息风"之说，当灵活理解，所谓"息风"，实为祛除外袭之风邪，而非羚角钩藤汤等清热凉肝息风。

【原文】

湿热证，七八日，口不渴，声不出，与饮食亦不却，默默不语，神识昏迷，进辛开凉泄，芳香逐秽，俱不效。此邪入厥阴，主客浑受，宜仿吴又可三甲散[①]，醉地鳖虫、醋炒鳖甲、土炒穿山甲、生僵蚕、柴胡、桃仁泥等味。（34）

自注：暑热先伤阳分，然病久不解，必及于阴。阴阳两困，气钝血滞而暑湿不得外泄,遂深入厥阴,络脉凝瘀,使一阳不能萌动,生气有降无升,心主阻遏,灵气不通,所以神不清而昏迷默默也。破滞破瘀,斯络脉通而邪得解矣。

【词解】

① 三甲散:出自《温疫论》。由鳖甲、龟甲、穿山甲、蝉蜕、僵蚕、牡蛎、地鳖虫、白芍、当归,甘草组成。

【释义】

本条论述湿热病后期气血凝滞,灵机失运的证治。湿热病后期络脉凝瘀,气血呆滞,灵机不运,可出现口不渴,声不出,与饮食亦不却,默默不语,神识昏迷的证候,此种表现并不是通常所谓之神昏谵语,或昏聩不语,而是一种神情呆钝的表现。口不渴,排除阳明热蒸心包;与饮食亦不却,知其神识并未完全消失,予辛开凉泄,芳香逐秽不效,知非热闭或痰蒙心包之证。所以本证所见的神志改变,实际上是神情呆钝。是由湿热先伤阳分,日久及阴分而致阴阳两困,气血凝滞,病邪无外泄之机,继而深入厥阴,使血络凝瘀。心主血脉且主神明,血脉凝瘀则灵气不通,故见神不清而默默不语,声不出,与饮食亦不却。

治疗主以活血通络、破滞散瘀,用吴又可三甲散,去龟甲之滋,牡蛎之涩,以地鳖虫破瘀通滞之品易之;用桃仁引其入血分,使血分之邪泄于下;鳖甲破积消瘀,用柴胡作引,使阴中之邪外达于表;山甲搜风通络,用僵蚕引其入络,使络中痰瘀之邪消散而解。

"主客浑受"之说,源于吴又可《温疫论》"主客交病"。吴又可释曰:"客邪胶固于血脉,主客交浑,最难得解,久而愈锢",其表现为"谷食暴绝,更加胸膈痞闷,身疼发热,彻夜不寐"。此与薛生白描述本证的表现不尽相同,但其病变机理是一致的。所谓"主",指"正"而言,即指阴阳、气血、脏腑等,也包括体质虚弱或患慢性病证导致精气亏耗,或气滞,或血瘀,或津停等内在的病理基础。所谓"客",是指病邪,在此指暑湿病邪。"主客浑受"即为暑湿病邪久留,乘精血正气衰微,而深入阴分血脉之中,并与瘀滞之气血互结,胶固难解,形成络脉凝瘀之顽疾。

【原文】

湿热证,四五日,口大渴,胸闷欲绝,干呕不止,脉细数,舌光如镜。胃液受劫,胆火上冲,宜西瓜汁、金汁、鲜生地汁、甘蔗汁磨服郁金、木香、香附、乌药等味。(15)

自注:此营阴素亏,木火素旺者。木乘阳明,耗其津液,幸无饮邪,故一清阳明之热,一散少阳之邪。不用煎者,取其气全耳。

【释义】

本条论述湿热证湿热化燥,胃阴大伤,胃气上逆的证治。湿热证湿热化燥,胃阴大伤,胆火上冲,胃气上逆。临床表现为口大渴,舌光如镜,脉细数,胸闷欲绝,干呕不止。治疗当滋养胃津,疏理肝胆。药用西瓜汁、金汁、鲜生地汁、甘蔗汁滋养胃阴,郁金、木香、香附、乌药疏理肝胆。

本证阴虚与气逆同时存在,如投滋阴有壅滞之害,如进香散又有耗液之弊,所以必须滋阴与行气并施。采用诸汁滋胃液,清邪热,滋而不腻;磨服辛香散逆的诸香,调气而不伤阴,意在"取其气"。其实诸汁以鲜者,更善养阴;诸香磨服则行气之力更强。

【原文】

湿热证,呕吐清水或痰多。湿热内留,木火上逆,宜温胆汤加瓜蒌、碧玉散①等味(16)

自注:此素有痰饮而阳明少阳同病,故一以涤饮,一以降逆,与上条呕同而治异,正当合参。

【词解】

① 碧玉散:出自《河间六书》,由滑石、甘草、青黛组成。

【释义】

本条论述湿热内留,木火上逆的证治。湿热证夹胆火上逆,常表现为呕吐清水、胸闷痰多等。治法为化痰降逆,清泄胆热,一以涤饮,一以降逆。用温胆汤,化痰涤饮,和胃降逆,加瓜蒌清化痰热;以碧玉散清利湿热兼清肝胆。

本证与上证均见呕吐,但病机和表现各异。上证为胃阴伤而肝胆气逆,表现为干呕不止,治以滋阴行气;本证为痰饮内留而木火上逆,表现为呕吐清水痰涎,治以涤饮降逆。辨证还需结合舌苔、脉象及全身症状等进行分析。

【原文】

湿热证,呕恶不止,昼夜不差,欲死者,肺胃不和,胃热移肺,肺不受邪也,宜用川连三四分,苏叶二三分,两味煎汤,呷①下即止。(17)

自注:肺胃不和,最易致呕,盖胃热移肺,肺不受邪,还归于胃。必用川连以清湿热,苏叶以通肺胃。投之立愈者,以肺胃之气,非苏叶不能通也,分数轻者,以轻剂恰治上焦之病耳。

【词解】

① 呷:喝。

【释义】

本条论述湿热余邪在胃而致呕恶的证治。呕恶不止为湿热余邪留胃,胃失和降。治法为清胃泄热,化湿利气。药用黄连清热燥湿,清降胃火,苏叶降逆顺气。

283

二、类证

(一) 下利

【原文】

湿热证,十余日后,左关弦数,腹时痛,时圊血①,肛门热痛。血液内燥,热邪传入厥阴之证,宜仿白头翁法。(23)

自注:热入厥阴而下利,即不圊血,亦当宗仲景治热利法,若竟逼入营阴,安得不用白头翁汤凉血而散邪乎?设热入阳明而下利,即不圊血,又宜师仲景治下利谵语用小承气汤之法矣。

【词解】

① 圊血:大便下脓血。

【释义】

本条论述湿热内迫肠道而下利的证治。湿热郁滞肠道,损伤肠络,气机失调,传导失司,可致便下脓血,肛门热痛,腹时痛,左关弦数,并可伴里急后重等症状。治疗以清化肠道湿热,凉血止痢为主。方用白头翁汤,白头翁清肠止利,善治热毒之下利;秦皮苦寒而涩,能清湿热而止后重;黄连苦寒清热燥湿;黄柏泻下焦湿热。

薛生白在自注中提出热利有两种类型,一为热入厥阴,二为热入阳明。热入厥阴下利者,多为湿热蕴结肠道,症见便下脓血,腹痛后重,治疗当用白头翁汤清肠止利;热入阳明而利者,多为阳明腑实,燥屎内结,热结旁流,症见纯利稀水,腹部硬痛拒按,潮热谵语等,治疗可用承气汤通下热结。

【原文】

湿热内滞太阴,郁久而为滞下,其证胸痞腹痛,下坠窘迫,脓血稠粘,里结后重,脉软数者,宜厚朴、黄芩、神曲、广皮、木香、槟榔、柴胡、煨葛根、银花炭、荆芥炭等味。(41)

自注:古之所谓滞下,即今所谓痢疾也。由湿热之邪内伏太阴,阻遏气机,以致太阴失健运,少阳失疏达。热郁湿蒸,传导失其常度,蒸为败浊脓血,下注肛门,故后重。气壅不化,乃数至圊而不能便。伤气则下白,伤血则下赤,气血并伤,赤白兼下,湿热盛极,痢成五色。故用厚朴除湿而行滞气,槟榔下逆而破结气,黄芩清庚金①之热,木香、神曲疏中气之滞,葛根升下陷之胃气,柴胡升土中之木气,热侵血分而便血,以银花、荆芥入营清热,若热盛于里,当用黄连以清热,大实而痛,宜增大黄以逐邪。

【词解】

① 庚金:指肺脏。

【释义】

本条论述湿热痢疾的证治。湿热侵犯脾胃,气机壅滞,可见胸痞腹痛、里急后重;湿热壅滞肠道,损伤肠络,故见便下脓血稠黏;脉软数即为濡数之脉,为湿热内蕴之象。总之本证为湿热积滞壅结肠道,伤及气血而致的痢疾。薛生白认为本证的形成机理为"湿热内滞太阴","太阴"非单纯指脾,确切地说当指胃肠。痢疾古称滞下,其种类很多,在湿热痢中,以伤气为主者,则多表现为痢下白冻;以伤血为主者,则痢下脓血;气血并伤,则痢下赤白;湿热极甚,则可痢下五色。

湿热痢疾的治疗大法,为清肠止痢,化湿导滞。药用厚朴、木香、槟榔、陈皮理气行滞化湿,葛根、柴胡升举下陷之清阳之气,银花、连翘、荆芥炭清解肠道热毒,黄芩清热燥湿,神曲消食化滞。薛生白认为,热盛于里者可加黄连,大实而痛者加大黄。

【原文】

痢久伤阳,脉虚滑脱者,真人养脏汤①加甘草、当归、白芍。(42)

自注:脾阳虚者,当补而兼温。然方中用木香,必其腹痛未止,故兼疏滞气。用归芍,必其阴分亏残,故兼和营阴。但利虽脾疾,久必传肾,以肾为胃关,司下焦而开窍于二阴也。况火为土母,欲温土中之阳,必补命门之火,若虚寒甚而滑脱者,当加附子以补阳,不得杂入阴药矣。

【词解】

① 真人养脏汤:出自《太平惠民和剂局方》,由白芍,当归,人参,肉桂,白术,肉豆蔻,甘草,木香,诃子,罂粟壳组成。

【释义】

本条论述痢久损伤脾胃阳气的证治。湿热痢久不愈,脾阳大伤,中气下陷,其临床表现常见大便滑脱不禁,脉虚弱,并可伴痢下白冻,腹痛喜按,形寒怕冷,舌淡苔白润滑等。治疗当温中补虚,涩肠固脱。以真人养脏汤加甘草、当归、白芍治之。若虚寒甚而滑脱明显者,为脾阳久虚致肾阳不足,其治疗"欲温土中之阳,必补命门之火",可加入附子温补肾阳。薛生白认为"用归、芍必其阴分亏残,故兼和营阴"。虚寒痢以阳虚寒盛为主,但痢久营阴必伤,故每于温阳散寒之中,适当佐以和营养阴之品,则可免伤阴之弊。但本证终究以虚寒为主,所以阴柔之品必须慎用,正如薛生白所说:"不得杂入阴药"。

【原文】

痢久伤阴,虚坐努责者,宜用熟地炭、炒当归、炒白芍、炙甘草、广皮之属。(43)

自注:里结欲便,坐久而仍不得便者,谓之虚坐努责。凡里结属火居多,火性传送至速,郁于大肠,窘迫欲便,而便仍不舒。故痢疾门中,每用黄芩清火,甚者用大黄逐热。若痢久血虚,血不足则生热,亦急迫欲便,但久坐而不得便耳,此热由血虚所生,故治以补血为主。里结与后重不同,里结者急迫欲便,后重者肛门重坠。里结有虚实之分,实为火邪有余,虚为营阴不足;后重有虚实之异,实为邪实下壅,虚由气虚下陷。是以治里结者,有清热养阴之异;治后重者,有行气升补之殊。虚实之辨,不可不明。

【释义】

本条论述痢久损伤阴液的证治。湿热痢迁延日久,不仅可损伤阳气,更易耗伤阴液。痢久伤阴多表现为虚坐努责,急迫欲便但又不得解出,潮热、口干而渴、舌光红或剥,脉细数等。治疗当和营养阴,佐以和中理气。药用熟地炭滋阴补血,当归、白芍和血补血,广皮、甘草和中理气。熟地有滋阴润肠之效,其炭可收敛止血,但也有腻滞碍邪,滋腻碍脾之弊,特别是在湿热之邪尚未尽解,或脾胃未醒之时。故方药中须配合理气行滞之品,如陈皮、枳壳、砂仁等,以防滋腻养阴之品恋邪碍胃。

(二)寒湿

【原文】

湿热证,身冷脉细,汗泄胸痞,口渴舌白。湿中少阴亡阳,宜人参、白术、附子、茯苓、益智等味。(25)

自注:此条湿邪伤阳,理合扶阳逐湿。口渴为少阴证,乌得妄用寒凉耶。

【释义】

本条论述湿从寒化损伤阳气的证治。湿热证病人素体阳气不足,或湿邪久留损伤阳气,或寒凉药物太过等,均可导致湿从寒化,损伤阳气。身冷、胸痞、脉细、舌白,为寒湿内阻,阳气不足;口渴,为寒湿内盛,阳不布津;汗泄,为阳气大伤,有外脱之势。治当温阳化湿,即薛生白提出的"扶阳除湿"。以人参、附子、益智补阳温肾,白术、茯苓健脾化湿。

(三)暑病

【原文】

湿热证,湿热伤气,四肢困倦,精神减少,身热气高,心烦溺黄,口渴自汗,脉虚者,用东垣清暑益气汤①主治。(38)

自注:同一热渴自汗而脉虚神倦,便是中气受伤而非阳明郁热。清暑益气汤乃东垣所制,方中药味颇多,学者当于临证时斟酌去取可也。

【词解】

① 东垣清暑益气汤:出自《脾胃论》,由黄芪,苍术,党参,升麻,陈皮,白术,

泽泻,黄柏,麦冬,青皮,葛根,当归,六曲,五味子,炙甘草组成。

【释义】

本条论述暑热耗伤津气的证治。原文所说之"湿热伤气"实为暑热损伤津气。因暑热病邪极易消灼津气,津气损伤,则见四肢困倦、精神不振、气促、口渴、自汗、脉虚。暑热炽盛,则见身热、心烦、溺黄。治疗当补益津气,清暑泄热。方用清暑益气汤,李东垣清暑益气汤用参、芪补气,当归、麦冬、五味子养阴生津敛液,青陈二皮、神曲、甘草调气和中,升麻、葛根解肌热升清气,二术、泽泻、黄柏燥湿利湿。全方清暑泄热之味较少,有清暑之名而无清暑之实,所以薛生白提出"方中药味烦多,学者当于临证时斟酌去取可也"。临床也可应用王孟英清暑益气汤治疗,其中黄连、竹叶、荷梗、知母、西瓜翠衣清泄暑热,西洋参、石斛、麦冬、甘草、粳米益气生津。

对于本证的病机,薛生白认为是"中气受伤而非阳明郁热",其中气乃指元气而言,非单指脾胃之气,虽称"非阳明郁热",实际上是指阳明之暑热尚未尽除,因而不可将热、渴、汗皆归于中气虚所致。

【原文】

暑月乘凉饮冷,阳气为阴寒所遏,皮肤蒸热,凛凛畏寒,头痛头重,自汗烦渴,或腹痛吐泻者,宜香薷、厚朴、扁豆等味。(40)

自注:此由避暑而感受寒湿之邪,虽病于暑月而实非暑病,昔人不曰暑月伤寒湿而曰阴暑,以致后人淆惑,贻误匪轻,今特正之。其用香薷之辛温,以散阴邪而发越阳气,厚朴之苦温,除湿邪而通行滞气,扁豆甘淡,行水和中。倘无恶寒头痛之表证,即无取香薷之辛香走窜矣。无腹痛吐利之里证,亦无取厚朴、扁豆之疏滞和中矣。故热渴甚者,加黄连以清暑,名四味香薷饮;减去扁豆名黄连香薷饮;湿盛于里,腹膨泄泻者,去黄连加茯苓、甘草名五物香薷饮;若中虚气怯汗出多者,加人参、蓍、白术、橘皮、木瓜名十味香薷饮。然香薷之用,总为寒湿外袭而设,不可用以治不挟寒湿之暑热也。

【释义】

本条论述夏月寒湿的证治。夏季暑热当令,一般多暑热为患,但乘凉露宿或过食生冷,也可致寒湿之病。邪郁肌表,阳气为阴寒所遏,常表现为皮肤蒸热,凛凛畏寒,头痛头重;寒湿内犯中焦脾胃,则见腹痛吐泻等。治疗当散寒透表,和中化湿。以香薷饮加减,药用香薷发汗解肌,宣化湿邪,扁豆祛暑渗湿和脾,厚朴和中理气燥湿。

第五节 善后调理

【原文】

湿热证,数日后脘中微闷,知饥不食。湿邪蒙绕三焦,宜藿香叶、薄荷叶、鲜荷叶、枇杷叶、佩兰叶、芦尖、冬瓜仁等味。(9)

自注:此湿热已解,余邪蒙蔽清阳,胃气不舒。宜用极轻清之品,以宣上焦阳气。若投味重之剂,是与病情不相涉矣。

【释义】

本条论述湿热病后期湿热未清,胃气未醒的证治。湿热证后期湿热之邪已基本解除,热势已衰或已不发热,但余邪蒙绕三焦,气机不畅,胃气未醒,可见脘中微闷,知饥不食等。本证病位偏上,病情较轻,故治以轻清芳化之品,宣泄湿热余邪,通畅气机,醒脾舒胃。方中枇杷叶清宣肺气,薄荷叶、鲜荷叶清泄余热,藿香叶、佩兰叶芳香化湿、醒脾舒胃,芦尖、冬瓜仁淡渗利湿,此即后世所谓"薛氏五叶芦根汤"。

"湿热已解",指湿热程度轻微而言,并不意味湿热已完全祛除,故本证当伴有身热不甚或身热已退、苔薄腻等湿热之症。本证的病变和治疗重心均在中焦,故"宣开上焦阳气"的目的是为了祛除中焦的余邪,其治疗重点并非在上焦。至于"投味重之剂"应有二层含义:一为过用攻伐之剂,非但不治病,反而损伤正气;二为过用滋补之品,恋邪碍胃。

【原文】

湿热证,十余日,大势已退,唯口渴汗出,骨节痛。余邪留滞经络,宜元米汤泡于术,隔一宿,去术煎饮。(19)

自注:病后湿邪未尽,阴液先伤,故口渴身痛。此时救液则助湿,治湿则劫阴,宗仲景麻沸汤之法,取气不取味,走阳不走阴,佐以元米汤养阴逐湿,两擅其长。

【释义】

本条论述湿热病后期余邪留滞经络的证治。湿热病后期,大势已退,病趋恢复,患者热退神清,但仍有骨节痛,口渴,汗出等临床表现,此乃湿热损伤阴液,余湿留滞经络所致。治疗时要针对本证阴已伤而湿未尽的特点,既要祛湿,又须养阴。但祛湿之品易于伤阴,养阴之味每易助湿,故薛生白提出"救液则助湿,治湿则劫阴"。为了避免治疗中的矛盾,故用元米汤泡于术治之,以于术化湿,元米养

288

阴补脾,二药相配,有养阴而不碍湿,化湿而不伤阴之妙。用药不采用煎剂,而是仿仲景泻心汤以麻沸汤浸泡之法,其目的是取其轻清香气,以利于药力入经络而祛湿,避免燥性伤阴之弊,符合"轻可取实"之意。在临床运用时若湿滞经络较甚,骨节疼痛明显,可酌情加入防己、薏苡仁、络石藤、丝瓜络、秦艽等化湿通络之品。